歯科衛生学シリーズ

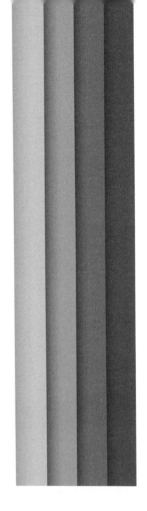

疾病の成り立ち及び
回復過程の促進 3

薬理学

一般社団法人
全国歯科衛生士教育協議会　監修

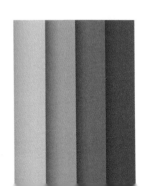

医歯薬出版株式会社

●執筆者（執筆順）

鈴木　邦明　　北海道大学名誉教授
池田　利恵　　日本歯科大学東京短期大学歯科衛生学科教授
佐伯万騎男　　元・新潟大学大学院医歯学総合研究科教授
兼松　　隆　　九州大学大学院歯学研究院教授
金子　明寛　　医療法人社団松和会 池上総合病院 歯科口腔外科 口腔感染センター長
小方　頼昌　　日本大学松戸歯学部教授

●編集委員（五十音順）

鈴木　邦明　　北海道大学名誉教授
眞木　吉信　　東京歯科大学名誉教授
升井　一朗　　福岡医療短期大学非常勤講師
山田小枝子　　朝日大学歯科衛生士専門学校副校長

This book is originally published in Japanese
under the title of :

SHIKAEISEIGAKU-SHIRĪZU
SHIPPEI NO NARITATI OYOBI KAIHUKUKATEI NO SOKUSHIN 3
–YAKURIGAKU
（The Science of Dental Hygiene：A Series of Textbooks-Pharmacology）

Edited by The Japan Association for Dental
Hygienist Education

ISHIYAKU PUBLISHERS, INC.
7-10, Honkomagome 1 chome, Bunkyo-ku,
Tokyo 113-8612, Japan

『歯科衛生学シリーズ』の誕生

全国歯科衛生士教育協議会が監修を行ってきた歯科衛生士養成のための教科書のタイトルを，従来の『最新歯科衛生士教本』から『歯科衛生学シリーズ』に変更させていただくことになりました．2022年度は新たに改訂された教科書2点を，2023年度からはすべての教科書のタイトルを『歯科衛生学シリーズ』とさせていただきます．

全衛協が監修及び編集を行ってきた教科書としては，『歯科衛生士教本』，『新歯科衛生士教本』，『最新歯科衛生士教本』があり，その時代にあわせて改訂・発刊をしてきました．しかし，これまでの『歯科衛生士教本』には「歯科衛生士」という職種名がついていたため，医療他職種からは職業としての「業務マニュアル」を彷彿させると，たびたび指摘されてきました．さらに，一部の歯科医師からは歯科衛生士の教育に学問は必要ないという誤解を生む素地にもなっていたようです．『歯科衛生学シリーズ』というタイトルには，このような指摘・誤解に応えるとともに学問としての【歯科衛生学】を示す目的もあるのです．

『歯科衛生学シリーズ』誕生の背景には，全国歯科衛生士教育協議会の2021年5月の総会で承認された「歯科衛生学の体系化」という歯科衛生士の教育および業務に関する大きな改革案の公開があります．この報告では，「口腔の健康を通して全身の健康の維持・増進をはかり，生活の質の向上に資するためのもの」を「歯科衛生」と定義し，この「歯科衛生」を理論と実践の両面から探求する学問が【歯科衛生学】であるとしました．【歯科衛生学】は基礎歯科衛生学・臨床歯科衛生学・社会歯科衛生学の3つの分野から構成されるとしています．また，令和4年には歯科衛生士国家試験出題基準も改定されたことから，各分野の新しい『歯科衛生学シリーズ』の教科書の編集を順次進めております．

教育年限が3年以上に引き上げられて，短期大学や4年制大学も2桁の数に増加し，「日本歯科衛生教育学会」など【歯科衛生学】の教育に関連する学会も設立され，【歯科衛生学】の体系化も提案された今，自分自身の知識や経験が整理され，視野の広がりは臨床上の疑問を解くための指針ともなり，自分が実践してきた歯科保健・医療・福祉の正当性を検証することも可能となります．日常の身近な問題を見つけ，科学的思考によって自ら問題を解決する能力を養い，歯科衛生業務を展開していくことが令和の時代に求められています．

2023年1月

一般社団法人　全国歯科衛生士教育協議会理事長
眞木吉信

最新歯科衛生士教本の監修にあたって
―歯科衛生学の確立へ向けて―

生命科学や科学技術を基盤とした医学・歯学の進歩により，歯科衛生士養成を目的とした教育内容の情報量は著しく増加し，医療分野の専門化と技術の高度化が進んでいます．この間，歯科衛生士の養成教育にも質的・量的な充実が要求され，たび重なる法制上の整備や改正が行われてきました．2005（平成17）年4月には，今日の少子高齢化の進展，医療の高度化・多様化など教育を取り巻く環境の変化に伴い，さらなる歯科衛生士の資質向上をはかることを目的として，歯科衛生士学校養成所指定規則の改正が行われ，2010（平成22）年にすべての養成機関で修業年限が3年制以上となり，2013（平成25）年3月の卒業生はすべて3年以上の教育を受けた者となりました．

21世紀を担っていく歯科衛生士には，さまざまな課題が課せられています．今日では，健康志向の高まりや口腔機能の重要性が叫ばれるなか，生活習慣病としてのう蝕や歯周病はもちろん，全身疾患，摂食・嚥下障害を有する患者や介護を要する高齢者の増加に対して，これまで以上に予防や食べる機能を重視し，口腔と全身の関係を考慮し他職種と連携しながら対応していくことが求められています．また，新しい歯科材料の開発やインプラントなどの高度先進医療が広く普及するに伴って患者のニーズも多様化しつつあり，それらの技術に関わるメインテナンスなどの新たな知識の習得も必須です．歯科衛生士には，こうした社会的ニーズに則したよりよい支援ができる視点と能力がますます必要になってきており，そのためには業務の基盤となる知識と技術の習得が基本となります．

平成25年に設立50周年を迎えた全国歯科衛生士教育協議会では，このような社会的要請に対応すべく，活動の一環として，1972（昭和47）年，本協議会最初の編集となる「歯科衛生士教本」，1982（昭和57）年修業年限が2年制化された時期の「改訂歯科衛生士教本」，1991（平成3）年歯科衛生士試験の統一化に対応した「新歯科衛生士教本」を編集しました．そして今回，厚生労働省の「歯科衛生士の資質向上に関する検討会」で提示された内容および上記指定規則改正を踏まえ，本協議会監修の全面改訂版「最新歯科衛生士教本」を発刊するに至りました．

本シリーズは，歯科衛生士の養成教育に永年携わってこられ，また歯科医療における歯科衛生士の役割などに対して造詣の深い，全国の歯科大学，歯学部，医学部，歯科衛生士養成機関，その他の関係機関の第一線で活躍されている先生方に執筆していただき，同時に内容・記述についての吟味を経て，歯科衛生士を目指す学生に理解しやすいような配慮がなされています．

本協議会としては，歯科衛生士養成教育の充実発展に寄与することを目的として，2010（平成22）年3月に「ベーシック・モデル・カリキュラム」を作成し，3年制教育への対応をはかりました．その後，2012（平成24）年3月には，著しく膨大化した歯科衛生士の養成教育を「歯科衛生学」としてとらえ，その内容を精選し，歯科衛生士としての基本的な資質と能力を養成するために，卒業までに学生が身に付けておくべき必須の実践能力の到達目標を提示した「歯科衛生学教育コア・カリキュラム」を作成したところです．今後の歯科衛生士教育の伸展と歯科衛生学の確立に向け，本シリーズの教育内容を十分活用され，ひいては国民の健康およびわが国の歯科医療・保健の向上におおいに寄与することを期待しています．

最後に本シリーズの監修にあたり，多くのご助言とご支援，ご協力を賜りました先生方，ならびに全国の歯科衛生士養成機関の関係者に心より厚く御礼申し上げます．

2018年2月

一般社団法人　全国歯科衛生士教育協議会会長

眞木吉信

発刊の辞

今日，歯科衛生士は，高齢社会に伴う医療問題の変化と歯科衛生士の働く領域の拡大などの流れのなか，大きな転換期に立たされています．基礎となる教育に求められる内容も変化してきており，社会のニーズに対応できる教育を行う必要性から2005（平成17）年4月に歯科衛生士学校養成所指定規則が改正され，歯科衛生士の修業年限は2年以上から3年以上に引き上げられ，2010年4月からは全校が3年以上となりました．

また，「日本歯科衛生学会」が2006年11月に設立され，歯科衛生士にも学術研究や医療・保健の現場における活躍の成果を発表する場と機会が，飛躍的に拡大しました．さらに，今後ますます変化していく歯科衛生士を取り巻く環境に十分対応しうる歯科衛生士自身のスキルアップが求められています．

「最新歯科衛生士教本」は上記を鑑み，前シリーズである「新歯科衛生士教本」の内容を見直し，現在の歯科衛生士に必要な最新の内容を盛り込むため，2003年に編集委員会が組織されて検討を進めてまいりましたが，発足以来，社会の変化を背景に，多くの読者からの要望が編集委員会に寄せられるようになりました．そこで，この編集委員会の発展継承をはかり，各分野で歯科衛生士教育に関わる委員を迎えて2008年から編集委員の構成を新たにし，改めて編集方針や既刊の教本も含めた内容の再点検を行うことで，発行体制を強化しました．

本シリーズでは「考える歯科衛生士」を育てる一助となるよう，読みやすく理解しやすい教本とすることを心がけました．また，到達目標を明示し，用語解説や歯科衛生士にとって重要な内容を別項として記載するなど，新しい体裁を採用しています．

なお，重要と思われる事項については，他分野の教本と重複して記載してありますが，科目間での整合性をはかるよう努めています．

この「最新歯科衛生士教本」が教育で有効に活用され，歯科衛生士を目指す学生の知識修得，および日頃の臨床・臨地実習のお役に立つことを願ってやみません．

2018年2月

最新歯科衛生士教本編集委員会

松井恭平*	合場千佳子	遠藤圭子	栗原英見	高阪利美
白鳥たかみ	末瀬一彦	田村清美	戸原　玄	畠中能子
福島正義	藤原愛子	前田健康	眞木吉信	升井一朗
松田裕子	水上美樹	森崎市治郎	山田小枝子	山根　瞳

（*編集委員長，五十音順）

第2版 執筆の序

歯科衛生士教育において，薬理学の分野では，薬物の性質，薬理作用，作用機序および副作用を理解することが求められています．歯科衛生士は歯科臨床の場において多くの薬物に関わります．薬物から最大の効果を引き出し，使用するための知識を身につける必要があります．薬物は誤った使用法により，患者に対してだけでなく，使用する医療関係者に有害な作用を引き起こす危険性もあります．自分の身を守るためにも，正しい薬物の取り扱いを学ぶ必要があります．これらの知識は，服薬指導を行ううえでの基礎としても大切です．

近年は，高齢化に伴い高血圧，心筋梗塞，脳梗塞などの循環器疾患や，糖尿病などの基礎疾患をもち，多くの薬物を投与されている患者が歯科を受診する機会が増えています．歯科以外の治療で使われている薬が歯科治療に与える影響，その薬と歯科治療に使用する薬の相互作用に関する知識も必要であり，薬物全般に関して学ぶ必要があります．

薬理学を学ぶ意義は，身近なところにもあります．テレビや新聞では，毎日のようにさまざまな病気と治療薬について報道されています．現代社会では，薬物に関する知識は，生活の質を高めるのに役立ちます．歯科衛生士になるために学んだ薬理学の知識は，日常生活においても役に立つことでしょう．

薬理学は基礎と臨床の接点と言われます．薬理学を理解するためには基礎歯科医学に関する知識が必要です．また，薬理学の知識は臨床歯科医学を理解するベースになります．薬理学と関連する領域を有効に学べるように，この教本の各項目の間に，さらに，ほかの最新歯科衛生士教本シリーズの関連項目との間に，数多くのLinkをはり，容易に関連性がわかるようにしました．

本教本では，薬物名を日本薬局方に従って一般名で記載し，章の中で繰り返し出てくる場合はよく使用されている省略名を使用しました．また，歯科臨床でもよく使用される薬物には，代表的な商品名と登録商標には®のマークを記載しました．この教本が，将来にわたって手元に置かれて役立つ書となりましたら望外の喜びです．

この教本は，『最新歯科衛生士教本　薬理学』（第1版）および『新歯科衛生士教本　薬理学　第2版』の果たしてきた，歯科衛生士の薬理学教育における役割の延長にあります．参考にさせていただいた両教科書に敬意を表し，感謝申し上げます．

2018年2月

編集委員　鈴木邦明

第 1 版 執筆の序

薬理学は，薬物を生体に与えた場合に生体が現す反応を研究する科学です．また，疾病の治療，予防，診断における合理的な薬物療法の基盤となる研究を行い，知識を与えるのが薬理学・歯科薬理学です．薬理学の背景には解剖学，生理学，生化学，微生物学，病理学などがあり，これらの科目を包括した総合的な専門基礎科目であると同時に，臨床に直結する知識を得るという観点から，歯科臨床科目とも密接な関連があります．

これまで，人類はその知恵によって開発した薬物により，多くの恩恵を受けてきました．たとえば，人々を苦しめてきた細菌感染症の多くが抗菌薬などの登場によって克服されてきました．また薬物は，疾病の原因を取り除いたり，症状を和らげたりする目的で使用され，私達の生活に欠かせないものとなっています．一方で，薬物は決して好ましい作用ばかりをもたらすとは限らず，副作用や有害作用を引き起こさない薬物はありません．また，薬害エイズや薬害肝炎などの薬害による健康被害が社会問題となっています．すなわち，薬物の有用な作用だけでなく，副作用も認識したうえで，薬物を選択し投与していかなければなりません．そのためにも，薬の作用や身体における薬の働きを知る，薬理学の知識が非常に重要なものとなっています．そして，科学の進歩によって新しい薬物が次々と開発されていることから，最新の知識や治療法を学ぶだけでなく，新たな薬物に遭遇しても応用できるような基盤となる知識が必要となります．

近年では，歯科医院に来院する患者は健康な人であるとは限らず，むしろ高齢者など複数の疾患を有しているために多くの薬物を服用している患者のほうが多くなっています．そのため，歯科治療に使用される薬物だけではなく，全身疾患およびその治療薬を知り，それらの薬物と歯科で投薬されようとする薬物の相互作用などにも注意を払う必要があります．また，歯科衛生士自身は患者に投薬を行うことはありませんが，実際の臨床現場では，患者が服用している薬物を調べる機会は非常に多いと考えられます．このような観点から，本書では全身に作用する薬物などについても重点を置くように努めました．

本書が，歯科衛生士を含む医療関係者への教育だけではなく，実際の歯科医療における薬物療法を理解するうえで役立つことになれば望外の喜びです．

2008 年 2 月

執筆者代表　王　宝禮

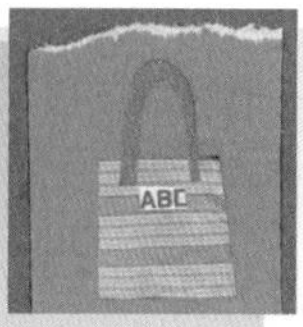

疾病の成り立ち及び回復過程の促進3

薬理学

CONTENTS

I編　総論

Ⅱ編　各論

※本書の写真はすべて許諾を得て掲載しています．

本書における薬物名の表記について

薬物の名前には化学名，一般名，商品名などがあります．たとえば，解熱鎮痛薬のアセトアミノフェンは一般名で，化学名はN-(4-ヒドロキシフェニル)アセタミドとなり，商品名にはカロナールやコカールなどがあります．

一般名は薬効を示す化合物の一般的な名前であり，薬効成分の名前ともいえます．**化学名**は化学構造を特定するのに便利ですが，長い名前となったり，専門家以外にはわかりにくいことが欠点です．**商品名**は製薬会社が販売する製剤につける名前であり，臨床の場ではなじみやすく便利ですが，1つの薬物に多数の商品名がつくことがあります．このようなことから，薬理学では，薬物を主に一般名で表記します．

本書では，原則として薬物名を日本薬局方に従って一般名で記載しましたが，頻用される略称がある場合は章の初出で併記し，繰り返し出てくる場合は略称を使用しました．たとえば，代表的な局所麻酔薬であるリドカイン塩酸塩は，最初にリドカイン塩酸塩（リドカイン）と記載し，章のなかで繰り返し出てくる場合はリドカインを使用しました．また，臨床でよく使用される薬物には，代表的な商品名および登録商標には(®)のマークを記載しました．たとえば，リドカイン（キシロカイン® など）のように表記しました．

執筆分担

Ⅰ編
1～5章………鈴木邦明
6～8章………池田利恵

Ⅱ編
1章……………鈴木邦明
2章…………佐伯万騎男
3～4章………兼松　隆
5章……………鈴木邦明
6～8章……佐伯万騎男
9章……………鈴木邦明
10章…………金子明寛
11章…………兼松　隆
12章…………鈴木邦明
13章…………兼松　隆
14章…………鈴木邦明
15章………佐伯万騎男
16章…………鈴木邦明
17章………佐伯万騎男
18～19章……小方頼昌
20章…………金子明寛
21章…………池田利恵

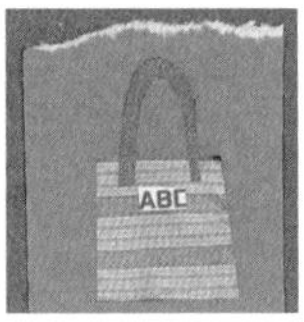

I 編

総 論

1章 薬物の作用

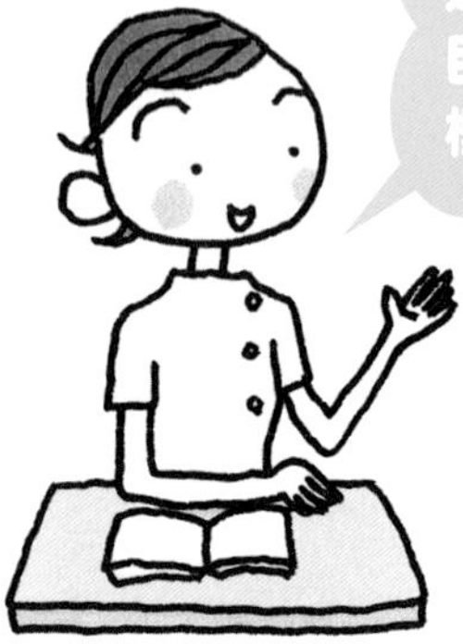

到達目標

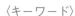

❶薬物療法（原因療法，対症療法）を説明できる．
❷薬理作用の基本形式と分類を説明できる．
❸薬物の用量と作用について説明できる．
❹薬物の作用機序を説明できる．

〈キーワード〉
原因療法，対症療法，興奮作用，抑制作用，刺激作用，抗病原微生物作用，補充作用，主作用と副作用，局所作用と全身作用，用量反応曲線，治療係数，薬物受容体

本章では，薬理学の基本的な事項である，薬物治療の目的（原因療法，対症療法），薬理作用によって変化する対象（機能的変化，器質的変化），薬理作用による変化の様式（興奮作用，抑制作用，刺激作用，抗病原微生物作用，補充作用），薬理作用の分類（主作用と副作用，局所作用と全身作用など），薬物の用量と生体の反応との関係，薬理作用の機序（受容体を介した作用と介さない作用）などについて学ぶ．

1—薬物とは，薬理学とは

病気の治療，予防を目的として，ヒトや動物に使用する化学物質が薬物であり，生体に対する薬物の作用を薬理作用という．

薬物を医療用に限定すると，医薬品*ともいう．医薬品として患者に適用することを目的とし，加工した薬物を薬剤*とよぶ．

Link
医薬品，薬剤　p.51-52「❶ 医薬品の剤形」，p.57-58「1．医薬品」

薬理学は，化学物質である薬物と，生体の細胞・組織との相互作用によって生じる現象を研究する科学である．具体的には，薬物の性状，薬物が作用する部位，薬物の作用機構，薬物動態*（吸収，分布，代謝，排泄），中毒，医療上の応用，医療に適する製剤などについて学ぶ．

Link
薬物動態　p.11-21「Ⅰ編 2 章 薬物動態」

薬理学は基礎医学の一分野であるが，臨床との接点であり，薬物の臨床医学分野における応用上の指針を示す．薬理学は，対象となる臓器別に細分化されることもあり，歯科薬理学*はう蝕予防，歯内治療，歯周疾患，口腔粘膜疾患，硬組織（歯や骨）を対象とする薬理学である．

Link
歯科薬理学　p.181-183「Ⅱ編 17 章 う蝕予防薬」，p.184-190「Ⅱ編 18 章 歯内療法薬」，p.191-198「Ⅱ編 19 章 歯周疾患治療薬」，p199-203「Ⅱ編 20 章 顎・口腔粘膜疾患と薬」

2 — 薬物療法の種類

1. 原因療法

原因療法
病因療法ともいいます.

Link
抗菌薬 p.159-169「II編 15章 抗感染症薬」
抗悪性腫瘍薬 p.123-128「II編 10章 悪性腫瘍と薬」
抗炎症薬 p.135-143「II編 12章 炎症と薬」

病気の原因を取り除く薬物療法を原因療法*という. 感染症に対する抗菌薬*, 悪性腫瘍に対する抗悪性腫瘍薬*, 中毒に対する解毒薬などが用いられる.

2. 対症療法

炎症や, 疼痛, 発熱は生体の防御機構であるが, 症状が過度であると生体に負担となって治癒が遅れる. 病気による症状を除くことによって, 生体に対する負担を軽くし, 自然治癒力を高めて回復に向かわせる薬物療法を対症療法という. 抗炎症薬*, 鎮痛薬, 解熱薬などが用いられる.

Check Point
インフルエンザの治療で, インフルエンザウイルスを無力にするオセルタミビルリン酸塩（タミフル®）は原因療法であり, 高熱を下げることによって負担を軽くし治癒を促進する解熱薬は対症療法です.

3. 予防療法

インフルエンザワクチンのように, 疾病の発現を予防する薬物療法である.

4. 補充療法

ビタミンやホルモンなど, 生体に不足している物質を補う薬物療法である.

3 — 薬理作用の様式

薬理作用の様式は, 生体の構造が変化する器質的変化と, 生体の機能が変化する機能的変化に分けられる.

1. 器質的変化

壊死
生体の一部の細胞・組織の死を指します.

腐食薬
局所的に病的で不要な皮膚や粘膜の組織を壊死させて除く薬物です.

魚の目
足底などに生じる円錐形の角化性病変です.

薬理作用によって, 組織構造が破壊されるなどの, 損傷を受けて起きる変化を器質的変化という. 酸（塩酸や硫酸）, アルカリ（水酸化ナトリウム）, 亜ヒ酸などは組織構造を破壊し, 組織が壊死*することもある. 器質的変化を起こす薬物を腐食薬*とよぶこともある. 魚の目*の処置や, 歯科では歯髄失活などに使用されるが, 応用範囲は限られている.

2. 機能的変化

薬理作用による，細胞・組織・器官の特定の機能の変化を，機能的変化という．血圧を上げる，あるいは下げる．体温を下げるなど，大部分の薬物の作用は機能的変化である．生体が本来もつ生理機能を高めたり低下させて，病的状態の治癒を促す補助的役割を担う．

4 ―薬理作用の基本形式

薬理作用による変化の基本形式は5つに分類される．

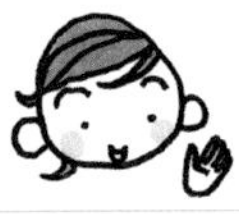

亢進，増強
「高めること」を，「亢進（こうしん）する」，「増強する」，などとも表現します．

Link
カフェイン p.91「1. キサンチン誘導体」

1. 興奮作用

薬物が特定の細胞・組織・器官の機能を高める*ことを興奮作用という．コーヒーを飲むと眠気が抑制され能率も上がるのは，コーヒーに含まれるカフェイン水和物（カフェイン）*による中枢神経系の興奮作用である．

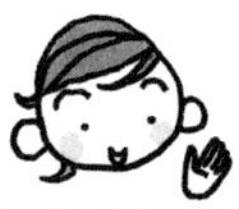

抑制，軽減
「低下させること」を，「抑制する」，「軽減する」，などとも表現します．

Link
催眠薬 p.86-87「❹ 催眠薬・抗不安薬」

2. 抑制作用

興奮作用とは逆で，薬物が特定の細胞・組織・器官の機能を低下させる*ことを抑制作用という．催眠薬*の作用は中枢神経系の抑制作用である．中枢神経系に作用する薬物は抑制作用を示すものが多い．

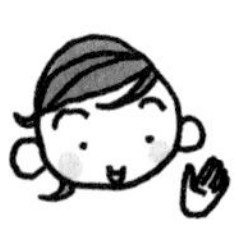

選択的，非選択的
興奮作用や抑制作用は選択的作用です．一方，刺激作用は非選択的作用です．

Link
選択的，非選択的 p.5「4. 選択的作用と非選択的作用」

3. 刺激作用

薬物が細胞・組織・器官に対して非選択的**に作用し，機能や構造に変化を生じることを刺激作用という．刺激が強いと炎症や壊死を起こす．刺激が軽度だと興奮作用と類似した作用となるが，非選択的な作用であることが，興奮作用との違いである．センナは軽度だと腸粘膜に対する刺激作用により瀉下（しゃげ）薬（便秘薬）として使用されるが，大量だと粘膜に強い炎症を起こす．

4. 抗病原微生物作用

生体に感染した病原微生物の増殖を抑制したり，殺滅（さつめつ）する作用である．細菌，真菌，ウイルスなどに対する抗感染症薬*や，消毒薬*がある．

Link
抗感染症薬 p.159-169「II編15章 抗感染症薬」
消毒薬 p.170-180「II編16章 消毒に使用する薬」

5. 補充作用

Link
ビタミン，ホルモン p.66-72「Ⅱ編1章 ビタミンとホルモン」

ビタミン*，ホルモン*，ミネラルなど生体に不足している微量物質を補う作用である．内分泌機能障害によるホルモン分泌不全や，ビタミン欠乏症などに対して，欠乏を補い生体の正常な機能を維持する．

5—薬理作用の分類

薬理作用は，治療目的との関係，作用の及ぶ範囲，発現の時間経過などから分類される．

1. 主作用と副作用

Link
副作用，有害作用 p.37-43「Ⅰ編5章 薬物の副作用，有害作用」
酸性非ステロイド性抗炎症薬 p.141「1）酸性非ステロイド性抗炎症薬（酸性NSAIDs）」

薬理作用のうち，治療の目的に用いられる作用を主作用，治療の目的には不必要なその他の作用を副作用*という．酸性非ステロイド性抗炎症薬*の抗炎症作用は主作用だが，消化管粘膜に対する障害作用は副作用となる．副作用は，有害作用*であることも多い．

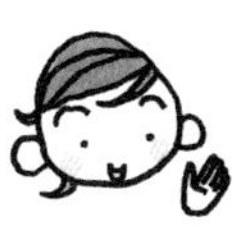

適用部位
薬物を投与した部位，使用した部位のことを適用部位といいます．

2. 局所作用と全身作用

Link
局所麻酔薬 p.150-158「Ⅱ編14章 局所麻酔薬」
吸入麻酔薬 p84-85「3. 吸入麻酔薬」

薬物の適用部位*に限局して発現する作用を局所作用という．局所麻酔薬*は適用部位で麻酔作用を発現するので局所作用である．投与された薬物が吸収されて血液中に入り，全身の組織に達して発揮される作用を全身作用という．肺から吸収されて血液中に入り，脳に移行して作用する吸入麻酔薬*は全身作用である．

3. 直接作用と間接作用

Link
強心薬 p.98-99「2. 強心薬」
利尿作用 p.103-104「❷ 利尿薬」

薬物の適用によって直接起こる作用を直接作用，直接作用の結果，引き続いて起こる作用を間接作用という．強心薬*が心臓の収縮力を高めるのは直接作用である．その結果，腎臓に送られる血液量が増加して尿量が増加する利尿作用*は，間接作用である．薬理作用が発現する時間的順序から，直接作用は一次的作用であり，間接作用は二次的作用である．

4. 選択的作用と非選択的作用

薬物の作用が特定の組織・器官に対して強く発現することを選択的作用という．どの組織・器官に対しても同じように現れる作用を非選択的作用あるいは一般作用という．

5. その他の薬理作用の分類

1）中枢作用と末梢作用

中枢神経系に対する作用を中枢作用，中枢神経系以外の，末梢神経系および各臓器に対する作用を末梢作用という．

2）一過性作用と持続性作用

薬物の作用時間が短い作用を一過性作用，長い作用を持続性作用という．

3）急性作用と慢性作用

薬物投与後，短時間で発現する作用を急性作用，薬物を長期間にわたって反復投与した場合に現れる作用を慢性作用という．作用が中毒である場合は，急性中毒あるいは慢性中毒という．

6 ―用量反応関係と薬用量の用語

1. 用　量

用量（薬用量）とは薬物の投与量であり，体重の一定量あたりの薬物量（mg/kg など）や 1 個体あたりの 1 回の薬物量（mg など）などで表す．薬物投与の結果現れる反応は，心拍数や血圧の変化など連続性をもった数量として計測される反応もあれば，ある効果が発現したか，しないか，などで測定されることもある．反応は，一般に時間経過に伴って変化する

2. 用量の区別

薬物の用量はその作用の強さに影響する最も大きな要因であり，用量と反応との間の一定の関係を用量反応関係という．

反応をもとに用量は以下のように区分される（図 I-1-1 上）．

①無効量：用量が少なすぎて薬理効果が期待できない量である．

②最小有効量：薬理効果が現れる最小の量である．最小有効量から最大有効量までが有効量である．

③最大有効量：有効量の上限であり，毒性を現さない最大量である．これ以上増量すると中毒量となり，最大有効量は最小中毒量とほぼ同じ量である．

④中毒量：毒性が発現する量であり，最小中毒量から最大耐量（たいりょう）までの量である．

⑤最大耐量：中毒症状が現れても，死亡することはない最大量である．最大耐量は最小致死量とほぼ同じ量である．

⑥最小致死量：動物やヒトが死亡する最小量であり，これ以上増量すると致死量で

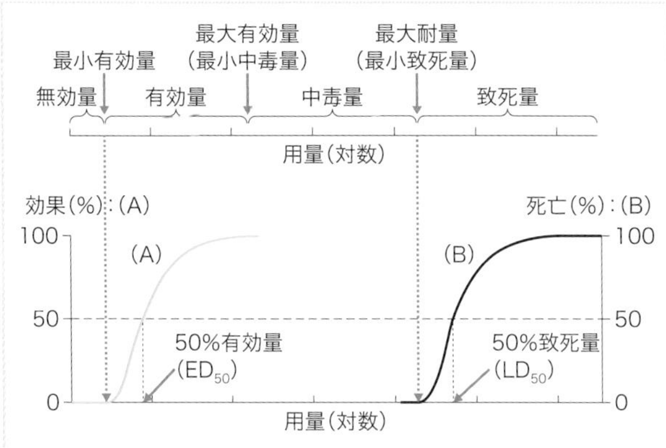

図Ⅰ-1-1 薬物の用量反応曲線

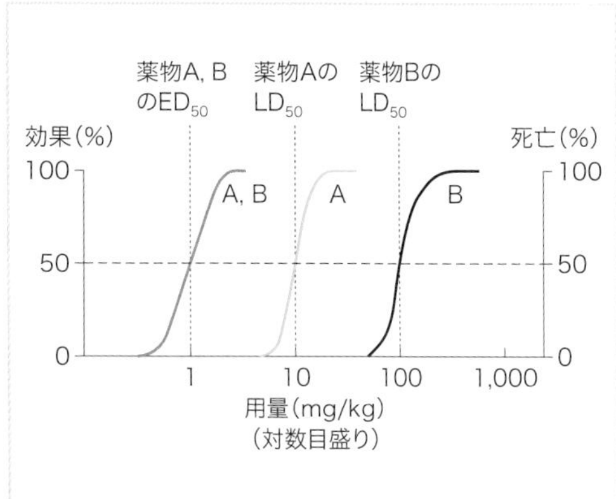

図Ⅰ-1-2 治療係数

ある.

3. 用量反応曲線

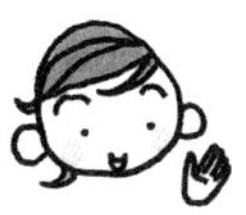

S字状曲線

図Ⅰ-1-1下および図Ⅰ-1-2に示された曲線の形を，Sの形に見立ててS字状曲線，あるいはシグモイダル曲線とよびます.

用量を横軸に，反応を縦軸に示したグラフを用量反応曲線とよぶ．**図Ⅰ-1-1上**に示した用量と反応の区分を，用量と効果（A），および用量と死亡（B）の2つの曲線で示したのが**図Ⅰ-1-1下**である．用量を対数で表示すると，用量の増加に伴って反応発現率はS字状*に増加した後，最大値となる．

用量と効果を示した曲線（A）において，50%の動物やヒトに効果を発現する量を50%有効量（50% effective dose；ED_{50}）という．この値が小さいと，少量でも有効な効果が得られることになるので，薬物の作用が強いことを意味する．

用量と死亡率の関係を示した曲線（B）において，50%の動物が死亡する量を50%致死量（50% lethal dose；LD_{50}）という．この数値が大きい薬物は，死亡するのに多量の薬物を必要とすることになるので，安全性の高い薬物であることを意味する．

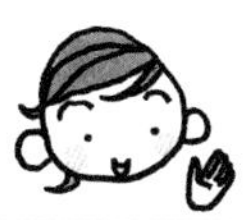

LD_1/ED_{99}

LD_1は1%の動物が死亡する用量，ED_{99}は99%のヒトや動物に有効な量です．LD_{50}ではなくLD_1を使用することにより，より安全性を高め，ED_{50}ではなくED_{99}を使用することにより，より確実な有効性をもとに薬物の安全性を判断することができます.

LD_{50}とED_{50}の比（LD_{50}/ED_{50}）を治療係数とよび，薬物の相対的な安全性を判断する目安となる．LD_{50}の値は大きいほど安全性が高く，ED_{50}の値が小さいほど少量で有効であることを意味するので，治療係数は大きいほど安全性が高い．治療係数を安全域とよぶこともあるが，安全域を最小致死量と最大有効量の比（LD_1/ED_{99}）*とする考え方もある．

図Ⅰ-1-2には，2種類の薬物AとBの用量と効果および用量と死亡の反応曲線，およびED_{50}とLD_{50}の値が示されている．薬物Aの治療係数は10，薬物Bの治療係数は100となり，薬物Bのほうが安全性の高い薬物である．

7 ― 薬理作用の機序

人体は60兆から100兆個もの細胞からできている．薬物は個体を構成する個々の細胞に対して作用し，個々の細胞のもつ機能の変化の総和が個体に対する薬理作用となる．

細胞*は細胞膜*に囲われて内部環境を維持している．細胞膜にはイオンが通過するチャネルや物質を輸送するトランスポーターが存在する．細胞内には代謝を行うさまざまな酵素が働き，リボソームでは細胞の生存や分裂に必要なタンパク質を生産する．また，核の中には遺伝情報を担う遺伝子DNAが存在し，DNAから転写されたmRNAの情報をもとにさまざまな機能を担うタンパク質が合成される．

薬物はこれらに作用して，細胞の機能を変化させる．また一部の薬物は，生体を構成する物質や周囲の環境に，物理的あるいは化学的な変化を与えて薬理作用を引き起こす．

1．受容体を介する薬物の作用

細胞膜や，細胞内，あるいは核内には，特定の生理活性物質*や薬物（リガンド*）と結合してその作用を発揮させる受容体（レセプター）が存在する．薬物に対する受容体を薬物受容体という．薬物受容体は，特定の薬物に対して高い選択性，立体特異性*をもつタンパク質である．

受容体に結合すると薬理作用を発現する薬物を作用薬*，受容体に結合するが薬理作用を発現しない薬物を拮抗薬（きっこうやく）*という．作用薬および拮抗薬と受容体の立体的な関係は，鍵と鍵穴の関係を連想すると理解しやすい（図I-1-3）．

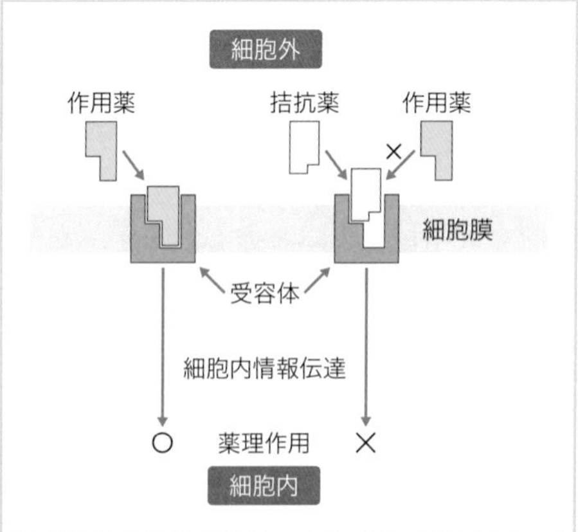

図I-1-3　作用薬と拮抗薬

Link
細胞　『生物学』p.16-47「II編 組織と細胞」，『解剖学・組織発生学・生理学』p.12-30「I編1章 細胞と組織」

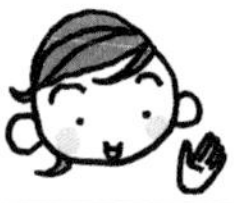

細胞膜
動植物，細菌などすべての細胞の表面を構成し，細胞内外を仕切る膜です．脂質二重層からなります．

生理活性物質
生理的な機能に変化を与える物質のことであり，神経伝達物質，オータコイド，ホルモン，ビタミン，サイトカインなど多くの物質が含まれます．受容体を介して作用するものが多いです．

リガンド
タンパク質に特異的に結合する物質をリガンドといいます．

立体特異性
受容体の立体的な分子構造が，特定の化学構造の薬物と結合する部位をもつことを意味します．

作用薬
アゴニスト，作動薬，作用物質などともいいます．

拮抗薬
アンタゴニスト，拮抗物質などともいいます．

2. 細胞膜に存在する受容体（図Ⅰ-1-4）

1）イオンチャネル内蔵型受容体

特定のイオンを通過させる通路（イオンチャネル）を構造の中にもっている受容体である．受容体に薬物が結合するとイオンチャネルが開閉して，Na^+，K^+，Ca^{2+}，Cl^-などのイオンが細胞内に出入りする．その結果，細胞の機能が変化する．

2）G タンパク質共役型受容体*

受容体に薬物が結合すると，GTP*を結合するタンパク質（G タンパク質）に情報が伝達され，サイクリック AMP*合成量の変化，細胞内Ca^{2+}濃度の変化などを介して細胞の機能が変化する受容体である．

3）酵素共役型受容体*

受容体に薬物が結合すると，受容体のもつ，タンパク質をリン酸化する酵素の機能が変化する．タンパク質のリン酸化が連続して起こると，細胞内の情報伝達機構が変化し，最終的に細胞の機能が変化する受容体である．

3. 細胞内受容体*（図Ⅰ-1-4）

ステロイド性抗炎症薬*や甲状腺ホルモンなどは，脂溶性であるので，細胞膜を

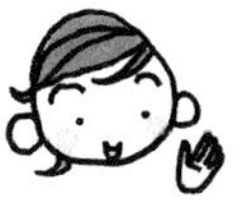

G タンパク質共役型受容体
受容体であるタンパク質が細胞膜を 7 回出入りすることから，細胞膜 7 回貫通型受容体ともよばれます．

GTP
グアノシン三リン酸のことであり，細胞内の情報伝達物質として働きます．

サイクリック AMP
cAMP とも表記され，セカンドメッセンジャーとして細胞内の情報伝達物質として働きます．

酵素共役型受容体
細胞膜 1 回貫通型受容体，細胞内増殖因子受容体，チロシンキナーゼ型受容体など，受容体の特徴から種々の呼び名があります．

細胞内受容体
細胞質から核内に入って，転写因子として働く受容体は，核内受容体とよばれます．

Link
ステロイド性抗炎症薬
p.138-140「1. ステロイド性抗炎症薬」

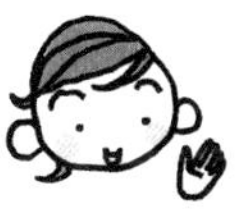

転写・翻訳
DNA の遺伝情報を，RNA ポリメラーゼという酵素によってメッセンジャー RNA（mRNA）に写し取ることを転写といい，mRNA の情報に基づいてタンパク質を合成する反応を翻訳といいます．

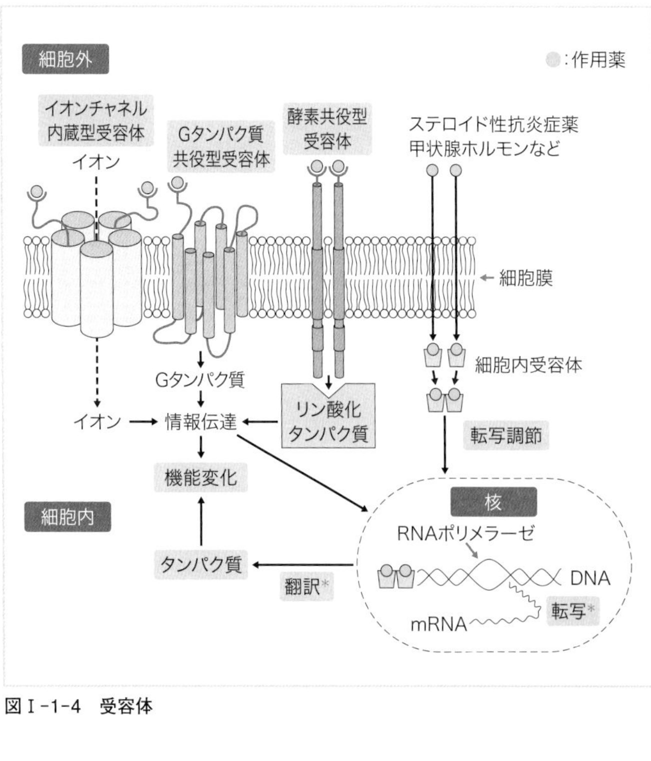

図Ⅰ-1-4 受容体

容易に通過して細胞内に入る．細胞内受容体と結合した後，核内に入り，遺伝子の転写を調節（促進または抑制）する．転写調節により合成量が変化したタンパク質の機能の変化が，薬理作用として発現する．

4．受容体を介さない薬理作用

Link
消化性潰瘍治療薬 p.110「1）制酸薬」
利尿薬 p.103「2. 1）浸透圧利尿薬」
消毒薬 p.170「1. 消毒薬の作用機序」

①全身麻酔薬のように細胞膜に変化を与える薬物，②胃酸を中和する消化性潰瘍治療薬*のように化学反応により作用する薬物，③血液や組織液の浸透圧を変化させる利尿薬*のように，物理化学的な変化を与えて作用する薬物，④生体内の代謝酵素に作用して機能を変化させる薬物，⑤非特異的にタンパク質の構造を変化させる消毒薬*などは，受容体を介さない薬理作用である．

参考文献

1）大谷啓一 監，鈴木邦明，戸苅彰史，青木和広，兼松　隆，筑波隆幸 編：現代歯科薬理学 第6版（p.2-7「1章　薬理作用」，p.8-11「2章　用量と薬理作用」，p.31-43「4章 薬理作用の機序」）．医歯薬出版，東京，2018.

復習のポイント

- [ ] 薬物療法には，病気の原因を除く原因療法と，病気の症状を除いて自然治癒力を高める対症療法がある．
- [ ] 薬理作用の様式には，器質的変化と機能的変化がある．
- [ ] 薬理作用の基本形式には，興奮作用，抑制作用，刺激作用，抗病原微生物作用，補充作用がある．
- [ ] 薬理作用は，治療目的との関係から主作用と副作用，作用の及ぶ範囲から局所作用と全身作用に分類される．
- [ ] 薬物の用量は薬理作用に影響する最大の要因であり，無効量，有効量，中毒量，致死量などに分類される．
- [ ] 50%致死量（LD_{50}）と50%有効量（ED_{50}）の比が治療係数であり，大きいほど安全性の高い薬物である．
- [ ] 個体に対する薬理作用は細胞に対する作用の総和であり，細胞に対する作用には薬物受容体を介する作用と，介さない作用がある．

2章 薬物動態

学習目標

❶薬物の生体膜通過様式を説明できる.
❷薬物の生体膜通過に影響を与える因子を説明できる.
❸薬物動態（吸収・分布・代謝・排泄）を概説できる.
❹血液脳関門を説明できる.
❺薬物の代謝過程（酸化，還元，加水分解，抱合）を説明できる.
❻薬物の腎臓からの排泄過程（糸球体ろ過，尿細管での分泌と再吸収）を説明できる.

〈キーワード〉
生体膜，受動拡散，Henderson–Hasselbalch の式，非イオン型，血漿タンパク質，血液脳関門，薬物代謝酵素，糸球体ろ過，生物学的半減期，クリアランス

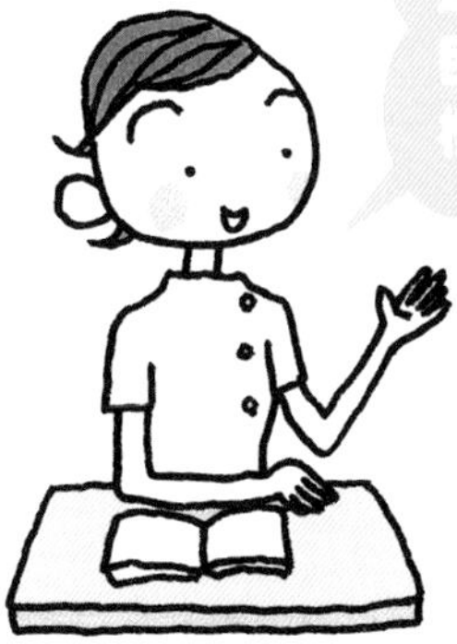

薬物は投与され吸収された後，生体内に分布し，多くの薬物は代謝（生体内変化）を受けた後に，体外に排泄される．この過程を薬物動態という．薬物は吸収・分布・代謝・排泄の過程において，生体膜を通過しなければならない．本章では，薬物が生体膜を通過する様式と通過に影響する因子，および，薬物の吸収・分布・代謝・排泄の過程について学ぶ．

1—薬物の生体膜通過様式と通過に影響する因子

1．生体膜の構造と脂溶性

Link
生体膜 『解剖学・組織発生学・生理学』p.12-30「I編1章 細胞と組織」

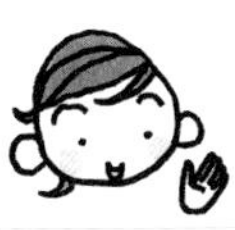

疎水性・親水性
水に溶解しにくい物質や分子の性質を疎水性といいます．疎水性の物質には，油に溶解しやすい脂溶性の物質は溶解できますが，水溶性の物質，特にイオン化した物質は溶解しづらいです．
一方，水に溶解しやすい（水溶性）性質を親水性といいます．

細胞も，細胞内の核やミトコンドリアなどの小器官も，すべて生体膜*で囲まれており，薬物は吸収，分布，代謝，排泄の過程でさまざまな生体膜を通過する．生体膜は脂質，リポタンパク質，多糖類などからなる複雑な脂質二重膜である．膜の主体は疎水性（そすいせい）*の脂質膜であるので，脂溶性（しようせい）の物質は容易に溶け込み，拡散によって通過できるが，水溶性の物質，特にイオン化した物質は通常通過できない．一方，生体膜には水や低分子の物質が通過可能な細孔もある．

2．生体膜の物質通過様式

薬物を含む各種の物質は，以下のような様式で生体膜を通過する（図I-2-1）．

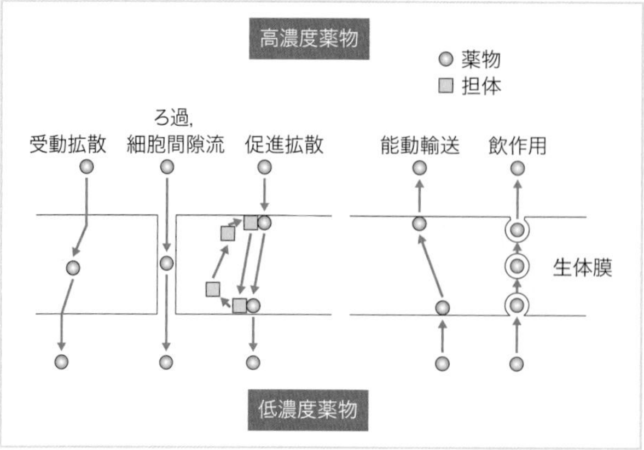

図 I-2-1　薬物の生体膜通過様式

1）受動拡散

大部分の薬物は，生体膜の内外で濃度の高い側から低い側へ通過する．この通過様式を受動拡散という．脂溶性の物質，イオン化していない（非イオン型*）物質，分子量が小さい物質ほど通過しやすい．逆に，親水性の物質，イオン化した物質（イオン型*），分子量が大きい物質は通過しにくい．

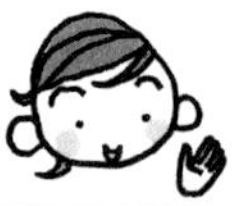

イオン型と非イオン型
イオン型を「解離型」，非イオン型を「非解離型」とよぶことも多くあります．

静水圧
「水圧」と同じと考えることもできます．

Link
糸球体ろ過　p.18「1）糸球体でのろ過」

2）ろ　過

水や低分子の物質は生体膜内外の静水圧(せいすいあつ)*の差や浸透圧によって通過する．薬物の排泄過程では，薬物は腎臓の糸球体ろ過*によって血管側から尿細管側に通過する．

3）細胞間隙流

毛細血管の内皮細胞層などでは，細胞の間隙(かんげき)を通過する．

4）促進拡散

受動拡散の変型である．グルコース（ブドウ糖）などは，特定の輸送体（担体）を通って濃度の高い側から低い側に輸送される．

5）能動輸送

生体膜を通過して，イオンなどを濃度の低い側から高い側に輸送するにはエネルギーが必要であり，能動輸送とよばれる．小腸では，能動輸送の結果生じた Na^+ などの濃度勾配を利用して，糖類やアミノ酸を吸収する．

6）飲作用

生体膜が袋状にくぼんで高分子物質や薬物を取り込んだ後に，小胞を形成し，反対側に移動して輸送する様式が飲作用である．取り込み物質が大きいと食作用という．また，細胞外に分泌する際は，開口(かいこう)分泌（エキソサイトーシス）とよばれる．神経伝達物質*の分泌形式は開口分泌である．

Link
神経伝達物質　p.73-76「❶ 末梢神経系とは」

3. 薬物の生体膜通過に影響する因子

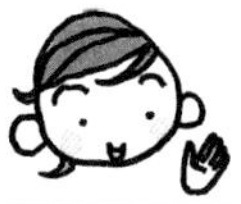

塩基性
水溶液になるとアルカリ性を示す性質を塩基性といいます.

電解質
水溶液になるとイオン化する物質を電解質といい, イオン化の程度により強電解質, 弱電解質とよびます.

1) 薬物のイオン型と非イオン型

非イオン型の薬物は受動拡散によって生体膜を通過しやすく, イオン型の薬物は通過しにくい. 多くの有機性薬物は酸性または塩基性* の弱電解質* であり, イオン型 (解離型) と非イオン型 (非解離型) 分子の割合は, Henderson-Hasselbalch の式で決定される.

Henderson-Hasselbalch の式

①酸性薬物の場合

$$pKa-pH = \log \frac{[\text{非イオン型のモル数}]}{[\text{イオン型のモル数}]}$$

②塩基性薬物の場合

$$pKa-pH = \log \frac{[\text{イオン型のモル数}]}{[\text{非イオン型のモル数}]}$$

この式には, 薬物に固有の解離定数 (pKa) と周囲の pH の値を含むが, pKa は定数であるので, 実質的にはイオン型と非イオン型分子の割合は pH で決定される.

Henderson-Hasselbalch の式から, 酸性薬物は pH が低いほど, すなわち酸性であるほど非イオン型が多くて吸収されやすく, 塩基性薬物は pH が低いほどイオン型が多くて吸収されにくいことがわかる.

2) 血漿タンパク質との結合 (図 I-2-2)

薬物には, 血液中のアルブミンなどのタンパク質と結合率の高いものがある. 薬物の分子量は数百のものが多いが, アルブミンの分子量は数万あるので, 結合型の薬物は見かけ上の分子量が大きくなり, 受動拡散による生体膜の通過および受容体への結合が困難になる. その結果, 作用臓器, 代謝臓器, 排泄臓器への移行* も困難になり, 薬理作用を示さず, 代謝も排泄もされにくい状態で血液中に存在することになる.

Link
排泄臓器への移行
p.35「(1) 糸球体ろ過の過程における相互作用」

Clinical Point
炎症部位で局所麻酔薬が効きにくい理由

多くの局所麻酔薬は塩基性の薬物です. 炎症を起こしている部位では pH が低くイオン型が多いため, 神経細胞内に吸収されにくいです. 局所麻酔薬は神経細胞内に入って内側から作用するため, 炎症部位では効きにくいことになります (p.151「1. 炎症などの局所の状態と作用部位の pH」参照).

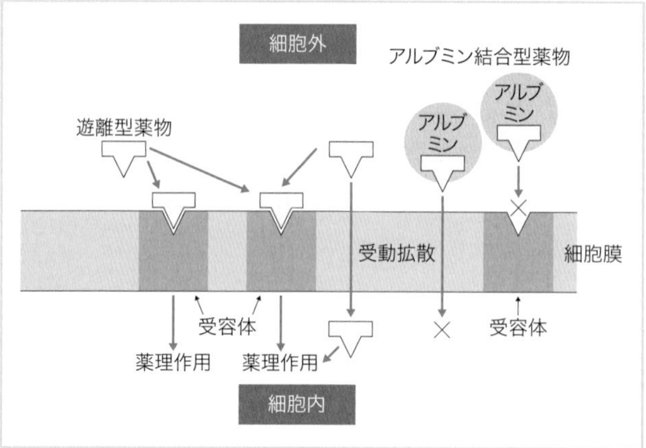

図Ⅰ-2-2 血漿タンパク質結合型薬物

2—吸 収

吸収とは，種々の経路から投与された薬物が，生体膜を通過して循環血液中に入るまでの過程をいう．したがって，静脈内注射*のように全身循環に直接投与する場合は吸収の過程がない．

Link
静脈内注射 p.24「1）静脈内注射」

3—分 布

分布は，血中の薬物が血管外の全身組織に移行する過程をいう．薬物の分布に影響を与える因子は，血漿タンパク質との結合，組織親和性，血管透過性などである．

1．薬物の組織細胞への分布と組織親和性

血液中に吸収された薬物は，一般的には血流量の多い脳，腎臓，肝臓，心臓，肺および筋肉組織に多く分布する．一方，特定の組織や臓器に親和性が高く分布しやすい薬物もある．

脂溶性の高い薬物は脂肪組織や脳に移行しやすく，全身麻酔薬は脳などの中枢神

COFFEE BREAK

原発事故とヨウ素

チロキシンなどの甲状腺ホルモンはヨウ素を含み，ヨウ素は甲状腺に集積しやすい性質をもっています．原子力発電所の事故の際には，事故により大気中に放出された放射性ヨウ素が吸収されて甲状腺に集まり，甲状腺腫瘍の発生を増加させることが危惧されます．また，事故の際にヨウ化物を摂取するのは，あらかじめ非放射性のヨウ素を甲状腺に取り込むことによって，放射性ヨウ素の集積を防ぐのが目的です．

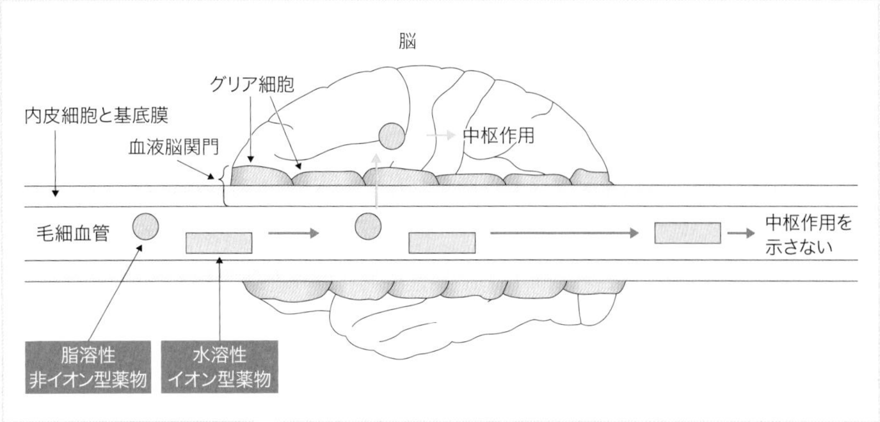

図Ⅰ-2-3　血液脳関門と中枢作用

経系に高濃度に分布して，迅速な麻酔作用を発現する．ヨウ素は甲状腺に，鉛やストロンチウムは骨に，有機水銀（メチル水銀）は脳に蓄積しやすい．

2. 薬物に対する特殊な関門

薬物の多くは受動拡散によって生体膜を通過するので，脂溶性の非イオン型薬物が細胞内に移行しやすい．水溶性の薬物を通さない特別の関門として，血液脳関門，血液脳脊髄液関門，血液胎盤関門が存在する．脳や胎児を有害な物質から守る機能があると推測される．

1）血液脳関門（図Ⅰ-2-3）

Link
血液脳関門　p.81「❶中枢神経系に作用する薬物」

脳内の血管には血液脳関門*が存在する．血液中のアセチルコリンやアドレナリンなどはイオン化しており水溶性であるため，血液脳関門を通過できず，脳内には移行しないため，中枢作用を示さない．血液脳関門は，脳内の毛細血管内皮細胞と基底膜には間隙が少なく，グリア細胞などが血管を覆っているため，薬物が通過できないという解剖学的特徴に基づくと考えられている．

2）血液脳脊髄液関門

血液と脳脊髄液間の関門である．

3）血液胎盤関門*

Link
血液胎盤関門　p.44-45「1）妊婦の特徴と薬物投与」
サリドマイド事件　p.39 COFFEE BREAK「サリドマイド事件」

胎盤は母血と胎児血との間の栄養物および代謝物質交換の場所であり，水溶性薬物は通過できない．しかし，麻薬であるモルヒネ塩酸塩水和物やヘロイン，タバコの成分のニコチンや酒類のエタノールは容易に関門を通過して，妊娠中の胎児に影響を及ぼす．また，妊娠時に服用された催眠薬のサリドマイドが原因となって，多数のあざらし肢症児が誕生したことは，妊娠時の投薬に重要な問題を提起した*．

4—代　謝

代謝は，薬物が生体内の酵素によって化学変化を受ける過程をいう．多くの薬物は代謝を受けて排泄されやすい水溶性の物質となるが，一部の薬物は吸収後も未変化のまま排泄される（図Ⅰ-2-4）．

薬物は代謝を受けると薬理作用を失う場合が多いが，代謝されることによって活性を発現する薬物もあり，プロドラッグとよばれる．

薬物代謝に関与するCYP（シトクロムP-450）などの酵素を薬物代謝酵素といい，生体内に広く存在するが，重要な存在部位は肝臓である．

1．薬物の代謝過程

肝臓における代謝過程は，2相に分類される．

1）第1相

酸化，還元，加水分解反応による薬物の分子の変化である．なかでも，肝細胞の小胞体由来のミクロソーム*に存在するCYPによる，薬物の酸化は最も重要である．多くの薬物やステロイドホルモンなどの脂溶性の高い物質が酸化され，水溶性を増して排泄されやすくなる．

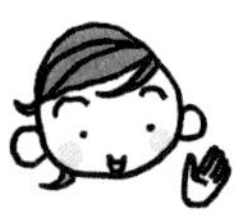

ミクロソーム
細胞を破砕して遠心分離操作で分けた際に，小胞体の断片などが回収されてくる分画をミクロソームといいます．タンパク質合成の場として重要です．CYPを含む肝臓の薬物代謝酵素は，ミクロソーム酵素とよばれることがあります．

2）第2相

薬物や代謝産物が，生体内の比較的低分子の物質と結合することを抱合（ほうごう）といい，グルクロン酸抱合，硫酸抱合，アミノ酸抱合などがある．第1相で，酸化，還元，加水分解反応を受けた薬物は，第2相でほかの物質との抱合が起こり，不活性化され，水溶性を増して排泄されやすくなる．

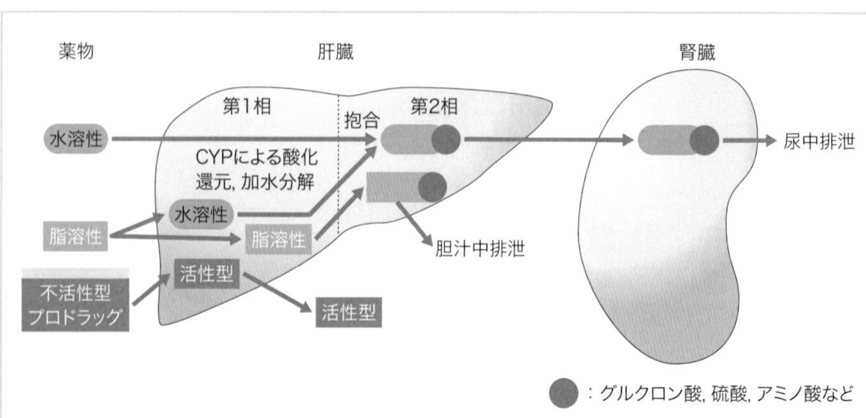

図Ⅰ-2-4　薬物の代謝と排泄

2. 代謝に影響を与える要因

薬物代謝酵素の量の増加や，酵素活性の阻害により代謝の過程が影響される．p.34-35「3）代謝過程の相互作用」で述べる．

また，代謝に影響を与える要因として，年齢，性差，種差，遺伝的因子などがあり，p.28-29「1．生体側の因子」で述べる．

5—排　泄

薬物の多くは代謝を受けた後，一部は未変化のまま，排泄される．排泄は，薬物の作用時間に影響を及ぼす主要な因子である．排泄の遅い薬物は体内に長時間とどまり，作用の持続や，蓄積をもたらす．多くの薬物の排泄経路は腎臓と肝臓である（図Ⅰ-2-5）．

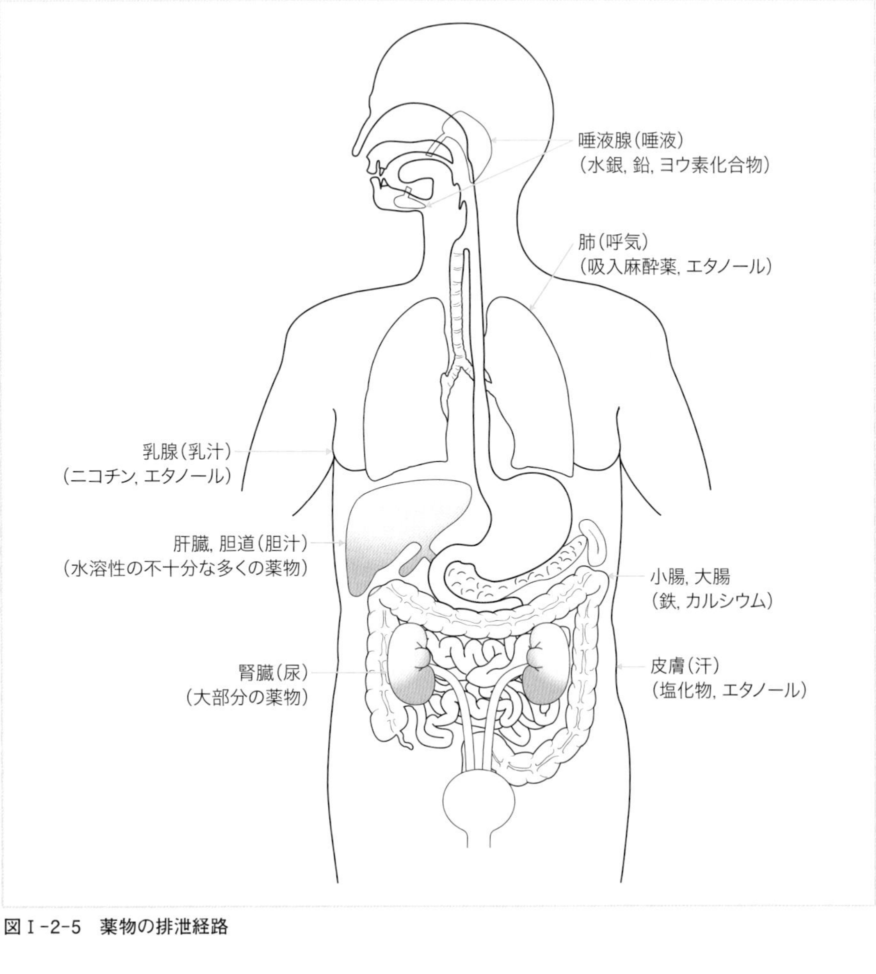

図Ⅰ-2-5　薬物の排泄経路

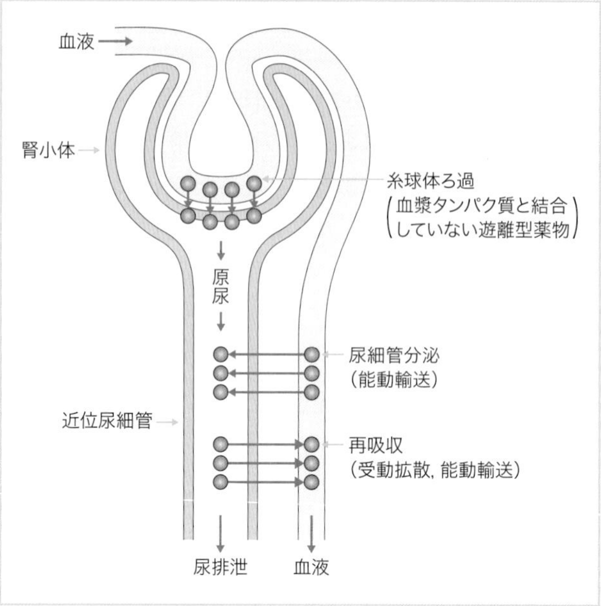

図Ⅰ-2-6 腎臓からの排泄

1. 腎臓からの排泄

Link 腎臓 『解剖学・組織発生学・生理学』p.235-236「1. 腎臓」

腎臓*からの排泄は糸球体ろ過，分泌および再吸収の過程からなる（図Ⅰ-2-6）.

1）糸球体でのろ過

Link 血漿タンパク質との結合 p.13-14「2）血漿タンパク質との結合」

血漿は，糸球体を1回通過するとその1/5がろ過され，低分子の遊離型の薬物は容易にろ過される．血漿タンパク質と結合*した薬物はろ過されない.

2）尿細管での分泌

Link 能動輸送 p.12「5）能動輸送」

糸球体ろ過を受けなくても，能動輸送*により尿細管中に分泌される薬物もある.

3）尿細管での再吸収

生体に必要なNa^+などの無機質やグルコース，アミノ酸などは，糸球体ろ過により一度尿中に排泄されても，再吸収されて利用される．薬物も再吸収されるものがある.

2. 消化管からの排泄

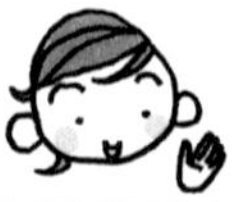

胆汁
肝細胞で作られ，胆嚢に蓄えられて，十二指腸に放出されます.

1）胆汁への排泄（図Ⅰ-2-4参照）

代謝を受けても十分な水溶性になっておらず，腎臓から排泄されない薬物は，肝臓でグルクロン酸などの抱合を受けて胆汁*中に排泄される.

2）腸肝循環

Link
腸肝循環 p.22-24「1. 消化管粘膜への適用（図Ⅰ-3-2）」

胆汁に含まれて腸管に排泄された薬物が加水分解された後，再度吸収されて門脈から肝臓に移行すると，腸と肝臓を循環することになる．腸肝循環*とよび，薬物の生体外への排泄が遅れる．

3）小腸，大腸からの排泄

鉄などの重金属やカルシウムは腸管から直接排泄されることがある．

3．その他の経路からの排泄

1）肺からの排泄

揮発性の薬物は肺から容易に吸収され，排泄も肺から容易に行われる．吸入麻酔薬やエタノールは肺からも排泄される．

2）唾液中への排泄

水銀，鉛，ヨウ素化合物などは唾液中に排泄される．水銀の唾液中への排泄によって，水銀性歯肉炎や口内炎を起こすことがある．

3）乳汁への排泄

Link
授乳中の薬物投与 p.45「2）授乳婦の特徴と薬物投与」

乳汁中に排泄される薬物もあり，授乳中の薬物投与*には注意が必要である．またタバコの成分であるニコチンや，飲酒によるエタノールも乳汁に排泄される．

4）皮膚から汗への排泄

少量ではあるが塩化物やエタノールは汗腺から排泄される．

COFFEE BREAK

アルコールの呼気検査

飲酒運転の摘発に用いられるアルコールの呼気検査は，血液中のアルコール濃度と酩酊（めいてい）（ひどく酒に酔うこと）状態が呼気中に排泄されるアルコール濃度と相関があることが根拠になっています．

6 ―薬物動態のパラメーター

1. 生物学的半減期

血液中の活性型の薬物の濃度は，代謝と排泄を受けて，時間経過とともに指数関数的に減少していく（**図Ⅰ-2-7A**）．薬物の血中濃度（mg/L）を対数で表示すると，時間（経過）に対して直線的に減少するグラフとなる（**図Ⅰ-2-7B**）．

ある時点での薬物の血中濃度が，半分の濃度になるまでの時間を生物学的半減期（$t_{1/2}$）という．$t_{1/2}$ は薬物投与後の時間および血中薬物濃度には依存しない．**図Ⅰ-2-7** の **A, B** とも，$t_{1/2}$ は2時間であることが読み取れる．

$t_{1/2}$ の長い薬物は作用の持続時間が長い．肝機能の低下による代謝の遅延，腎機能の低下による排泄の低下があると $t_{1/2}$ は延長する．肝機能および腎機能の低下がある高齢者も $t_{1/2}$ が延長する．

2. クリアランス

薬物が体内から除去される速度をクリアランスという．腎クリアランスは薬物の尿中への排泄速度を血中薬物濃度で割った値である．クリアランスの値が大きいほど薬物の排泄能力が高いことを意味する．腎臓疾患などでは，腎クリアランスは低下する．

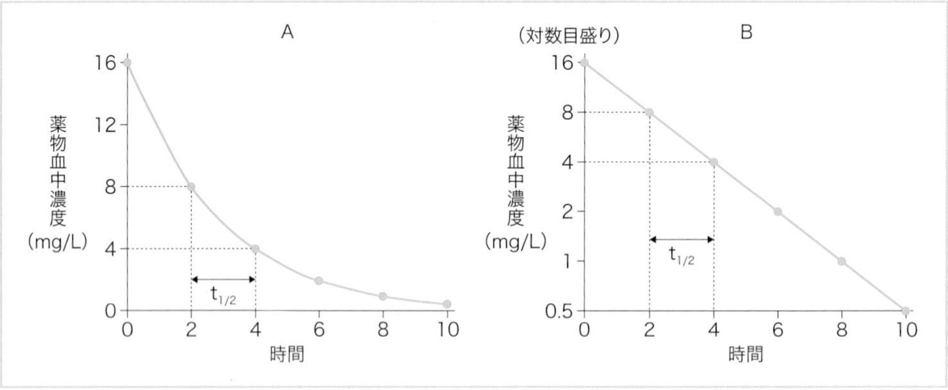

図Ⅰ-2-7 生物学的半減期

参考文献

1）大谷啓一 監，鈴木邦明，戸苅彰史，青木和広，兼松　隆，筑波隆幸 編：現代歯科薬理学 第6版（p.44-55「5章　薬物動態」）．医歯薬出版，東京，2018.

学習のポイント

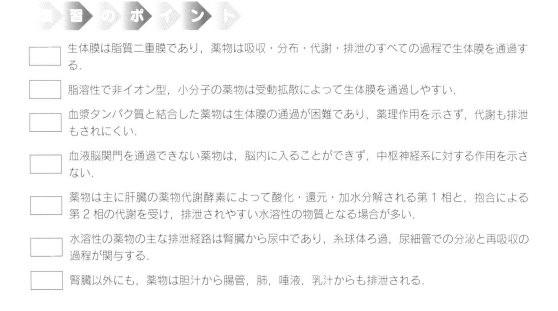

- 生体膜は脂質二重膜であり，薬物は吸収・分布・代謝・排泄のすべての過程で生体膜を通過する．
- 脂溶性で非イオン型，小分子の薬物は受動拡散によって生体膜を通過しやすい．
- 血漿タンパク質と結合した薬物は生体膜の通過が困難であり，薬理作用を示さず，代謝も排泄もされにくい．
- 血液脳関門を通過できない薬物は，脳内に入ることができず，中枢神経系に対する作用を示さない．
- 薬物は主に肝臓の薬物代謝酵素によって酸化・還元・加水分解される第1相と，抱合による第2相の代謝を受け，排泄されやすい水溶性の物質となる場合が多い．
- 水溶性の薬物の主な排泄経路は腎臓から尿中であり，糸球体ろ過，尿細管での分泌と再吸収の過程が関与する．
- 腎臓以外にも，薬物は胆汁から腸管，肺，唾液，乳汁からも排泄される．

3章 薬物の適用方法の種類と特徴

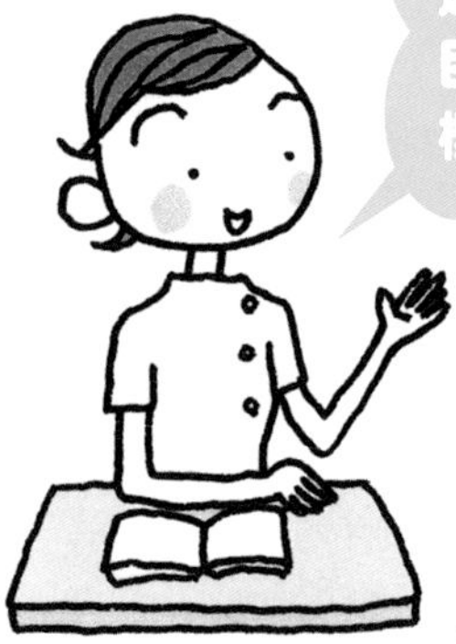

到達目標

❶薬物の適用方法の種類とその特徴を説明できる.
❷薬物の経口投与と注射投与の利点と欠点を説明できる.
❸薬物の適用経路と門脈，初回通過効果の関係について説明できる.
❹経口投与，静脈内注射，筋肉内注射および皮下注射による血中濃度の推移の違いを説明できる.
❺生物学的利用能について説明できる.

〈キーワード〉
経口投与，門脈，初回通過効果，舌下投与，直腸内投与，静脈内注射，筋肉内注射，皮下注射，最高血中濃度，生物学的利用能

薬物の適用にはさまざまな方法がある（**図Ⅰ-3-1**）. 期待される薬物の効果を得るためには，適当量の薬物を目的とする作用部位に到達させる必要があり，適切な適用経路の選択が重要である．薬物の適用方法には，作用部位の近くに直接適用する局所適用と，吸収された後に循環器系を介して全身に分布してから作用させる全身適用がある．また，適用方法は，薬物が吸収される割合（吸収率）や吸収速度，薬物の最高血中濃度，最高血中濃度に達するまでの時間にも大きな影響を与えることから，適切な適用方法の選択が必要である．本章では，薬物の適用方法の種類と特徴について学ぶ.

1 — 適用方法の種類

1. 消化管粘膜への適用（図Ⅰ-3-2）

1）経口投与

経口投与は内服ともいい，飲み薬としての適用である．通常は全身作用を目的とする．大部分が小腸粘膜から受動拡散*で吸収されるので，薬物の脂溶性や吸収部位の pH に影響される.

Link
受動拡散　p.12「1）受動拡散」
門脈　『解剖学・組織発生学・生理学』p.148「3. 門脈系」

口腔粘膜および直腸下部粘膜を除く消化管からの静脈血はすべて門脈*にまとめられ肝臓に入る．胃や小腸から吸収された薬物は門脈に入り，全身循環に入る前に胃腸粘膜や肝臓の薬物代謝酵素による代謝を受ける．その結果，投与された薬物の一部しか有効な形で全身循環に現れないことも多い．経口投与によるこの効果を，初回通過効果という.

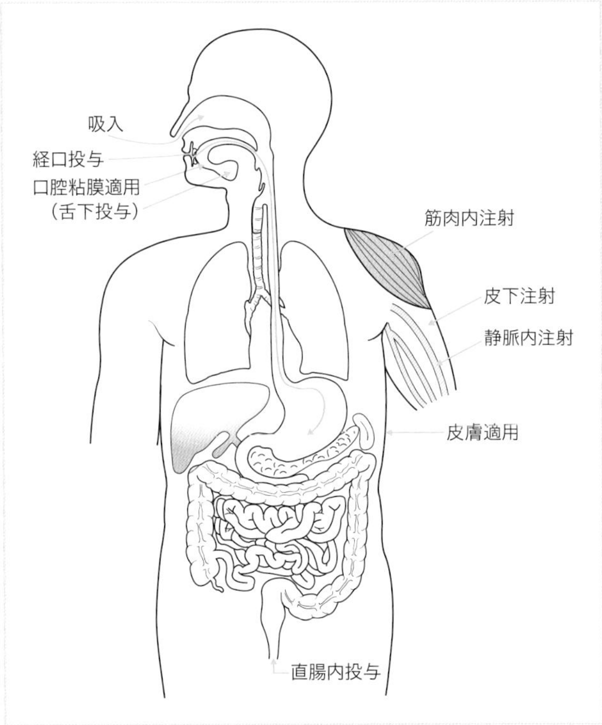

図Ⅰ-3-1　薬物の適用経路

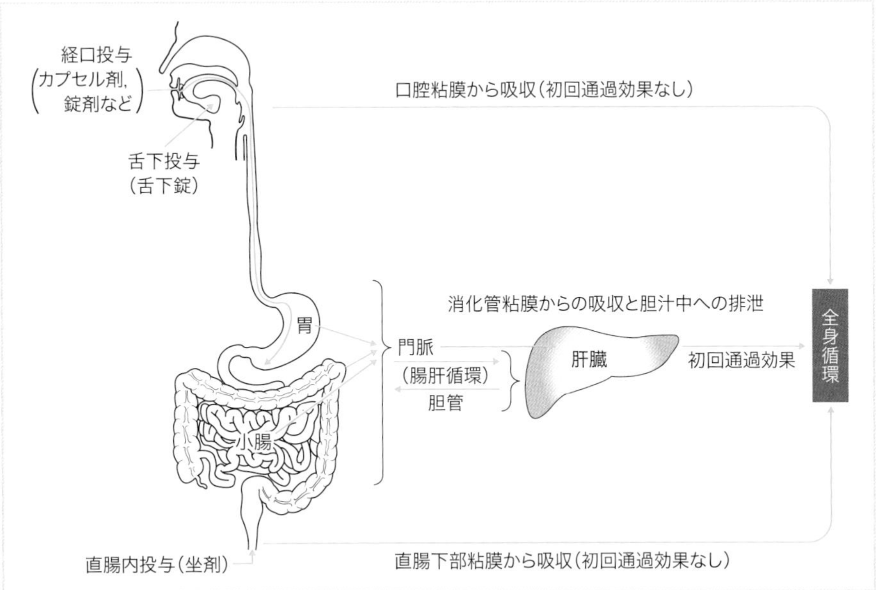

図Ⅰ-3-2　消化管への薬物の適用と初回通過効果

(1) 経口投与の利点

①消化器系は栄養物を吸収する器官であり，薬物にとっても最も生理的な適用経路である．

②患者自身で簡単に服用でき，特別な技術は不要である．

③吸収が緩やかで最高血中濃度も低いので，ほかの方法と比較して安全性が高い．

④使用頻度の高い投与方法であることから，薬剤は大量に生産され，安価で経済的である．

(2) 経口投与の欠点

①作用の発現が遅いので緊急時には適さない．
②患者の協力が必須であり，意識障害，嘔吐*，拒薬*のある患者には適さない．
③初回通過効果が大きい薬物，消化液により分解される薬物は適さない．
④注射と比較して，生物学的利用能*，薬効の強さや発現時間が変動しやすい．
⑤消化器系に対して，刺激性の強い薬物の服用はできない．

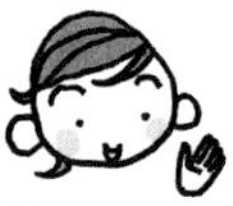

嘔吐
吐くことです．

拒薬
患者が薬の服用を拒否することです．

Link
生物学的利用能
p.26-27「❸ 生物学的利用能」

2) 口腔粘膜への適用

(1) 舌下投与

舌下部に薬物を適用して吸収させる投与法である．口腔粘膜に分布する静脈の血液は門脈に入らないので，吸収された薬物は直接全身循環に入る．全身作用を目的とする場合，初回通過効果の影響を受けない利点がある．また，口腔粘膜は血管の分布も多いので，吸収は速く短時間で効果が発現する．狭心症治療薬であるニトログリセリン*の投与経路として使用される．

Link
ニトログリセリン
p.99「1．硝酸薬」

(2) 口腔粘膜および咽頭部粘膜への局所的適用

含嗽剤*，洗口剤，洗浄剤，口腔用軟膏剤，トローチ剤などは局所作用を目的に投与される．軟膏剤は，唾液によって洗い流されにくいように，粘着性のある基剤を使用することもある．

Link
含嗽剤ほか
p.51-52「❶ 医薬品の剤形」

3) 直腸粘膜への適用（直腸内投与）

直腸下部粘膜からの静脈血も門脈に入らず，直接全身循環に入るので，初回通過効果の影響を受けない．また，意識がない，嘔吐があるなど，経口投与が不可能な場合も適用可能であるなどの利点がある．鎮痛薬や解熱薬として，酸性非ステロイド性抗炎症薬*を坐剤*として使用することが多い．

Link
酸性非ステロイド性抗炎症薬
p.141-142「1) 酸性非ステロイド性抗炎症薬」
坐剤
p.51-52「❶ 医薬品の剤形」

2. 注射投与

注射は，①吸収率が高く確実な効果が期待できる，②効果の発現が早く緊急時でも使用できる利点がある．

一方，①特別な器具と技術が必要，②薬液と器具の滅菌が必要であり高価，③吸収が速く高い血中薬物濃度となるため重篤な副作用が起きやすく，注入した薬液は回収不能，④疼痛がある，などの欠点がある．

1) 静脈内注射

薬液を静脈内に注入する．実質的に吸収過程がないため，投与直後に最高血中濃度が得られ，作用の発現が早いのが利点である．一方，持続時間が短い，急速に血中濃度が上がるため副作用が起きやすい，血液に不溶性の薬液は使用することができない，などの欠点がある．

2）筋肉内注射

三角筋*，大臀筋，大腿四頭筋などの筋肉組織内に注射する．太い血管がないので吸収速度は静脈内注射より遅いが，皮下注射よりは速い．また，筋肉は感覚神経の分布が少ないので，ある程度刺激性のある薬液の注射も可能である．同じ部位への連続投与によって筋肉の拘縮*を起こす危険があり，大腿四頭筋拘縮症が知られている．

Link
三角筋ほか 『解剖学・組織発生学・生理学』p.76-78「6. 上肢の筋」，p.78-80「7. 下肢の筋」

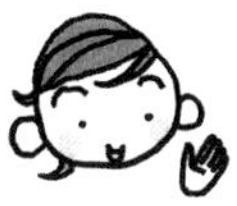

拘縮
筋肉の持続的収縮のことで，関節を含む範囲で起こると関節の動きも制限されます．

3）皮下注射

皮下結合組織に少量の薬液を注入する．注射投与のなかでは吸収が遅く，作用は比較的長く持続する．

4）その他の注射投与法

(1) 静脈内点滴注入

点滴装置を用いて持続的に静脈内に注入する方法である．薬物の血中濃度を一定に保ちながら，大量の液体を注入することができる．全身麻酔薬のプロポフォール*の投与に使用される．また，輸血や輸液にも使用される．

Link
プロポフォール p.85「4. 静脈麻酔薬」

(2) 骨膜下注射

歯科領域で最も頻繁に用いられる浸潤麻酔法*の1つであり，局所麻酔において使用される．骨膜を貫通し，骨表面との間に薬液を加圧注入する．強圧をかけられる歯科用カートリッジ式注射器を使用する．

Link
浸潤麻酔 『口腔外科学・歯科麻酔学』p.185-186「2. 浸潤麻酔法」

(3) 腹腔内注射

実験動物に注射投与する際に使用される．腸間膜や腹膜が広い吸収面積をもつので，作用の発現が早い．

3．気道上皮への適用（吸入）

気体状の薬物を，気道を通して肺胞に吸入させる．気道は上皮が薄く薬物が通過しやすい．また，表面積が大きいので吸収量も多く，吸収速度も静脈内注射に次いで速い．全身麻酔薬のうち吸入麻酔薬*は，全身作用を目的とした吸入である．また，局所作用を目的とした吸入には，エアロゾールとした気管支喘息治療薬*の投与がある．

Link
吸入麻酔薬 p.84-85「3. 吸入麻酔薬」
気管支喘息治療薬 p.105-107「❶ 気管支喘息治療薬」

4．皮膚への投与

皮膚科では局所作用を目的として，軟膏などを皮膚面に貼付する．ドラッグ・デリバリー・システム（薬物配送システム；DDS）の進歩により，皮膚からの吸収を高め，目的の部位に効率よく運搬される，全身作用を目的とした剤形も開発されている．ニトログリセリン軟膏が経皮的狭心症治療薬として使用されている．

2 ―適用方法の違いによる血中濃度の推移（図Ⅰ-3-3）

薬物の投与方法によって吸収速度と吸収率が異なるため，最高血中濃度，最高血中濃度に達する時間，および薬理作用の持続時間は投与方法によって異なる（**図Ⅰ-3-3**）．一般に，最高血中濃度は静脈内注射が最大となり，筋肉内注射，皮下注射，経口投与の順に低くなる．また，最高血中濃度に達する時間は，静脈内注射が最も速く，筋肉内注射，皮下注射，経口投与の順に遅くなる．一方，薬理作用の持続時間はその逆で，経口投与が最も長く，皮下注射，筋肉内注射，静脈内注射の順に短くなる．

3 ―生物学的利用能

経口投与された薬物が活性型のまま血液中に移行する割合を生物学的利用能（バイオアベイラビリティ，bioavailability）という．

1．経口投与および静脈内注射と生物学的利用能の関係

経口投与した薬物は，さまざまな要因によって消化管からの吸収率が変化する．また，全身循環に入る前に初回通過効果を受け，多くの場合，薬理作用のある薬物量は代謝によって減少する．一方，静脈内注射による薬物の吸収率は100％と考えてよい．したがって，経口投与された薬物が薬理作用のある形で消化管から血中に吸収される量と，静脈内注射の量の比率は生物学的利用能になる．

図Ⅰ-3-3において，各曲線と横軸（時間軸）の間の面積は，それぞれの投与法における薬物の吸収率の目安となる．したがって，経口投与によるDの曲線の斜

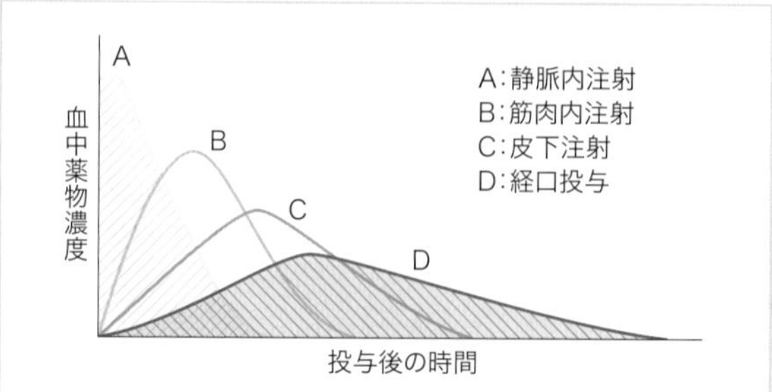

図Ⅰ-3-3　投与方法の違いによる薬物の血中濃度の時間経過の相違

線部の面積と，静脈内注射によるAの曲線の斜線部の面積の割合（D/A）は生物学的利用能に相当する．

2．生物学的利用能に影響する因子

食事の後に薬物を投与すると，薬物の吸収が遅れることにより初回通過効果が増加して生物学的利用能に影響する．また，テトラサイクリン系の抗菌薬*は，牛乳や食物中のカルシウムやマグネシウム，制酸薬*に含まれるアルミニウムとキレート結合すると吸収されにくくなり，生物学的利用能は著しく低下する．

Link
テトラサイクリン系抗菌薬　p.33「(1) 複合体の形成」，p.16「5. テトラサイクリン系」
制酸薬　p.110「1) 制酸薬」

参考文献

1）大谷啓一 監，鈴木邦明，戸苅彰史，青木和広，兼松　隆，筑波隆幸 編：現代歯科薬理学 第6版（p.44-55「5章　薬物動態」）．医歯薬出版，東京，2018.

学習のポイント

- □ 経口投与された薬物は門脈に入り，胃・腸や肝臓で初回通過効果を受ける．
- □ 経口投与は緊急性と確実性では注射投与に及ばないが，安全性は注射投与にまさる．
- □ 舌下投与は初回通過効果を受けず，ニトログリセリンの投与経路として使用される．
- □ 直腸内投与される坐剤は初回通過効果を受けず，経口投与が不可能な場合でも投与可能である．
- □ 注射投与には，静脈内注射，筋肉内注射，皮下注射などがある．
- □ 注射投与では，静脈内注射の作用の発現が最も早く，最高血中濃度も高いが，副作用の危険も高くなる．
- □ 経口投与された薬物が活性型のまま血液中に移行する割合を生物学的利用能という．

4章 薬物の作用に影響を与える要因

到達目標

❶薬効に影響する因子と生体の感受性について説明できる.
❷薬物の連用の影響（薬物耐性，蓄積，薬物依存）について説明できる.
❸薬物依存を形成する薬物と依存を規制する法律について概説できる.
❹薬物の併用の影響（協力作用，拮抗作用，相互作用）について説明できる.
❺薬物動態学的相互作用を概説できる.

〈キーワード〉
個体差，プラセボ効果，サーカディアンリズム，蓄積，耐性，タキフィラキシー，精神依存，身体依存，退薬症状，協力作用，相加作用，相乗作用，拮抗作用，化学的拮抗，薬理学的拮抗，薬力学的相互作用，薬物動態学的相互作用

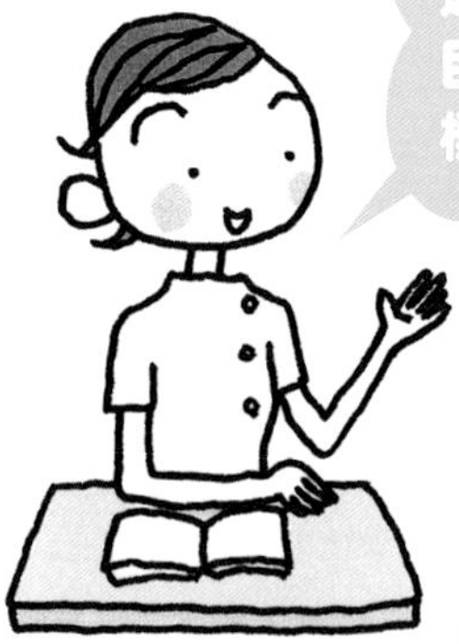

薬理作用は，同じ薬用量であっても，生体側の要因，あるいは適用経路や剤形によって影響を受ける．また，連用すると単回投与ではみられない蓄積，耐性，依存などの作用が出現することがあり，併用すると協力作用，拮抗作用，薬物相互作用など単独投与とは異なった作用が生じることがある．本章では，薬物の作用に影響を与える要因について学ぶ．

1 ― 薬効に影響する因子・生体の感受性

1. 生体側の因子

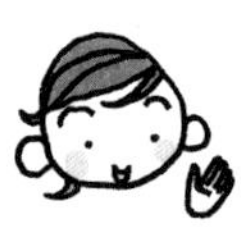

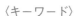

感受性
医学・生物学における「感受性」は，作用や影響の受けやすさという意味で使用されており，日常生活で使用される感受性とは異なったニュアンスをもっています．薬物に対する「感受性」とは，薬物に対する影響の受けやすさを表現しています．

1）種　差

薬物に対する感受性*は，動物の種差によって異なることが多い．たとえば，ヒスタミンの体重1 kgあたりの致死量は，モルモットとマウスでは800倍以上異なる．種差は，薬物代謝の種差に基づく．ヒトでも，人種によって薬理作用が異なる例が知られている．

2）個体差

遺伝子的に同じ動物であっても，個体差により薬物に対する反応が異なる場合がある．

3）性　差

ラットでは薬物代謝速度の性差が大きい．薬物代謝酵素の活性が性ホルモンの影響を受けるため，薬物に対する感受性に性差が生じる．ヒトでは，ラットのように

顕著な性差は認められないが，一般に女性は男性よりも薬物に対する感受性が高い．

4）年　齢*

小児および高齢者は薬物に対する感受性が高い．年齢は薬物の作用への影響が大きい．

Link
薬物感受性と年齢　p.45-46「2. 乳幼児・小児への薬物投与」，p.46-47「3. 高齢者への薬物投与」

5）遺伝的要因

遺伝的な薬物代謝酵素の異常によって，薬物に対して異常な反応を示すことがある．特異体質とよばれた現象の多くは，遺伝的要因によると考えられる．

6）栄養状態

肥満したヒトは全身麻酔薬に対する感受性が低いことがある．全身麻酔薬は脂溶性が高いので，脂肪組織に分布する麻酔薬の割合が大きくなり，神経組織への分布が少なくなるからである．

7）疾(しっ)　病(ぺい)

解熱(げねつ)薬は，発熱状態では体温を下げるが，正常時の体温は下がらない．薬物は，病人に対しては著明な効果を発現するが，健康人に対しては明らかな作用を現さない場合が多い．

8）薬物の投与時刻

睡眠と覚醒の繰り返しのように，多くの生体の機能にはサーカディアンリズム（circadian rhythm）*がみられる．薬物の効果もサーカディアンリズムの影響を受け，薬を投与する時刻によって効果が異なることがある．

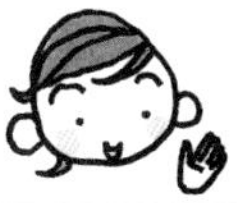

サーカディアンリズム
日内リズムともいい，24時間の周期性を示す生体現象のことを指します．

9）プラセボ効果

薬理作用のない乳糖のような物質を薬と偽って投与しても，精神的な要因により効果が現れることが多い．これをプラセボ効果といい，投与される偽薬(ぎやく)をプラセボ*とよぶ．

プラセボ
薬理作用のない物質のことで，プラシーボ，偽薬ともいわれます．

2．薬物側あるいは製剤側の因子

①用量・用法

薬物の用量*と用法は薬効に影響する最も大きい因子である．

②適用経路*と初回通過効果，生物学的利用能*

③剤形*

Link
用量　p.6-7「❻ 用量反応関係と薬用量の用語」
適用経路，生物学的利用能　p.22-27「I編3章 薬物の適用方法の種類と特徴」
剤形　p.51-52「❶ 医薬品の剤形」

2 ―薬物の連用

持続的な薬理効果を目的として薬物を反復適用（連用）すると，単回適用ではみられない作用が現れることがある．

1. 蓄　積

薬物の連用により，薬物の血中濃度が増加していくことを蓄積という．薬物の投与量が多いか，投与間隔が短いことにより，薬物の摂取量が体外への排出量を上回ることが原因となる．蓄積の結果，過量投与と同様の中毒症状を示すことがある．投与量と投与間隔の調節により，蓄積を防ぐことができる．

Link
ジギタリス　p.98「2. 強心薬」

ジギタリス*など，排泄の遅い薬物は蓄積により中毒を起こしやすいため，慎重な投与計画によって投与される．

2. 耐　性

薬物の反復適用によって生体の反応性が低下し，最初の用量では十分な効果が得られなくなる現象を耐性（薬物耐性）という．耐性が形成されると，同様の効果を得るためには薬物の増量が必要になる．耐性は，薬物投与の中止により，正常な反応性に回復する．

1つの薬物に対して耐性を獲得すると，化学構造が類似するほかの薬物に対しても耐性を生じることがあり交叉耐性とよばれる．

Link
耐性菌　p.161「7. 耐性」

病原微生物が抗感染症薬に対して抵抗性を獲得するのも耐性であり，抵抗性をもった細菌を耐性菌*とよぶ．この場合も交叉耐性を獲得することがあり，多くの抗菌薬が効かない多剤耐性菌は臨床上大きな問題である．

3. タキフィラキシー

薬物の反復適用により，比較的短時間内に発現する生体の反応性の低下をタキフィラキシーという．薬物に反応する生体内の物質が枯渇（こかつ）することにより発生することが多い．時間が経過して生体内の物質が補充されると回復するので，一般の薬物耐性とは異なる．

4. 薬物依存

薬物の使用によって快感などの精神的な効果を体験した結果，治療目的とは関係なくその薬物を摂取したいという強い欲求が生じて，薬物の使用をやめられなくなることを，薬物依存という．

薬物を摂取していないと精神的に不安定になり，摂取の欲求が強いが，薬物の摂取を中断しても身体的な症状を生じない場合は精神依存という．体内に薬物がないと身体的な生理機能の異常を発現する依存状態を身体依存とよび，薬物を中断すると起こる症状を退薬症状*という．

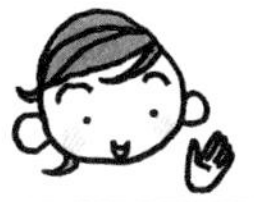

退薬症状
離脱症状，禁断症状ともよばれます．

薬物依存を形成する薬物には，麻薬，向精神薬，覚せい剤，大麻などがあり，一般に，中枢神経系に作用する薬物である．医学的または社会的に認められた目的以外に薬物を用いることを薬物乱用という．依存性のある薬物の乱用は，社会的あるいは個人的に有害な結果をもたらすので，麻薬及び向精神薬取締法，覚せい剤取締法，大麻取締法などにより，法的に規制*されている．

Link
法的規制　p.60-61「❹ 麻薬及び向精神薬取締法」，p.61「❺ 覚せい剤取締法」，p.61「❻ 大麻取締法」

3―薬物の併用

治療効果を高めることや，副作用を軽くすることを目的として，2種類以上の薬物を同時に投与することを併用という．併用により単独投与では予測できなかった作用が生じる危険性もあり，注意が必要である．併用による作用には，協力作用と拮抗作用がある．

1．協力作用

薬理作用の類似した薬物を併用すると，単独投与よりも効果が増大する場合を協力作用という．

AとBの薬物の作用の強さを，それぞれaとbとしたとき，AとBの併用による効果がa+bとなる，すなわち薬理効果が足し算になる場合を相加作用*という．

一方，AとBの併用による効果がn×(a+b)となる(n>1)，すなわち足し算以上の効果となる場合を相乗作用*という．

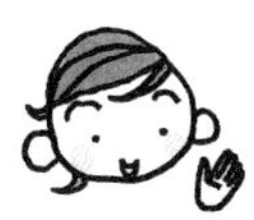

相加作用と相乗作用
「相加」とは足し算のこと，「相乗」とはかけ算のことを指しています．

作用機序が同じ薬物どうしの組み合わせでは相加作用，作用機序が異なっている薬物の組み合わせでは相乗作用となることが多い．

2．拮抗作用

2種類の薬物を併用すると，一方の薬物，あるいは両方の薬物の作用が低下あるいは消失する現象を拮抗（きっこう）作用という．拮抗作用は，解毒（げどく）薬として中毒の治療に利用される場合もある．作用機序によって，拮抗作用は以下の4種に区分される．

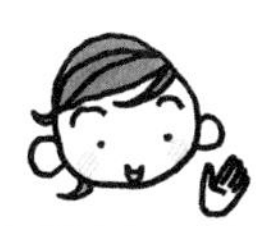

キレート化合物
中心の金属イオンを挟（はさ）むような形で，イオンや分子が電子対を提供して金属イオンと結合している化合物のことです．

1）化学的拮抗

2つの薬物の間で不活性な複合体を形成する場合である．重金属拮抗薬のジメルカプロール（BAL）は，ヒ素や水銀とキレート化合物*を形成してこれらの毒性を

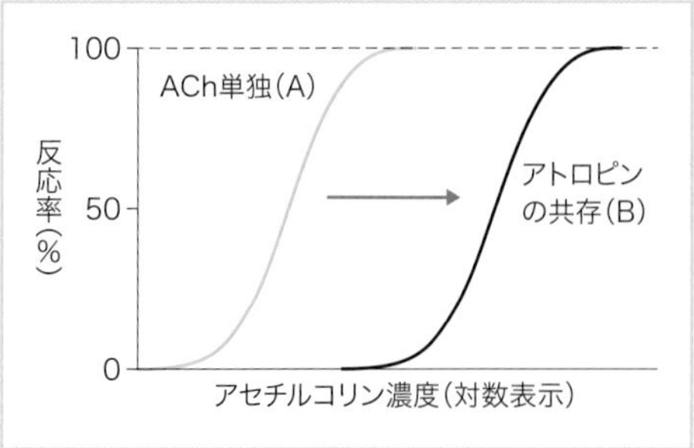

図 I-4-1　アセチルコリンとアトロピンの競合的拮抗

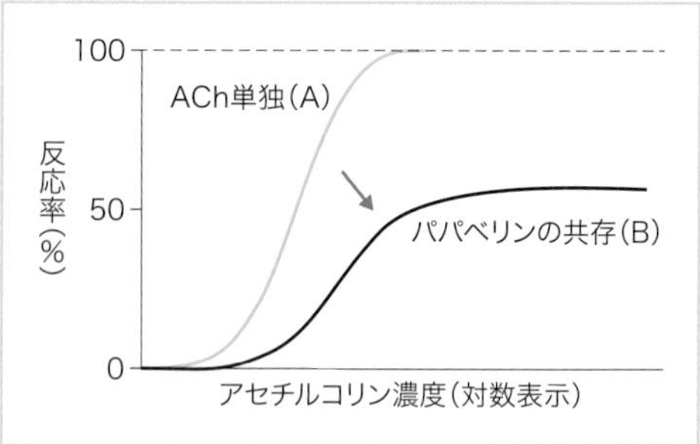

図 I-4-2　アセチルコリンとパパベリンの非競合的拮抗

軽減するため，ヒ素や水銀中毒の解毒薬として使用される．

2）薬理学的拮抗

Link
作用薬と拮抗薬　p.8「1. 受容体を介する薬物の作用」

作用薬*（アゴニスト）と拮抗薬*（アンタゴニスト）が競合的拮抗をする場合に，作用薬の受容体に拮抗薬が結合すると，作用薬が受容体から追い出されて作用が低下する現象である．作用薬の濃度を上げると，逆に拮抗薬を受容体から追い出して作用薬の最大効果を得ることができる．

Link
アトロピンとアセチルコリン　p.78「1）抗コリン薬」

アトロピン硫酸塩水和物（アトロピン）*によるアセチルコリン（ACh）*作用の低下は競合的拮抗の例である（**図 I-4-1**）．ACh の受容体に，拮抗薬であるアトロピンが共存して結合すると，競合的拮抗によって ACh の作用は低下する．それでも，ACh の濃度を上げていくとアトロピンを受容体から追い出すことができるので，最大の反応率を回復することができる．この現象を ACh 作用の用量反応曲線で比較すると，ACh 単独の曲線（A）は，アトロピンが共存すると曲線（B）として右方移動することになる．

一方，パパベリンは ACh と異なる部位に作用するため，ACh の濃度を増加させても ACh の作用は完全には回復しない（**図 I-4-2**）．このような拮抗を非競合的拮抗という．

3）機能的拮抗

作用部位の異なる 2 種類の薬物の作用が，機能的に相反する場合にみられる拮抗現象である．催眠薬中毒や麻酔薬によって呼吸抑制が生じているとき，呼吸刺激薬であるジモルホラミン*を投与すると回復する例が相当する．

Link
ジモルホラミン　p.91「2. 呼吸刺激薬」

4）生化学的拮抗

Link
酵素誘導　p.35「(1) 酵素誘導による相互作用」

薬物 A と B を併用した際に，薬物 A が薬物代謝酵素を誘導*した結果，薬物 B の代謝が促進されて B の効果が低下する場合がある．この場合の薬物 A と B の拮抗を生化学的拮抗という．

4 — 薬物相互作用

薬物相互作用は，併用する薬物の薬理作用が互いに影響を及ぼす薬力学的相互作用と，併用する薬物が吸収・分布・代謝・排泄の過程で影響を及ぼす薬物動態学的相互作用に分類される．また，その他の相互作用として，薬物を混合すると化学的に相互作用して，一方または両方が不活性化される薬剤学的な相互作用（配合変化*）もある．

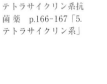

Link
配合変化 p.53-54「❸ 調剤と配合変化」

1．薬力学的相互作用

薬力学的相互作用はさまざまな機序で生じ，薬物の併用による協力作用および拮抗作用の多くは薬力学的相互作用の一部と考えられる．協力作用と拮抗作用は，それぞれの作用機序から薬理作用の予測がついて，臨床応用されているものも多い．薬力学的相互作用は，ニューキノロン系抗菌薬と酸性非ステロイド性抗炎症薬（酸性 NSAIDs）の併用*による痙攣の発現のように，個々の薬物の作用機序からは予測の困難な場合も多い．

Link
ニューキノロン系抗菌薬と酸性 NSAIDs の併用 p.41「(3) その他の神経障害」

2．薬物動態学的相互作用

薬物の体内動態である吸収・分布・代謝・排泄の過程で生じる相互作用であり，併用により一方の薬物の血中濃度が変化する．

1）吸収過程の相互作用

2 種類以上の薬物を同時に経口投与すると，薬物どうしの相互作用が消化管からの薬物の吸収に影響を及ぼすことがある．

(1) 複合体の形成（図Ⅰ-4-3）

テトラサイクリン系抗菌薬*とマグネシウム（Mg^{2+}），アルミニウム（Al^{3+}），カルシウム（Ca^{2+}）あるいは鉄（Fe^{2+}）を含んだ制酸薬を併用すると，キレート化合物を形成して不溶性となり，テトラサイクリンの消化管からの吸収が低下する．

Link
テトラサイクリン系抗菌薬 p.166-167「5. テトラサイクリン系」

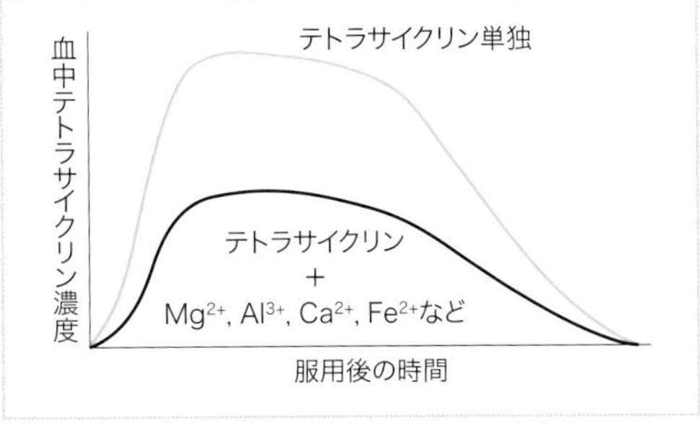

図Ⅰ-4-3 金属イオンとの複合体形成によるテトラサイクリンの吸収阻害

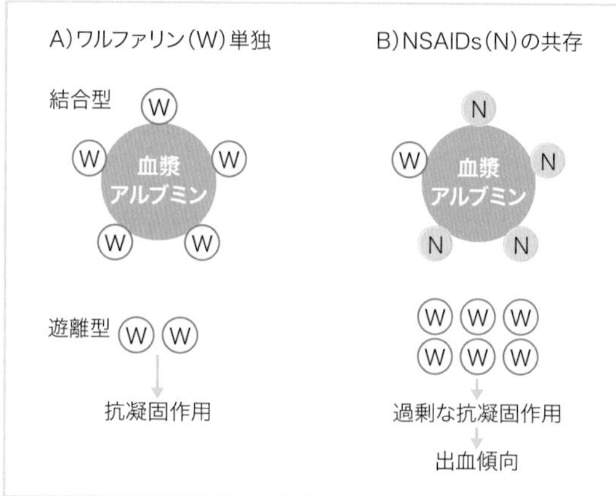

図I-4-4　NSAIDsの共存によるワルファリンの出血傾向増大

(2) 吸着

Link
コレスチラミン　p.100「3) 陰イオン交換樹脂」

脂質異常症治療薬であるコレスチラミン*は陰イオン交換樹脂である．消化管内で胆汁酸だけでなく，ワルファリンカリウム（ワルファリン），メフェナム酸，ジギタリスなどの陰イオン性の薬物を吸着して，薬物の吸収を遅らせる．

(3) 消化管内pHの変化

Link
受動拡散とpH　p.13「1) 薬物のイオン型と非イオン型」

多くの薬物は消化管から受動拡散*により生体膜を通過して吸収され，非イオン型の薬物が吸収されやすい．イオン化する薬物のイオン型と非イオン型の割合はHenderson-Haselbalchの式で表される．実質的には周囲のpH*により決定されるので，酸性あるいは塩基性薬物の併用によって消化管内のpHが変化すると，併用された薬物の消化管からの吸収が影響を受ける．

2) 分布過程の相互作用（図I-4-4）

Link
血漿タンパク質との結合　p.13「2) 血漿タンパク質との結合」
ワルファリン　p.116「(2) ワルファリンカリウム」

アルブミンなどの血漿タンパク質との結合率の高い薬物*どうしを併用すると，結合力の弱い薬物がタンパク質から遊離して強い薬効を発揮し，重篤な中毒症状をきたすことがある．抗擬固薬であるワルファリン*は，タンパク質結合型の割合が多い薬物である．その状態に，歯科でも多用される酸性NSAIDsが投与されると，NSAIDsもタンパク質との結合率が高いので，遊離型のワルファリンが増加し，出血傾向の増大を起こすことがある．

Link
CYP　p.16「❹代謝」

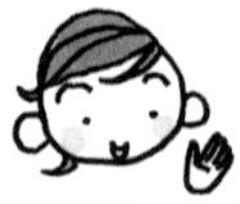

基質特異性
酵素反応を受ける物質を酵素の基質といい，基質の種類が多い酵素を基質特異性が低い（広い），少ない酵素を基質特異性が高い（狭い）といいます．

3) 代謝過程の相互作用

薬物動態学的相互作用の機構で最も多いのが代謝過程における相互作用である．薬物は薬物代謝酵素を誘導することも阻害することもある．最も重要な薬物代謝酵素がCYP*（シトクロムP-450）であり，多くの分子種が存在する．CYPは基質特異性*が低いため，1つの分子種が多くの薬物の代謝に関与することから，薬物による特定の分子種の誘導や阻害は，多くの薬物に影響を及ぼす（図I-4-5）．

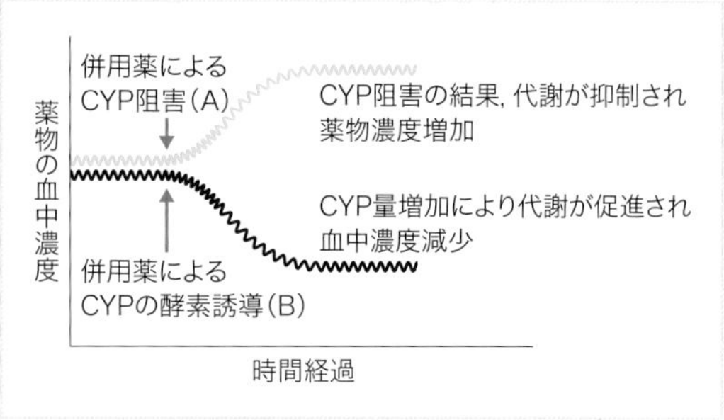

図Ⅰ-4-5　CYP 阻害薬（A）あるいは CYP 誘導薬（B）共存による CYP により代謝される薬物の血中濃度変化

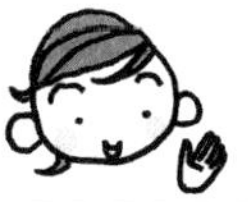

酵素誘導と酵素阻害
酵素誘導は合成により酵素の量を増加させること，酵素阻害は酵素の活性（酵素反応）を抑えることです．

(1) 酵素誘導*による相互作用

バルビツール酸系薬物，エタノールなど酵素誘導を行う薬物は200以上知られている．酵素誘導の結果，ほかの薬物の代謝も促進されてその薬物の効果を減弱させる．酵素誘導を行う薬物はその酵素の基質であることが多いので，誘導した薬物の作用も減弱することが多い．

(2) 酵素阻害*による相互作用

CYPなどの薬物代謝酵素を阻害する薬物は，結果としてCYPによる代謝を受けるほかの薬物の代謝を阻害して，その薬物の作用を増強することがある．薬物の不活性化が排泄よりも代謝に依存しているような薬物の場合，代謝が阻害されると血中濃度が大幅に増加する危険性がある．また，1種類のCYPによって代謝される薬物は，ほかの薬物によってそのCYPが阻害されると，血中濃度が増大する．

多くの場合，CYPの阻害は作用の増強や副作用の発現につながるが，プロドラッグの場合は，代謝による活性化が阻害されると薬効が減弱することになる．

(3) その他の代謝過程での相互作用

代謝酵素の阻害による相互作用には，予測の困難な場合もある．抗悪性腫瘍薬の5-フルオロウラシル（5-FU）と抗ウイルス薬であるソリブジンの併用による死亡事故は，ソリブジンの代謝産物が5-FUの代謝酵素を阻害した結果，5-FUの血中濃度が増加して強い骨髄抑制が発現したことが原因であった．

4）排泄過程の相互作用

Link
腎臓からの排泄　p.18「1. 腎臓からの排泄」

薬物の腎臓から尿中への排泄*は，糸球体ろ過，尿細管分泌および尿細管からの再吸収の3つの過程からなり，排泄過程での薬物相互作用も知られている．

(1) 糸球体ろ過の過程における相互作用

Link
血漿タンパク質との結合　p.13「2）血漿タンパク質との結合」

血漿タンパク質と結合*していない遊離型の薬物は糸球体でろ過されて尿中に排泄されるが，タンパク質との結合型は分子量が大きいためろ過されない．併用薬物によって作用薬のタンパク質との結合率が変化すると，排泄に影響を及ぼす．

(2) 尿細管分泌の過程における相互作用

薬物の血液から尿細管への分泌は能動輸送により行われるので，同じ輸送系によって分泌される薬物が併用されると，拮抗的に分泌が阻害される．

(3) 再吸収の過程における相互作用

Link
非イオン型　p.13「1）薬物のイオン型と非イオン型」

薬物の尿細管からの再吸収は主に受動拡散により行われるので，非イオン型*の薬物が再吸収される．併用薬によって尿細管内のpHが変化すると，作用薬の非イオン型の割合が変化して再吸収の過程に影響を与える．

参考文献

1）大谷啓一 監，鈴木邦明，戸苅彰史，青木和広，兼松　隆，筑波隆幸 編：現代歯科薬理学 第6版（p.56-61「6章　薬物の効果に影響する諸因子」，p.62-66「7章　薬物の連用」）．医歯薬出版，東京，2018．

復習のポイント

- [ ] 薬効に影響する生体側の因子には，種差，個体差，性差，年齢，遺伝的要因，プラセボ効果，投与時刻などがある．
- [ ] 薬効に影響する最大の要因は，用量と用法であり，適用経路，剤形も影響する．
- [ ] 薬物の連用により，蓄積，耐性，タキフィラキシー，薬物依存を生じることがある．
- [ ] 薬物依存には，精神的依存と，退薬症状を伴う身体的依存がある．
- [ ] 薬物の併用による協力作用には相加作用と相乗作用がある．
- [ ] 薬物の併用による拮抗作用は，化学的拮抗，薬理学的拮抗，機能的拮抗，生化学的拮抗に区別される．
- [ ] 薬物相互作用は，薬力学的相互作用と薬物動態学的相互作用に区別される．

5章 薬物の副作用，有害作用

到達目標

❶薬物による有害作用の原因を説明できる．
❷薬物の一般的副作用，有害作用を説明できる．
❸口唇・口腔・顎顔面領域に現れる薬物の副作用，有害作用を説明できる．

〈キーワード〉
副作用，有害作用，アレルギー，催奇形性，発がん性，薬物相互作用，血液障害，肝障害，腎障害，歯肉増殖症，口腔乾燥症，歯の形成障害

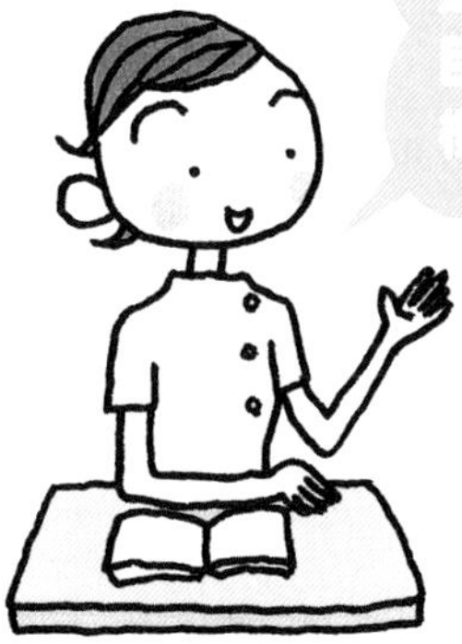

Link 副作用 p.5「1. 主作用と副作用」

薬物の副作用*と有害作用は異なった概念である．副作用は主作用に対する概念であり，必ずしも有害な作用だけとは限らない．一方，有害作用は薬物を薬用量で使用していても発生する有害な作用を意味する．しかし，副作用は有害な作用であることが多いので，わが国では副作用を有害作用と同じ意味で用いる場合が多い．本章では，薬物による有害作用の原因，薬物の一般的副作用・有害作用と歯科領域における副作用・有害作用について学ぶ．

1―薬物の有害作用の分類と原因

1．薬物の有害作用の分類

有害作用には主作用に関係する有害作用と，主作用には関係のない有害作用が存在する．

Link 抗血栓薬 p.115-116「2. 抗血栓薬」

主作用に基づく有害作用には，抗血栓薬*による出血があり，投与量の減少などにより対処可能である．一方，主作用に関連する場合でも，抗悪性腫瘍薬の造血器障害のように，目的以外の組織・器官への作用により発現する場合もある．

主作用が関係しない有害作用には，アスピリンの服用による耳鳴り，アミノグリコシド系抗菌薬による難聴（なんちょう）などがある．予知が難しいものも多い．

2．薬物の有害作用の原因

Link クリアランス p.20「2. クリアランス」

1）投与量の過大

薬物を薬用量で使用していても，遺伝的に，あるいは疾患によるクリアランス*の低下により，その患者にとっては過量となって，体内の薬物濃度が異常に増加す

る場合がある.

2）細胞毒性

薬物誘発性の細胞毒性の機序には，活性酸素*種の産生，グルタチオン*の枯渇，SH基*の化学修飾，DNAやタンパク質との結合などがある.

3）薬物アレルギー

アレルギー*は過敏症ともいい，薬物による有害作用のなかでも頻度が高い．薬物は小分子化合物であるので通常は免疫原性（めんえきげんせい）*をもたないが，タンパク質と結合するとハプテン*として免疫原性を獲得することがある．多くは軽症の皮膚症状であり，アナフィラキシー反応，溶血，骨髄抑制など致命的な副作用は少ない．臨床的に重要なアレルギー性反応は，アナフィラキシーショック，血液学的反応，アレルギー性肝障害などである.

ペニシリン系抗菌薬はアナフィラキシー反応を生じる代表的な薬物であるが，頻度は50,000人に1人である.

4）催奇形性（さいきけいせい）*

薬物による奇形を生じる危険性が高いのは器官形成期（妊娠4週以降7週末）である．胎児の器官発生は，眼と脳，骨格と四肢，心臓と大血管の順に進行するので，催奇形性を示す薬物がどの時期に作用したかによって奇形の部位が決定する.

5）変異原性*と発がん性*

現在治療に用いられている薬物で明らかな発がん性のある薬物はほとんどないが，DNAに直接作用する細胞障害性薬物*や免疫抑制薬，エストロゲンなどには発がん性があるとされる.

6）薬物相互作用*

高齢者などでは，多数の疾患に対して複数の薬物を投与されていることが多い．急性疾患を併発すると，使用薬物はさらに増加して薬物相互作用の可能性が増加する．また，薬物は食品と相互作用をすることもあり，これが原因となって有害作用を引き起こすこともある.

活性酸素
酸素から生じる活性酸素は生体機能の傷害性物質となることがあります.

グルタチオン
細胞内の酸化還元電位の調節に関与しています.

SH基
酵素やホルモンの働きに重要な役割を担う場合があります.

免疫原性
抗原性ともいい，免疫応答を刺激する抗原の強さのことを指します.

ハプテン
抗体との結合能をもつが，単独では免疫原性をもたない低分子量の物質のことです.

催奇形
妊婦に薬物を投与した際に胎児に奇形を生じさせることです.

変異原性
遺伝子や染色体に突然変異を引き起こす作用です.

発がん性
薬物などの化学物質が，変異原性などの結果として悪性腫瘍をつくる能力です.

細胞障害性薬物
細胞を障害し死滅させる薬物であり，シクロホスファミドなど多くの抗悪性腫瘍薬（p.124-128「❷ 抗悪性腫瘍薬」参照）が含まれます.

Link
アレルギー　p.121-122「3. 抗アレルギー薬」
薬物相互作用　p.33-36「❹ 薬物相互作用」

Clinical Point

治療薬物モニタリング（TDM）（p.37-38「1）投与量の過大」参照）

特定の患者にとって投与量過大の場合は，その患者にとって最高の治療効果が得られ，副作用の危険性が最小となる投与量を決定する必要があります．薬物療法の個人別化のための治療薬の選択と，その患者にとって最適な薬用量と投与法の設定（TDM）が必要となります.

COFFEE BREAK

サリドマイド事件

サリドマイドはドイツで開発された催眠薬です.動物実験においては有害な作用は見出されず,安全で理想的な催眠薬として発売されました.しかし,治療濃度のサリドマイドを妊娠3〜6週に投与されると,事実上100%の確率で「あざらし肢症」という独特の奇形を発現しました.これ以降,妊娠初期の3カ月間は,一切の薬物を服用すべきではないという考え方が定着しました(p.38「4)催奇形性」参照).

COFFEE BREAK

アミノピリン

アミノピリンは経口の解熱鎮痛薬として世界中で使用されていましたが,食餌中の成分と反応して発がん性のあるジメチルニトロソアミンを形成することが明らかになり,内服されなくなりました.注射剤や坐剤としては使用されています(p.38「5)変異原性と発がん性」参照).

Clinical Point

グレープフルーツジュースと薬物代謝

グレープフルーツジュースの成分は,薬物代謝酵素(p.16-17「❹代謝」,p.34-35「3)代謝過程の相互作用」参照)であるCYPのうちCYP3A4を阻害します.その結果として,CYP3A4によって代謝される薬物の作用を増強することが知られているので,グレープフルーツジュースと薬物の併用には注意が必要です(p.38「6)薬物相互作用」参照).

代表的なものに,高血圧や狭心症治療薬のカルシウム拮抗薬があります(p.95「1)カルシウム拮抗薬」参照).ニフェジピン製剤(アダラート®)は併用により過剰な血圧低下を起こすことがあります.また,ベンゾジアゼピン系催眠薬のトリアゾラム(ハルシオン®)では睡眠作用の増強がみられます(p.87「3.ベンゾジアゼピン系薬物」参照).そのほか,コレステロール値を下げるアトルバスタチンカルシウム水和物製剤(リピトール®)(p.99-100「1)HMG-CoA還元酵素阻害薬」参照),三叉神経痛やてんかん治療のカルバマゼピン製剤(テグレトール®)(p.89「(1)カルバマゼピン」参照),免疫抑制薬のタクロリムス水和物製剤(プログラフ®)やシクロスポリン(サンディミュン®,ネオーラル®)(p.120-121「4)シグナル伝達阻害薬」参照)などで,グレープフルーツジュースとの相互作用が知られています.

❷—薬物の有害作用

1. 一般的有害作用

1)血液障害

造血幹細胞から赤血球,白血球,血小板へ分化,増殖,成熟する過程は,薬物に

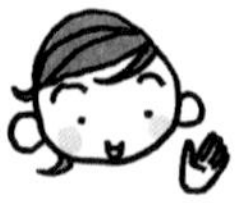

汎血球減少症（再生不良性貧血）
血管内溶血型であり，クロラムフェニコールが代表的です．

巨赤芽球性貧血
抗悪性腫瘍薬の5-フルオロウラシルが代表的です．

Link
ビタミンK　p.67-68「4）ビタミンK」
抗菌薬の副作用　p.163「7）ビタミン欠乏症」

対する感受性が高いため血液障害を生じやすい．薬物による血液障害には，血球の減少（赤血球，白血球，血小板減少），血球の機能障害，血液凝固障害などがある．

(1) 抗悪性腫瘍薬による血液障害

白血球の障害としての無顆粒球症は最も高頻度で起こり，骨髄幹細胞の障害も起こる．血液障害は，抗悪性腫瘍薬の投与量を規定する因子となることが多い．

(2) 貧血

汎血球減少症（再生不良性貧血）*，巨赤芽球性貧血*，鉄芽球性貧血，好中球減少症，血小板減少症などを起こす．

(3) 血液凝固障害

プロトロンビンなどの血液凝固因子の産生にはビタミンK*が必要である．ビタミンKは腸内細菌によっても産生されているため，抗菌薬の連用によってビタミンK産生細菌が減少すると，ビタミンK欠乏による血液凝固障害を起こすことがある．抗菌薬による血液凝固障害は抗菌薬の副作用*である．

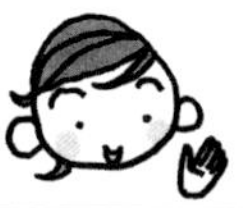

抗菌薬・菌交代症
抗菌薬などの投与により，常在菌のうち薬物に対して感受性の高い菌が減少して，抵抗性をもった菌が増殖することを菌交代現象といいます．菌交代現象の結果が病的症状になると菌交代症とよびます．

Link
酸性非ステロイド性抗炎症薬　p.141-142「1）酸性非ステロイド性抗炎症薬」
抗菌薬による菌交代症　p.165 Clinical Point「菌交代現象と偽膜性大腸炎」

2）消化器障害

薬物が口腔・胃腸管の粘膜組織に作用することによる口内炎，消化管粘膜障害・潰瘍などの直接作用と，抗菌薬*や抗悪性腫瘍薬によって二次的に引き起こされる菌交代症*，免疫機能低下などによる間接作用に分けられる．

(1) 胃粘膜障害

酸性非ステロイド性抗炎症薬*（酸性NSAIDs）の主作用は，シクロオキシゲナーゼを阻害してプロスタグランジン（PG）類の産生を抑制することによる抗炎症，解熱・鎮痛作用である．一方，プロスタグランジンE_2（PGE_2）は，胃の粘液や重炭酸イオンの産生を増加して胃粘膜を保護する．そのため，酸性NSAIDsによりPGE_2の産生が低下すると，胃においては胃粘膜障害の副作用が発現することがある．酸性NSAIDsの内服による胃腸障害の発生は頻度が高い．

(2) 腸管障害

抗菌薬による菌交代症*として急性出血性腸炎や偽膜性腸炎を発症することがある．

Link
代謝　p.16-17「❹ 代謝」

3）肝障害

肝臓は薬物の代謝*と排泄を行う臓器であるので，多くの薬物によって肝障害が発生し，頻度も高い．薬物性肝障害には，薬物自体およびその代謝物による予測可能な中毒性肝障害と，アレルギー反応が原因であり，予測不可能な薬物アレルギー性肝障害がある．

Link
腎臓　p.18「1. 腎臓からの排泄」，p.102「1. 腎臓の機能」

4）腎障害

多くの薬物およびその代謝物の排泄経路は腎臓*であり，腎尿細管細胞は尿が濃縮されるにつれて高濃度の薬物とその代謝物にさらされる．多くの薬物の腎臓に対

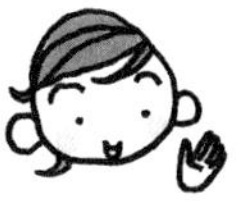

間質性肺炎
肺胞壁および末梢の支持組織など，肺の間質における炎症です．

Link
身体依存　p.30-31「4. 薬物依存」
アミノグリコシド系抗菌薬　p.166「2. アミノグリコシド系」

不可逆性
可逆性は元に戻ること，不可逆性は戻らないことを指します．

Link
中枢神経系　p.81-92「Ⅱ編3章 中枢神経系に作用する薬物」

ドパミン
「ドーパミン」と表記されることもあります．

カテコラミン
アドレナリン，ノルアドレナリン，ドパミンなどは，化学構造にカテコール骨格をもつので，カテコラミンとよばれます．

Link
ニューキノロン系抗菌薬と酸性NSAIDs　p.33「1. 薬力学的相互作用」

する有害反応が知られている．

腎障害には，糸球体および尿細管に起こる用量依存的な直接型腎障害と，アレルギー反応が関与する過敏型腎障害などがある．

5）呼吸器障害

薬物誘発性呼吸器障害には，間質性肺炎*や喘息（本ページ COFFEE BREAK「アスピリン喘息」参照）がある．

6）中枢神経障害

薬物による中枢神経障害には，過量投与による急性薬物中毒症状や直接的な神経毒性がある．また，身体依存*を形成する薬物では，退薬により退薬症状が出現する．

(1) 難聴

アミノグリコシド系抗菌薬*は第Ⅷ脳神経（聴神経）障害による不可逆性*の内耳性難聴を起こすことがある．アスピリンでは高頻度に耳鳴り，難聴が発現する．

(2) 精神神経障害

中枢神経系*においてノルアドレナリンの不足はうつ状態をきたし，過剰では躁状態となる．また，ドパミン*の過剰は幻覚を生じ，不足すると錐体外路系の障害（パーキンソン病）を生じる．カテコラミン*の過不足を引き起こす薬物によって精神神経障害が起こりやすい．

(3) その他の神経障害

ニューキノロン系抗菌薬*はめまい・頭痛などの中枢神経系症状を示すことがあるが，酸性NSAIDsと併用すると痙攣を発現することがあり，併用注意である．

7）皮膚障害

薬物アレルギーによる皮膚症状は，接触性皮膚炎，接触性蕁麻疹および薬疹に分類される．薬物性光線過敏症は，薬物摂取後，通常の太陽光線あるいは人工光線に当たると，皮膚に発疹を生じる．

COFFEE BREAK

アスピリン喘息

酸性非ステロイド性抗炎症薬（酸性NSAIDs）によりプロスタグランジン合成が抑制されると，アラキドン酸はリポキシゲナーゼによりロイコトリエン（LT）類に変化します（p.136-137「2. アラキドン酸カスケード」参照）．生じたLTが気管支平滑筋を収縮させて喘息発作を起こすことがあり（p.138「4）ロイコトリエン類」参照），酸性NSAIDsの代表薬であるアスピリンの名を冠してアスピリン喘息とよばれます．アスピリン喘息を発症すると，多くの酸性NSAIDsの投与は禁忌（してはいけないということ）になります．

2. 歯科領域における薬物の副作用・有害作用

1）歯肉増殖症

薬物の連用によって，歯肉結合組織中の線維芽細胞数とコラーゲン線維の増加を特徴とする歯肉増殖症を発症することがある．代表的な原因薬物として抗てんかん薬（フェニトイン），免疫抑制薬（シクロスポリン），高血圧治療薬のカルシウム拮抗薬（ニフェジピン，ジルチアゼム塩酸塩，ベラパミル塩酸塩など）がある．フェニトインの場合，発生頻度は50％と高いが，薬物の投与を中止すると症状は消失する．

2）口腔乾燥症

口腔乾燥症は唾液の分泌が著しく減少した場合にみられる．薬物の副作用による一過性の口腔乾燥症は，副交感神経遮断薬（アトロピン硫酸塩水和物，スコポラミン臭化水素酸塩水和物），カルシウム拮抗薬，抗精神病薬，抗うつ薬，抗ヒスタミン薬などでみられる．薬物の服用を中止すると正常の唾液分泌状態に回復する．

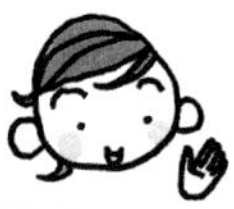

唾液分泌過剰
副作用としては流涎（りゅうぜん）と表記されます．

3）唾液分泌過剰

薬物による唾液分泌過剰*の副作用は，ヨウ素，水銀，アンモニウムなどの薬物中毒でみられる．

4）歯の形成障害と着色

歯の形成期にエナメル芽細胞や象牙芽細胞の機能が傷害されると歯の形成異常が起こる．過剰なテトラサイクリン塩酸塩やフッ化物は石灰化部位に蓄積しやすく，エナメル質形成不全や歯の着色を起こすことがある．

5）味覚障害

味蕾（みらい）に存在する亜鉛は味覚に関与しており，亜鉛と結合する薬物は味覚障害を起こすことがある．高血圧治療薬であるカプトプリルの連用による味覚障害が知られている．

6）口唇異常感

薬物による口唇異常感では，しびれ感が多い．代表的な原因薬物はストレプトマイシン硫酸塩などのアミノグリコシド系抗菌薬である．

7）口内炎

Link
ビタミンB群 p.68
「1）ビタミンB群」

ビタミンB群*の，B_2，ニコチン酸，B_6，葉酸などの欠乏により，口内炎（口角炎，舌炎）を発症することがある．抗菌薬の連続投与によって，ビタミンB_2やB_6産生腸内細菌が減少して起こる口内炎は，抗菌薬の副作用である．

3 ―副作用・有害作用の予知と回避

Link
服薬指導と服薬コンプライアンス p.48-50「❷服薬指導」
治療薬物モニタリング p.38 Clinical Point「治療薬物モニタリング（TDM）」

薬物の適用においては，治療における必要性，主作用と副作用のバランス，多剤併用による薬物の相互作用などについて検討する必要がある．患者の有する疾患を増悪（ぞうあく）することのないように，同じ副作用をもつ薬物の併用を避ける必要がある．

また，患者への情報提供と服薬指導*，「お薬手帳」などを利用した薬歴の一元管理が必要である．さらに，服薬コンプライアンス*の遵守，治療薬物モニタリング（TDM）*なども副作用の予知と回避に重要である．高齢者の多剤併用に伴う相互作用の出現にも注意が必要である．

Clinical Point お薬手帳

お薬手帳は，自分が使っている薬の名前や用量・用法，調剤した薬局名と調剤日，処方せんを発行した医療機関名などを記録できる手帳です．副作用歴やアレルギーの有無，使用後の体調の変化なども記入できます．病院や薬局で受け取った薬に関する情報を1冊にまとめ，どの病院や薬局でも使用できます．

お薬手帳を，医師，歯科医師，薬剤師にみせることにより，今まで使用していた薬，自分には合わなかった薬，現在ほかに服用している薬を確認してもらい，有効であった薬を継続して処方してもらうこと，重複投与や相互作用・副作用の防止などに役立ちます．

平成28（2016）年からは，紙のお薬手帳と同様に，電子お薬手帳（お薬手帳アプリ）も調剤薬局で利用できます．

参考文献

1）大谷啓一 監，鈴木邦明，戸苅彰史，青木和広，兼松 隆，筑波隆幸 編：現代歯科薬理学 第6版（p.67-79「8章 薬物の副作用・有害作用・相互作用」）．医歯薬出版，東京，2018.

学習のポイント

- [ ] 薬物の副作用と有害作用は異なった概念だが，わが国では副作用を有害作用と同じ意味で用いる場合が多い．
- [ ] 薬物の有害作用の原因には，投与量の過大，細胞毒性，アレルギー，催奇形性，発がん性，薬物相互作用などがある．
- [ ] 薬物の一般的有害作用には，血液障害，消化器障害，肝障害，腎障害，呼吸器障害，中枢神経障害，皮膚障害などがある．
- [ ] 歯科領域に発現する薬物の有害作用には，歯肉増殖症，口腔乾燥症，唾液分泌過剰，歯の形成障害と着色，味覚障害，口唇異常感，口内炎などがある．

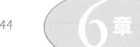

6章 医薬品を適用する際の注意

到達目標

❶薬物投与における妊婦・授乳婦の特徴を説明できる.
❷薬物投与における乳幼児・小児の特徴を説明できる.
❸薬物投与における高齢者の特徴を説明できる.
❹服薬に関する一般的事項を説明できる.
❺対象者別の服薬指導について説明できる.

〈キーワード〉
妊婦，授乳婦，乳幼児，小児，高齢者，有病者，服薬指導

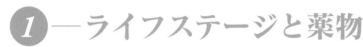

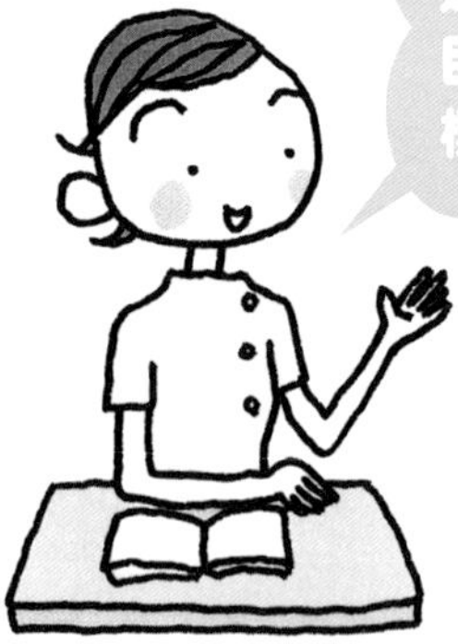

1—ライフステージと薬物

薬物は，さまざまな年齢と健康状態のヒトを対象として投与されるため，薬物感受性には個体差が生じる．薬物治療を安全かつ効果的に実施するには，対象者の特性を理解することが重要である．

1．妊婦・授乳婦への薬物投与

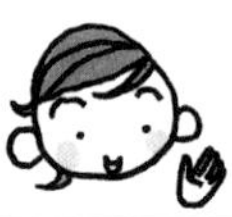

血液胎盤関門
妊婦の母体と胎児の間に存在する物質の移行を抑制する働きを血液胎盤関門とよびます．

Link
血液胎盤関門 p.15「3）血液胎盤関門」

Link
催奇形性 p.38「4）催奇形性」

1）妊婦の特徴と薬物投与

妊娠中の薬物投与は，妊婦が服用した薬物が血液胎盤関門**を通過して胎児に影響を及ぼす可能性があることから，慎重に行うべきである．特に，分子量が小さく，脂溶性が高く，タンパク質結合率が低い薬物は血液胎盤関門を通過しやすいため，注意が必要となる．

日本産婦人科学会が作成した「産婦人科診療ガイドライン—産科編 2023」では，医薬品の妊娠中投与による影響について，妊娠の時期を①受精前あるいは受精から2週間（妊娠3週末），②妊娠4週以降7週末，③妊娠8週以降12週末，④妊娠13週以降に分けて述べている．

①の時期に投与された薬物による障害は，流産を引き起こす可能性があるものの，死亡しなければダメージは修復されるため，ごく少数の医薬品を除いて先天異常は起こらない．

②の時期は主要な器官の形成期で胎児の薬物に対する感受性が高く，催奇形性*に注意を払う必要がある．

③の時期では主要な器官の形成は終了するが，口蓋や性器などの形成は継続して

いるため，薬物による先天異常を起こしうる．

④の時期における薬物投与は形態異常を起こさないが，胎児の機能障害を引き起こす可能性のある薬物があるので，引き続き慎重な薬物投与が求められる．たとえばテトラサイクリン塩酸塩（テトラサイクリン）による歯の着色やエナメル質形成不全*，非ステロイド性抗炎症薬による胎児循環障害などが報告されており，胎児の機能障害と胎児毒性は主に妊娠後半期の薬物投与で起こるといわれている．

Link
エナメル質形成不全 p.42「4）歯の形成障害と着色」
添付文書 p.49「3. 医薬品の添付文書とは」

医薬品の添付文書*の「特定の背景を有する患者に関する注意」には，妊婦，授乳婦という項目があるので，この内容に十分に留意をする必要がある．

2）授乳婦の特徴と薬物投与

Link
母乳中への移行 p.19「3）乳汁への排泄」

母乳による育児中に母親が薬物を服用した場合，大部分の薬物は母乳中に移行*し，乳児は母乳から薬物を摂取する．母乳への薬物の移行は少量ではあるものの，乳児に有害な影響が及ぶ可能性があるため注意が必要である．薬物の種類によるが，母乳を経由して，乳児への常用投与量の10%を大きく超える量の薬物を乳児が摂取する場合には，安全性を慎重に検討するべきである．特に抗悪性腫瘍薬は，少量であっても乳児に細胞毒として作用する危険性があるため，抗悪性腫瘍薬を投与中は，原則として授乳禁止である．

また，抗てんかん薬と抗うつ薬では乳児に副作用が生じたとの報告があるため，原則として授乳婦への投与を控えるか慎重に投与するべきである．さらに，乳児自身に投与された薬物と母乳に由来する薬物が相互作用を起こす可能性にも注意する必要がある．

Link
小児への薬物投与『小児歯科学』p.21-22「❷ 薬剤処方と薬物療法」

2．乳幼児・小児への薬物投与*

1）乳幼児・小児の特徴と薬物投与

成長・発育の途中にある乳幼児や小児は，身体の大きさが成人と比較して小さいだけではなく，成人とは異なる薬物動態を示すため，特性を十分に理解して薬物を投与する必要がある．

医薬品の添付文書には，小児などに特殊な有害性を有すると考えられる場合や薬物動態から特に注意が必要と考えられる場合には，年齢区分を考慮した注意事項が記載されている（**表Ⅰ-6-5**参照）．医薬品添付文書における年齢区分の目安として，生後4週未満を新生児，1歳未満を乳児，7歳未満を幼児，15歳未満を小児と定義している．医薬品添付文書の注意事項に留意して，薬物を投与しなければならない．

一般的に，乳幼児と小児への薬物投与量は，成人より少なくする．乳幼児や小児は，薬物代謝の主な場である肝臓や薬物の尿中への排泄にかかわる腎臓が発達中のため，薬物に対する感受性が高くなるためである．半減期が比較的長い薬物を投与する場合には，長期連用による蓄積に注意する．乳幼児と小児では，薬物動態の年齢による変化に留意しつつ，慎重な薬物治療を行うことが必要である．

表Ⅰ-6-1 von Harnackの換算表

年齢(年)	0.25	0.5	1	3	7.5	12	成人
小児薬用量 (成人量に対する比)	1/6	1/5	1/4	1/3	1/2	2/3	1

小児の薬用量は，年齢，体重，体表面積から求める方法があり，体表面積からの算出が最適であると考えられている．代表的な算出方法にAugsbergerの式，von Harnackの換算表（**表Ⅰ-6-1**），Crawford式などがある．

$$\text{Augsberger の式：小児薬用量} = \frac{\text{小児の年齢} \times 4 + 20}{100} \times \text{成人量}$$

3. 高齢者への薬物投与*

Link
高齢者への薬物投与
『高齢者歯科学』「Ⅲ編4章 高齢者の薬剤服用」

1）高齢者の特徴と薬物投与

高齢者の身体の状況は，加齢に伴う老化の進行，疾患の有無，栄養状態などが大きく影響し，個人差が大きい．そのため，薬物の用量と用法は，個々の患者の症状を注意深く観察して決定する必要がある．

高齢者では副作用の発生が多いことはよく知られている．高齢者で副作用が増加する要因はいくつかあるが，そのなかでも加齢に伴う薬物感受性の増大，複数の疾患を有することによる多剤服用および認知機能・視力・聴力の低下に伴う服薬アドヒアランス*の低下が問題である．

Link
服薬アドヒアランス
p.48「1．服薬指導」

(1) 加齢に伴う薬物動態の変化

薬物動態のなかで，吸収に対する加齢の影響は少ない．しかし分布では，体内の水分量の減少による水溶性薬物の血中濃度の上昇，体脂肪の増加による脂溶性薬物の蓄積，血清アルブミンの減少による遊離型薬物の増加*が生じる．

Link
血清アルブミンの減少による遊離型薬物の増加 p.13「2）血漿タンパク質との結合」，p.34「2）分布過程の相互作用」

代謝と排泄において重要な役割を果たす肝臓と腎臓は，加齢による機能低下で代謝・排泄が遅延する傾向がみられる．

このような薬物動態の変化により，高齢者の薬物感受性は若年者と比較して高まるため，高齢者に薬物を投与する際には，原則的に少量から投与を開始し，薬物に対する反応や副作用に注意しながら徐々に量を増加するべきである．

(2) 多剤服用（ポリファーマシー）

高齢者はさまざまな疾患をもつことが多く，多剤服用になりがちである．何剤から多剤とするかに関する明確な基準は設けられていないが，最近の研究では6種類以上の薬物を服用すると副作用のリスクが増加するとの報告があることから，おおむね5～6種類以上を多剤服用とみなすことが多い．

多剤服用による副作用の発生を避けるためには，患者の個々の病態と生活環境，意思などを考慮して，見直しを行いながら薬物療法を実践することが重要である．

(3) 高齢者の服薬管理

高齢者に認知機能や視力・聴力の低下などが生じ，記憶力やコミュニケーション能力に問題が起こると，自身による服薬管理が困難になる．また，手指の動作や口腔機能の低下などのために服薬が困難となることもある．

適切に服用しなければ，薬物治療の効果が得られないだけではなく，副作用が生じる危険性がある．そこで，服薬する薬物の種類を減らし，服用法を簡便化するなどの工夫を行うことで，患者本人のみならず，介護者が服薬を補助する場合でも服薬管理が容易となる．

日本老年医学会では，高齢者で副作用の頻度が高く，しかも重症例が多いことを背景として，高齢者薬物療法の安全性を高める目的で「高齢者の安全な薬物療法ガイドライン 2015」を作成した．そのなかで，高齢者で重篤（じゅうとく）な副作用が出やすい，あるいは副作用の頻度が高いことを主な選定理由として「特に慎重な投与を要するべき薬物」のリストを提示している．このリストのなかには，歯科で日常的に用いられる非ステロイド性抗炎症薬があり，腎機能低下と上部消化管出血のリスクがあることから，使用をなるべく短期間にとどめるなどの使用法が推奨されている．常に用量調整と注意深い経過観察を行い，副作用が疑われる場合は減量・中止を検討するように勧めている．

4．有病者への薬物投与

1）有病者の特徴と薬物投与

人口の高齢化に伴い，何らかの疾患を有する人，いわゆる有病者数が増加する傾向にある．疾患や生活習慣病などが原因ですでに薬物療法を受けている患者に薬物を投与する場合，相互作用に注意して慎重に薬物を投与しなくてはならない．

たとえば，脳梗塞などの血栓性・塞栓性疾患治療薬として抗凝固薬を服用している患者では，出血傾向に考慮する必要がある．抗凝固薬のワルファリンカリウム（ワルファリン）と酸性非ステロイド性抗炎症薬の併用により，遊離型ワルファリンの血中濃度*が上昇し，出血傾向が増す可能性がある．また，CYPで代謝されるワルファリンは，CYP阻害作用*があるミコナゾールなどのアゾール系抗真菌薬*と併用すると，作用が増強されて重篤な出血が生じることがある．そのため，ワルファリンとミコナゾール（ゲル剤・注射剤）は併用禁忌である．有病者に対して薬物を投与する場合には，すでに服用している薬物の情報を正確に把握することが重要である．そのうえで，投与する薬物と相互作用を示す薬物をすでに使用しているかどうかを，添付文書などを用いて確認する必要がある（表Ⅰ-6-2）．

Link
遊離型ワルファリンの血中濃度　p.34「2）分布過程の相互作用」
CYP阻害による薬物相互作用　p.35「(2) 酵素阻害による相互作用」
アゾール系抗真菌薬　p.168「2）アゾール系」

疾患により肝臓や腎臓の機能が低下している場合は，投与された薬物の代謝・排泄能力が低下するために血中濃度が高くなり，薬物の効果が強く出すぎたり副作用が発生することがある．肝臓は薬物などの代謝に関与するだけではなく，血液凝固因子を産生する器官であるため，肝硬変などにより肝臓の機能が大きく低下してい

表Ⅰ-6-2 歯科で用いられることの多い薬物と相互作用を示す薬物

薬物名		相互作用を起こす薬物	相互作用
酸性非ステロイド性抗炎症薬*（酸性 NSAIDs）	全般	ワルファリン*（抗凝固薬）	ワルファリンの作用を増強，出血傾向
		ニューキノロン系抗菌薬*	痙攣
		メトトレキサート*（葉酸代謝拮抗薬）	メトトレキサートの副作用（骨髄抑制，肝・腎・消化器障害など）を増強
		チアジド系利尿薬*	利尿・降圧作用の減弱
	ジクロフェナクナトリウム インドメタシン	ジゴキシン*（強心薬）	強心作用の増強
		トリアムテレン*（カリウム保持性利尿薬）	急性腎不全
抗菌薬	テトラサイクリン系*	鉄剤，制酸薬	抗菌薬の作用減弱
	ニューキノロン系*		
	マクロライド系*	テオフィリン*（気管支喘息治療薬）	悪心，嘔吐，頭痛，痙攣などのテオフィリン中毒症状
		エルゴタミン酒石酸塩*（頭痛薬）	血管攣縮

る患者では，出血しやすく，抜歯などの処置の後に出血が止まりにくいことが予想されるので，注意が必要である．

2—服薬指導

Link
酸性非ステロイド性抗炎症薬 p.141-142「(3) 薬物相互作用」
ワルファリン p.34「2) 分布過程の相互作用」
ニューキノロン系抗菌薬とNSAIDsの相互作用 p.41「(3) その他の神経障害」
テトラサイクリン系 p.166-167「5. テトラサイクリン系」
ニューキノロン系 p.167「6. ニューキノロン系」

メトトレキサート，ジゴキシン
酸性NSAIDsによる腎血流量減少（p.141「③腎障害」参照）の結果としてメトトレキサート，ジゴキシンの糸球体ろ過による排泄量が減少して作用・中毒が増強されます．

チアジド系利尿薬
酸性NSAIDsによる腎血流量の減少によって利尿・降圧作用が拮抗され減弱します．

トリアムテレン
酸性NSAIDsはトリアムテレンによる腎毒

1. 服薬指導

疾病の治療や予防などを目的として，効果的で安全な薬物治療を行うためには，用法・用量を守り，薬物を適切に用いることが必要である．服薬コンプライアンスとは，患者が医療者の指示に従って処方された医薬品を適切に服用することを意味している．「コンプライアンスが良好である」とは，患者が用法・用量を守り，服薬忘れや自己判断による薬の中断を行うことなく，医薬品を服用していることを示す．これまで服薬管理を評価していたコンプライアンスには，患者は医療者の指示に従うものであり，医薬品を適正に服用しないノンコンプライアンスは患者側に問題があるとする考えが含まれている．そこで，最近の服薬管理においては，患者が積極的に治療方針の決定に参加し，その決定に従って治療を受けることを意味するアドヒアランスを取り入れている．服薬アドヒアランスとは，患者が積極的に薬物の決定に参加し，その決定に従って治療を受けることをいう．

服薬アドヒアランスを向上させ，患者が医薬品について理解したうえで積極的に服薬するためには，医療従事者と患者が良好な信頼関係を構築し，わかりやすい服薬指導を行うことが重要である．

2. 服薬指導に関する一般的事項

服薬指導を行う際に一般的に患者に伝える事項は，服用時間（表Ⅰ-6-3），服用回数，服用法・使用法，保管法などである．

表Ⅰ-6-3 薬の服用時間

食前	食事の約30分前
食直前	食事の直前
食直後	食事の直後
食後	食事の約30分後（または以内）
食間	食事の約2時間後
就寝前	就寝の前

表Ⅰ-6-4 飲食物による薬物への影響*

飲食物	薬物	影響
牛乳，ヨーグルトなどの乳製品	テトラサイクリン系抗菌薬	薬効の低下
	ニューキノロン系抗菌薬	
グレープフルーツジュース*	カルシウム拮抗薬	血圧低下
緑茶，紅茶，コーヒーなどのカフェインを含むもの	気管支端息治療薬（テオフィリン）	副作用の増強（頭痛，不眠，不安など）

表Ⅰ-6-5 医療用医薬品添付文書の主な記載項目

1. 作成又は改訂年月
2. 日本標準商品分類番号
3. 薬効分類名
4. 規制区分
5. 名称
6. 警告
7. 禁忌（次の患者には投与しないこと）
8. 組成・性状
9. 効能又は効果
10. 用法及び用量
11. 重要な基本的注意
12. 特定の背景を有する患者に関する注意
    - 12.1 合併症・既往歴等のある患者
    - 12.2 腎機能障害患者
    - 12.3 肝機能障害患者
    - 12.4 生殖能を有する者
    - 12.5 妊婦
    - 12.6 授乳婦
    - 12.7 小児等
    - 12.8 高齢者
13. 相互作用
14. 副作用
15. 適用上の注意
16. 薬物動態
17. 薬効薬理
18. 包装

性を軽減するプロスタグランジンの合成を抑制します.

マクロライド系とテオフィリン・エルゴタミン

マクロライド系抗菌薬は肝臓の薬物代謝酵素であるCYP3A4を阻害します．その結果CYP3A4によって代謝を受けるテオフィリンやエルゴタミンの代謝が阻害されて作用の増強や中毒が発現します（p.35「(2) 酵素阻害による相互作用」参照）.

乳製品

含まれるカルシウムがテトラサイクリンやニューキノロン系抗菌薬と複合体を形成して腸管からの吸収を阻害します（p.33「(1) 複合体の形成」参照）.

カフェイン，テオフィリン

いずれも中枢神経系興奮薬であり，併用によって作用が増強されます（p.91「1. キサンチン誘導体」参照）.

Link

飲食物による薬物への影響 p.33「❹ 薬物相互作用」
グレープフルーツジュース p.39 Clinical Point「グレープフルーツジュースと薬物代謝」

家庭でよく飲まれる飲料などと薬物との飲み合わせにより，薬効の低下や副作用の増強が生じる場合がある（表Ⅰ-6-4*）ので，内服薬を飲む場合は，飲料による薬効への影響を防ぐために，十分な量の水またはぬるま湯とともに服用するように指示する.

また，剤形を変更したり，勝手に服用を中止しないように伝えることも必要である．さらに，眠気，めまいなどの副作用を起こす薬物を服用する患者には，自動車の運転や精密機械の操作をしないように指導する.

3. 医薬品の添付文書とは

医薬品の添付文書は，医薬品を安全かつ適正に使用するために，最も基本的で重要な公的文書である．添付文書には薬効分類名や名称に加えて，特定の背景を有する患者に関する注意や副作用なども記載されている.

医療用医薬品の添付文書では，平成29（2017）年度より「原則禁忌（きんき）」および「慎重投与」が廃止され，「特定の背景を有する患者に関する注意」が新設されるなど，記載項目の見直しが行われた（表Ⅰ-6-5）.

4. 対象者別の服薬指導

1）妊婦・授乳婦への服薬指導

妊婦・授乳婦への薬物投与は，母体・母乳を介して胎児および乳児へ薬物の影響が及ぶ可能性がある．女性患者に服薬指導を行う場合は，十分に情報を収集し，妊娠の可能性などを考慮して慎重に行う必要がある．

2）小児への服薬指導

15 歳未満の小児への服薬指導においては，小児自身が服薬管理を行うことは困難である場合を考慮して，保護者にも服薬指導を行う必要がある．また，薬物の剤形によって服用が難しい場合には，どのような剤形なら使用することができるかなどの情報を，本人と保護者から聴取することが重要である．

3）高齢者への服薬指導

高齢者の薬物による副作用を防止し，服薬アドヒアランスを向上させるために，高齢者と家族，必要に応じて介護者からも患者の薬物治療に関する理解力と服薬能力などの情報を収集したうえで，服薬指導を行う必要がある．また，服薬指導は，わかりやすい説明を繰り返し行うなど，対象者への配慮を心がける．

4）有病者への服薬指導

薬物療法を受けている有病者に薬物を投与する場合には，すでに服用している薬物の情報を正確に把握し，相互作用に注意することが重要である．

参考文献

1）日本産科婦人科学会・日本産婦人科医会編：産婦人科診療ガイドライン―産科編 2023．日本産科婦人科学会，東京，2023．
2）日本老年医学会編：高齢者の安全な薬物療法ガイドライン 2015．メジカルビュー社，東京，2015．

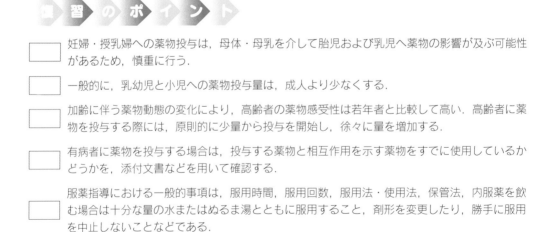

復習のポイント

- [ ] 妊婦・授乳婦への薬物投与は，母体・母乳を介して胎児および乳児へ薬物の影響が及ぶ可能性があるため，慎重に行う．
- [ ] 一般的に，乳幼児と小児への薬物投与量は，成人より少なくする．
- [ ] 加齢に伴う薬物動態の変化により，高齢者の薬物感受性は若年者と比較して高い．高齢者に薬物を投与する際には，原則的に少量から投与を開始し，徐々に量を増加する．
- [ ] 有病者に薬物を投与する場合は，投与する薬物と相互作用を示す薬物をすでに使用しているかどうかを，添付文書などを用いて確認する．
- [ ] 服薬指導における一般的事項は，服用時間，服用回数，服用法・使用法，保管法，内服薬を飲む場合は十分な量の水またはぬるま湯とともに服用すること，剤形を変更したり，勝手に服用を中止しないことなどである．
- [ ] 医薬品の添付文書には，特定の背景を有する患者に関する注意や副作用なども記載されている．

7章 薬物の取り扱い

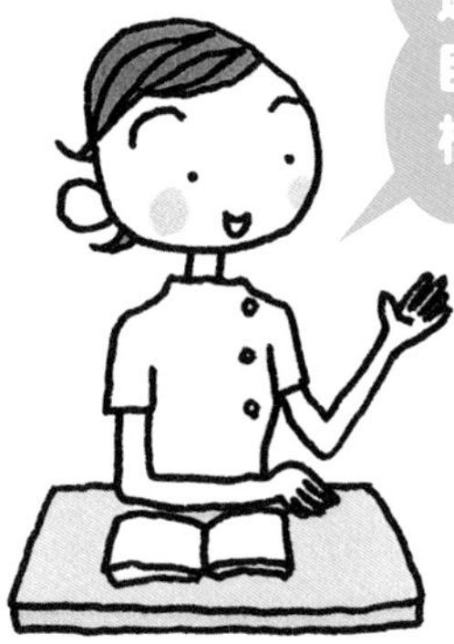

❶薬物の剤形を説明できる.
❷処方せんの記載事項を概説できる.
❸薬物の配合変化を説明できる.
❹薬物の保存方法を説明できる.

〈キーワード〉
剤形, 処方せん, 配合変化, 管理温度域, 保存容器, 保管場所

薬物を適切に取り扱うためには, 剤形などの特徴を理解し, 正しい保存条件のもとに管理する必要がある. また, 処方せんの記載事項を知ることも重要である.

1 —医薬品の剤形

Link
日本薬局方 p.59「❷日本薬局方」
投与経路および適用部位 p.22-27「I編3章 薬物の適用方法の種類と特徴」

わが国における医薬品の規格基準書である日本薬局方*では, 医薬品の剤形を主に投与経路*および適用部位*別に分類し, さらに製剤の形状, 機能, 特性から細分類している. また, 主として生薬*を原料とする製剤は生薬関連製剤各条に記載されている（**表Ⅰ-7-1**）. 第十八改正日本薬局方では39種類の剤形が定められた.

医薬品の剤形は内服薬, 注射剤, 外用薬に大別されている.

内服薬とは, 経口投与*する製剤を指し, 形状により錠剤, カプセル剤, 顆粒剤, 散剤などがある（**図Ⅰ-7-1**）. 錠剤は, 薬物を円盤形などに成型したもので, 苦味

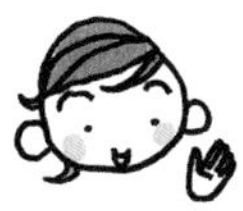

生薬
「生薬」とは, 植物, 動物, 鉱物など, 薬効成分をもった自然素材です. 「漢方薬」の多くは, 生薬を組み合わせて作られます.

Link
経口投与 p.22-24「1) 経口投与」

表Ⅰ-7-1 日本薬局方による剤形

経口投与する製剤	注射により投与する製剤	直腸に適用する製剤	生薬関連製剤各条
錠剤	注射剤	坐剤	エキス剤
カプセル剤	透析に用いる製剤	直腸用半固形剤	丸剤
顆粒剤	透析用剤	注腸剤	酒精剤
散剤	気管支・肺に適用する製剤	腟に適用する製剤	浸剤・煎剤
経口液剤	吸入剤	腟錠	茶剤
シロップ剤	目に投与する製剤	腟用坐剤	チンキ剤
経口ゼリー剤	点眼剤	皮膚などに適用する製剤	芳香水剤
経口フィルム剤	眼軟膏剤	外用固形剤	流エキス剤
口腔内に適用する製剤	耳に投与する製剤	外用液剤	
口腔用錠剤	点耳剤	スプレー剤	
口腔用液剤	鼻に適用する製剤	軟膏剤	
口腔用スプレー剤	点鼻剤	クリーム剤	
口腔用半固形剤		ゲル剤	
		貼付剤	

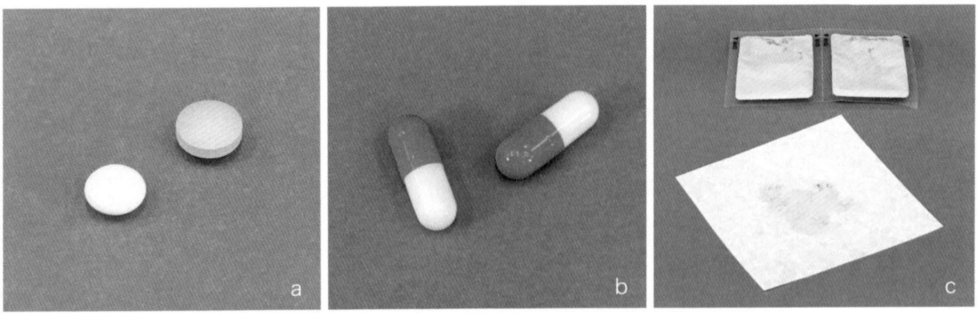

図 I-7-1 医薬品の剤形
a：錠剤，b：カプセル剤，c：散剤

をコーティングして飲みやすくしたり，胃や腸で段階的に溶けるように工夫されたものがある．散剤や顆粒剤は量の調整が容易で，体重や年齢に合わせた処方が可能である．内服薬は服用と管理が容易で，比較的安全性が高いことから一般的に用いられる剤形である．

Link
注射剤 p.24-25「2. 注射投与」

注射剤*は皮下，筋肉内または血管などの体内組織・器官に直接投与する製剤である．注射剤は薬理作用の発現が早く，吸収の確実性が高いという利点がある一方，投与の際に疼痛を伴う，有害反応が速やかに起こるなどの短所がある．

外用薬は，内服薬と注射剤を除いた人体へ直接用いる薬剤である．皮膚に塗布する軟膏剤やクリーム剤，直腸内に投与する坐剤だけではなく，口中で徐々に溶解させ，口腔や咽喉などの粘膜に対する殺菌，収斂（しゅうれん）などを目的として用いるトローチ剤，薬を霧状に噴出させ口から吸い込み，気管支や肺に作用させる吸入剤，舌下に挿入して口腔粘膜から直接速やかに吸収させることを目的とした舌下錠なども外用薬に分類される．

2—処方せん

医師法第22条と歯科医師法第21条では，医師と歯科医師は「患者に対し治療上薬剤を調剤して投与する必要があると認めた場合には，患者または現にその看護に当っている者に対して処方せんを交付しなければならない」と明確に述べている．処方せんは医師と歯科医師が発行する，病気の予防と治療のために必要な薬物の種類，量，服用法などが記載された書類である（図 I-7-2）．処方せんは，厚生労働省令において，「患者の氏名，年齢，薬名，分量，用法，用量，発行の年月日，使用期間及び病院もしくは診療所の名称及び所在地または医師・歯科医師の住所を記載し，記名押印または署名しなければならない」と定められている．

Link
薬剤師法『最新歯科衛生士教本 歯科衛生士と法律・制度 第3版』p.68-69「❻ 薬剤師法」

また，薬剤師法*第27条では，「薬局開設者は，処方せんを，調剤済みとなった日から3年間，保存しなければならない」と定めている

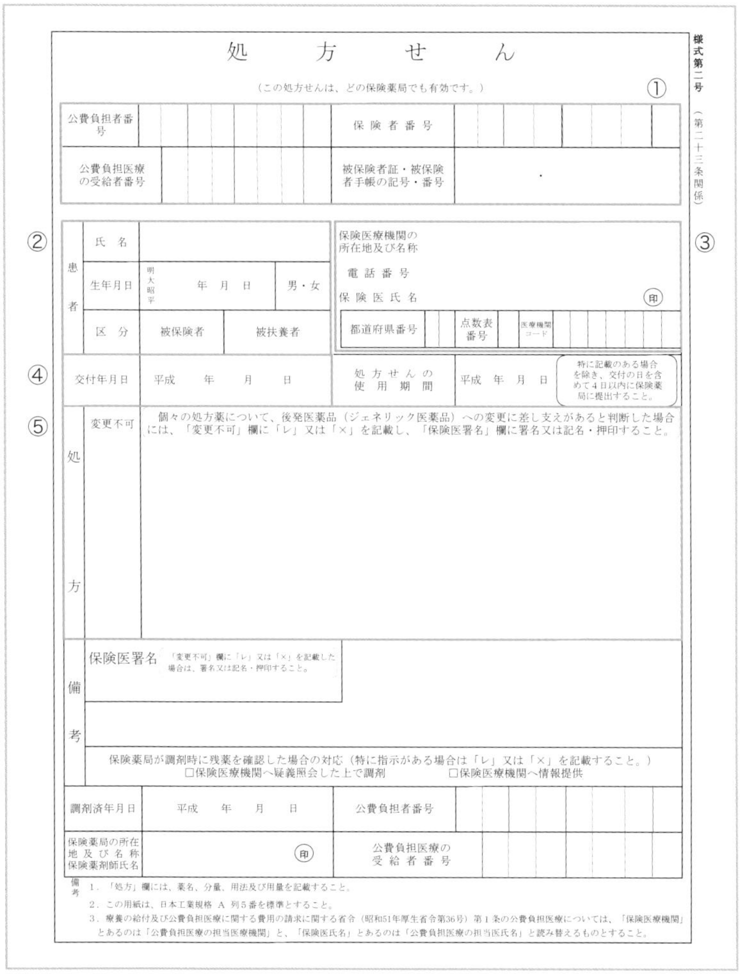

様式第二号（第二十三条関係）
処　方　せ　ん
（この処方せんは、どの保険薬局でも有効です。）
①
公費負担者番号
保険者番号
公費負担医療の受給者番号
被保険者証・被保険者手帳の記号・番号
②
患者
氏名
生年月日　明 大 昭 平　年　月　日　男・女
区分　被保険者　被扶養者
③
保険医療機関の所在地及び名称
電話番号
保険医氏名　印
都道府県番号
点数表番号
医療機関コード
④
交付年月日　平成　年　月　日
処方せんの使用期間　平成　年　月　日
特に記載のある場合を除き、交付の日を含めて４日以内に保険薬局に提出すること。
⑤
処方
変更不可
個々の処方薬について、後発医薬品（ジェネリック医薬品）への変更に差し支えがあると判断した場合には、「変更不可」欄に「レ」又は「×」を記載し、「保険医署名」欄に署名又は記名・押印すること。
備考
保険医署名
「変更不可」欄に「レ」又は「×」を記載した場合は、署名又は記名・押印すること。
保険薬局が調剤時に残薬を確認した場合の対応（特に指示がある場合は「レ」又は「×」を記載すること。）
□保険医療機関へ疑義照会した上で調剤　□保険医療機関へ情報提供
調剤済年月日　平成　年　月　日
公費負担者番号
保険薬局の所在地及び名称 保険薬剤師氏名　印
公費負担医療の受給者番号
備考　1．「処方」欄には、薬名、分量、用法及び用量を記載すること。
2．この用紙は、日本工業規格 A 列５番を標準とすること。
3．療養の給付及び公費負担医療に関する費用の請求に関する省令（昭和51年厚生省令第36号）第１条の公費負担医療については、「保険医療機関」とあるのは「公費負担医療の担当医療機関」と、「保険医氏名」とあるのは「公費負担医療の担当医氏名」と読み替えるものとすること。

図Ⅰ-7-2　処方せん（例）
①保険情報
②患者情報
③医療機関・処方医情報
④交付年月日
⑤処方内容（薬の名前，剤形，薬の量，服用時間，服用回数など）

3 ―調剤と配合変化

調剤とは，医師・歯科医師から発行された処方せんに従って医薬品を調整し，患者に交付する業務をいう．基本的には薬剤師が行う業務だが，医師・歯科医師であれば，みずから処方した処方せんに限定して調剤を行うことができる．

2種類以上の薬剤を混合して調整する場合，薬剤の組み合わせにより物理的・化学的変化が生じることがあり，これを配合変化とよぶ．配合変化のなかで，配合のために有害物質が生じたり，薬効が著しく減弱するために避けなければならない組み合わせを配合不可（配合禁忌（きんき））とよぶ．テトラサイクリン塩酸塩（テトラサイクリン）と炭酸水素ナトリウムの組み合わせは，テトラサイクリンが分解するために配合不可である．

また，配合により薬剤が沈殿したり湿潤するために，調剤の際に工夫を必要とする組み合わせを配合不適とよぶ．配合不適の組み合わせ例としては，アスピリンと炭酸水素ナトリウム，アスピリンと安息香酸ナトリウムカフェインがあり，湿潤変化が起こるために別包装にしなければならない．

配合により薬剤の外観などに変化が生じるが，薬効に影響がなく投薬が可能な組み合わせを配合注意とよぶ．配合注意の薬剤が処方された場合，患者に対して外観の変化があっても効果に問題がないことを伝える必要がある．配合注意の組み合わせには，フェノバリンと酸化マグネシウムなどがある．

4 — 薬物の保存方法

1．薬物の保存条件

医薬品は温度，空気，光などの影響を受けて品質が劣化する場合がある．品質の劣化に伴い薬効が低下すると，薬物投与による予防・治療の効果が得られないおそれがある．そのため，医薬品は添付文書に記載された保存条件に従って，適正な条件下で保存されなければならない．

日本薬局方で定義する温度は以下のとおりである．標準温度は20℃，常温は15～25℃，室温は1～30℃，微温は30～40℃，冷所は別に規定するもののほか，1～15℃の場所としている．保存温度が0℃を避けているのは，医薬品によっては凍結し，変質する場合があるためである．

2．薬物の保存容器

容器とは，医薬品を入れるもので，栓，蓋なども容器の一部である．医薬品の容器は，医薬品の性状および品質に対して影響を及ぼさないものでなければならない．また，医薬品の容器として，日本薬局方において密閉容器，気密容器，密封容器，遮光（しゃこう）容器が分類されている．

密閉容器とは，通常の取り扱い，運搬または保存状態において，固形の異物が混入することを防ぎ，内容医薬品の損失を防ぐことができる容器で，紙袋や紙箱など

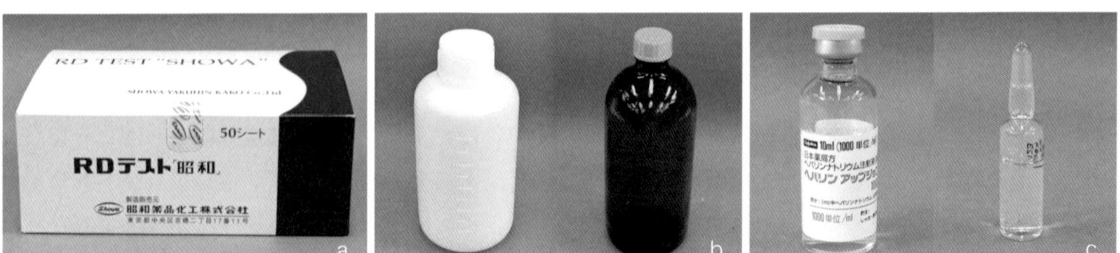

図Ⅰ-7-3 医薬品の容器
a：密閉容器，b：気密容器，c：密封容器．

がある（図Ⅰ-7-3-a）．密閉容器と規定されている場合には，気密容器を用いることもできる．

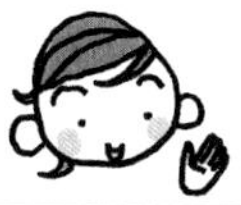

風解と潮解
風解とは，結晶水をもつ結晶体が空気中で結晶水を失い，粉末になる現象です．潮解とは，結晶が空気中の水分を吸収して溶ける現象です．

気密容器とは，通常の取り扱い，運搬または保存状態において，固形または液状の異物が侵入せず，内容医薬品の損失，風解*，潮解*または蒸発を防ぐことができる容器で，ガラス瓶やプラスチック容器などがある（図Ⅰ-7-3-b）．気密容器と規定されている場合には，密封容器も用いることができる．

密封容器とは，通常の取り扱い，運搬または保存状態において，気体の侵入しない容器で，バイアル瓶（図Ⅰ-7-3-c 左）やアンプル（図Ⅰ-7-3-c 右）などがある．微生物も侵入しない最も厳重な容器であるため，注射剤などの容器として用いる．

遮光容器とは，通常の取り扱い，運搬または保存状態において，医薬品に影響を与える光の透過を防ぎ，医薬品を保護することができる容器をいう（図Ⅰ-7-3-b 右）．

3．薬物の有効期限，使用期限

有効期限と使用期限は，製品を開封せず添付文書に記載された保存条件下においた場合に，品質が保証される期限を表す．経時変化によって分解または変質，腐敗などを生じ，薬効が減少するとみられる抗生物質*やワクチンなどの医薬品については，品質が保証できる有効期限を記載することが義務づけられている．これとは別に，性状や品質が不安定なものには，品質を保ち続けるとされる使用期限の表示が必要である．性状や品質が3年以上安定なものには，使用期限の表示は義務づけられていない．

Link
抗生物質　p.160「3. 抗菌薬と抗生物質」

復習のポイント

- ☐ 医薬品の剤形は内服薬，注射剤，外用薬に大別される．
- ☐ 処方せんには，「患者の氏名，年齢，薬名，分量，用法，用量，発行の年月日，使用期間及び病院もしくは診療所の名称及び所在地または医師・歯科医師の住所」が記載されている．
- ☐ 2種類以上の薬剤を混合して物理的・化学的変化が生じることを配合変化とよび，変化の大きさにより配合不可，配合不適，配合注意に分けられている．
- ☐ 医薬品が温度，空気，光などの影響を受けて品質が劣化することのないように，添付文書に記載された保存条件に従って，適正な条件下で保存する．
- ☐ 日本薬局方に定められた医薬品の容器には，密閉容器，気密容器，密封容器，遮光容器がある．

8章 薬物と法律・薬物と医薬品

到達目標

❶医薬品，医療機器等の品質，有効性及び安全性の確保等に関する法律（医薬品医療機器等法）を説明できる．
❷医薬品の分類を説明できる．
❸日本薬局方を説明できる．
❹毒薬，劇薬および麻薬などの表示と保管を説明できる．
❺麻薬及び向精神薬取締法を説明できる．
❻覚せい剤取締法を説明できる．

〈キーワード〉
医薬品医療機器等法，日本薬局方，麻薬及び向精神薬取締法，覚せい剤取締法，大麻取締法，医薬品，医薬部外品，化粧品，医療機器，再生医療等製品，毒薬，劇薬，麻薬，向精神薬，医薬品医療機器総合機構

Link 薬物を規制する主な法律『最新歯科衛生士教本 歯科衛生士と法律・制度 第3版』p.75-81「❶ 薬事に関連する法規」

薬物は健康の維持・増進にとって重要な物質であるため，わが国ではさまざまな法律を定めて規制を行っている．本章では，薬物を規制する主な法律*とそれらの法律による薬物の定義などを述べる．

1—医薬品，医療機器等の品質，有効性及び安全性の確保等に関する法律（医薬品医療機器等法）

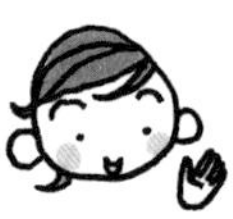

医薬品医療機器等法
短くして「薬機法（やっきほう）」とよばれることもありますが，いずれも「医薬品，医療機器等の品質，有効性及び安全性の確保等に関する法律」のことです．

医薬品医療機器等法*は，その第1条で「医薬品，医薬部外品，化粧品，医療機器及び再生医療等製品（以下「医薬品等」という．）の品質，有効性及び安全性の確保並びにこれらの使用による保健衛生上の危害の発生及び拡大の防止のために必要な規制を行うとともに，指定薬物の規制に関する措置を講ずるほか，医療上特にその必要性が高い医薬品，医療機器及び再生医療等製品の研究開発の促進のために必要な措置を講ずることにより，保健衛生の向上を図ることを目的とする」と述べている．

薬事法が改正されて施行された医薬品医療機器等法では，医療の進歩に対応して，医薬品，医療機器などを安全かつ迅速に提供するため，添付文書の届出義務化，医療機器および体外診断用医薬品の特性を踏まえた規制の構築などといった，安全対策の強化が図られた．

この法律のなかで医薬品，医薬部外品，化粧品，医療機器，再生医療等製品は以下のように定義されている．

1. 医薬品（医薬品医療機器等法第2条第1項）

この法律で「医薬品」とは，次に掲げる物をいう．
一 日本薬局方に収められている物
二 人又は動物の疾病の診断，治療又は予防に使用されることが目的とされている物であって，機械器具等（機械器具，歯科材料，医療用品，衛生用品並びにプログラム（電子計算機に対する指令であって，一の結果を得ることができるように組み合わされたものをいう．以下同じ.）及びこれを記録した記録媒体をいう．以下同じ.）でないもの（医薬部外品及び再生医療等製品を除く.）
三 人又は動物の身体の構造又は機能に影響を及ぼすことが目的とされている物であって，機械器具等でないもの（医薬部外品，化粧品及び再生医療等製品を除く.）

医薬品は疾病の予防と治療などを目的として用いられ，その効果が認められたものである．第1号が示す医薬品は，日本薬局方医薬品（局方医薬品，局方品）ともよばれ，医療現場で汎用されている．第2号は日本薬局方に収載されていない日本薬局方外医薬品（局方外医薬品，局外品）を指す．第3号には腐食薬などが含まれる．

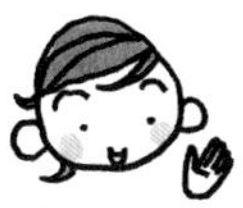

OTC医薬品
OTC医薬品は，これまでは市販薬や大衆薬などとよばれていました．OTCは英語の「Over The Counter（オーバー・ザ・カウンター）」の略語で，薬局やドラッグストアなどでカウンター越しに対面販売で薬を買うことに由来しています．

また，医薬品には医療用医薬品とOTC医薬品*がある．

医療用医薬品とは，医師・歯科医師の処方せんもしくは指示によって使用される医薬品である．

医療用医薬品のうち，処方せん医薬品は，医師・歯科医師の処方せんまたは指示によらなければ販売または授与してはならないものとして，厚生労働大臣が指定する医薬品である．すなわち，処方せん医薬品は処方せんに基づき販売し，処方せんの交付を受けた本人へ販売をしなければならない医薬品である．

処方せん医薬品以外の医療用医薬品も，処方せん医薬品と同様に，薬局においては，処方せんに基づく薬剤の交付が原則である．しかし，正当な理由があり，やむを得ず販売を行わざるを得ない場合などにおいては，必要な受診勧奨を行ったうえで，必要最小限の量を販売することができる．

OTC医薬品は，薬局や薬店で自分で選び買うことができる市販の医薬品で，要指導医薬品と一般用医薬品に分類されている（**表Ⅰ-8-1**）.

表Ⅰ-8-1 OTC医薬品の分類

OTC医薬品分類		リスク	購入時の情報提供
要指導医薬品		不確定あるいは高	薬剤師が対面で書面での情報提供（義務）
一般用医薬品	第1類医薬品	高	薬剤師が書面で情報提供（義務）
	第2類医薬品	中	薬剤師または登録販売者が情報提供（努力義務）
	第3類医薬品	低	法律上の規定なし

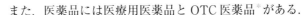

要指導医薬品は，新医薬品などで，安全性に関する調査期間中の医薬品，毒薬および劇薬のうち，厚生労働大臣が指定する医薬品である．要指導医薬品は慎重に販売する必要があることから，販売に際して，薬剤師が使用者の提供する情報を聞くとともに，対面で書面を用いて当該医薬品に関する説明を行い，直接販売することが義務づけられている．

2．医薬部外品（医薬品医療機器等法第 2 条第 2 項）

医薬品医療機器等法では，医薬部外品は不快感，口臭もしくは体臭の防止，あせもとただれなどの防止，育毛または除毛などの目的で使用されるもの，および，ねずみや蚊などの防除の目的のために使用されるもので，体に対する作用が緩和なものと定義されている．

すなわち，医薬部外品とは，効果・効能の認められた有効成分が含まれているが，作用が穏やかなものであり，薬用歯磨剤，育毛剤，入浴剤などが該当する．薬用歯磨剤には，一般の歯磨剤に含まれる基本成分に加えて，う蝕の発生と進行の予防，歯肉炎・歯周炎の予防，歯石の沈着防止および口臭の防止などを目的とした薬用成分が配合されている．医薬部外品の直接の容器または直接の被包（ひほう）には「医薬部外品」と記載することとされている．

3．化粧品（医薬品医療機器等法第 2 条第 3 項）

医薬品医療機器等法に定められた化粧品とは，医薬部外品よりも成分の効果が穏やかで，人の身体を清潔にし，美しさと魅力を増して肌や毛を健やかにすることが重視されている．一般の歯磨剤（薬用歯磨剤以外）は，研磨剤，湿潤剤および発泡剤などの基本成分を含んでおり，化粧品に分類される．

4．医療機器（医薬品医療機器等法第 2 条第 4 項）

医療機器とは再生医療等製品を除く機械器具などであって，医薬品医療機器等法施行令で定めるものをいう．医療機器には，機械器具（手術台および治療台，医療用エックス線装置，歯科用ユニットなど），医療用品（エックス線フィルム，手術用手袋および指サックなど），歯科材料（歯科用金属，歯科用印象材料，歯科用ワックスなど），衛生用品（月経処理用タンポンなど），プログラム（疾病診断用プログラムなど），動物専用医療機器などがある．

さらに，医薬品医療機器等法の第 2 条第 5～8 項では，高度管理医療機器，管理医療機器，一般医療機器，特定保守管理医療機器が定義されている．

5．再生医療等製品（医薬品医療機器等法第 2 条第 9 項）

再生医療等製品とは，身体の構造または機能の再建，修復または形成，疾病の治療または予防などの目的で使用するもので，人または動物の細胞に培養その他の加工を施したものである．

2 ─日本薬局方

日本薬局方は，医薬品医療機器等法第 41 条により，医薬品の性状および品質と，医療機器，再生医療等製品または体外診断用医薬品の性状，品質および性能の適正を図るため，厚生労働大臣が薬事・食品衛生審議会の意見を聴いて定めた医薬品の規格基準書であり，5 年ごとに改正されている．

日本薬局方の構成は，通則，生薬総則，製剤総則，一般試験法および医薬品各条からなり，収載医薬品についてはわが国で汎用されている医薬品が中心となっている．

日本薬局方に収載されている医薬品は日本薬局方医薬品（局方医薬品，局方品），収載されていない医薬品は日本薬局方外医薬品（局方外医薬品，局外品）とよばれ，区別されている．

日本薬局方には 100 年有余の歴史があり，令和 3 年 6 月に第十八改正日本薬局方が告示された．

3 ─毒薬・劇薬の表示と保管

1．毒薬・劇薬とは

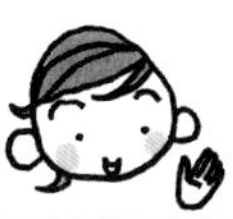

毒性と劇性
毒性と劇性は生体に有害な影響を与える性質を指します．

毒薬，劇薬とは，有効量が致死量に近い，蓄積作用が強い，薬理作用が激しいなどの理由のため，毒性あるいは劇性*が強いものとして，厚生労働大臣が薬事・食品衛生審議会の意見を聴いて指定する医薬品である．一般的に，毒薬は劇薬と比較して有害作用（毒性）が約 10 倍強いとされている．

毒薬と劇薬は，ヒトなどの健康に害を与えるおそれがあるため，医薬品医療機器等法第 44～48 条でそれらの表示，交付，貯蔵および陳列などについて記載して，制限をしている．

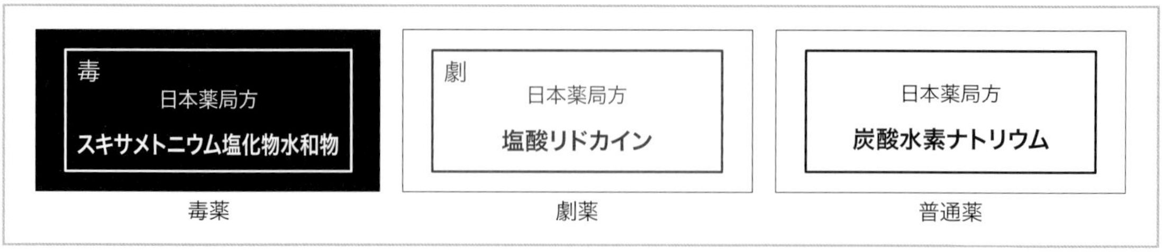

図Ｉ-8-1　医薬品の表示

表Ｉ-8-2　医薬品の表示と保管方法

分類	ラベルの表示	保管場所
毒薬	黒地に白枠，白字で品名と「毒」の表示	ほかの医薬品と区別し，施錠した場所
劇薬	白地に赤枠，赤字で品名と「劇」の表示	ほかの医薬品と区別する
普通薬	特定の指定なし	特定の指定なし
麻薬	㊄の表示	ほかの医薬品と区別し，施錠した堅固な設備内
向精神薬	㊃の表示	施錠した設備

2．毒薬・劇薬の表示

毒薬は，その直接の容器または直接の被包に，黒地に白枠，白字でその品名および「毒」の文字が記載されていなければならない．劇薬は，その直接の容器または直接の被包に，白地に赤枠，赤字でその品名および「劇」の文字が記載されていなければならない（図Ｉ-8-1，表Ｉ-8-2）．

3．毒薬・劇薬の保管

医薬品医療機器等法第48条において，毒薬または劇薬はほかの物と区別して貯蔵または陳列しなければならないと定めている．また，毒薬を貯蔵または陳列する場所には，鍵をかけなければならない（表Ｉ-8-2）．

4 — 麻薬及び向精神薬取締法

Link
麻薬　p.146-147「1. 麻薬性鎮痛薬」

麻薬*とは，中枢神経系に作用して精神機能に影響を及ぼす物質であり，連用により依存性や耐性が形成される．乱用によって社会に大きな影響を及ぼすおそれがあるため，麻薬及び向精神薬取締法でその輸入，輸出，製造，製剤，譲渡などが厳しく規制されている．

麻薬は，麻薬及び向精神薬取締法に定められているものを指す．モルヒネ塩酸塩水和物（モルヒネ），ヘロイン，コデインなどのアヘンアルカロイド類やそれらに類似した合成物質，コカイン塩酸塩やケタミンなどが含まれる．

モルヒネなどの医療用麻薬は，脊髄の神経や脳に作用して悪性腫瘍の痛みのよう

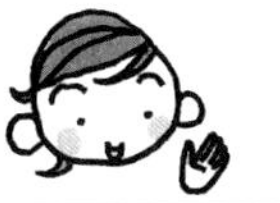

緩和ケア
病気によって生じる心と体の痛みを和らげることです.

な強い痛みを和らげることができることから，緩和ケア*に用いられる医療上重要な医薬品である.

同法では，麻薬の容器および容器の直接の被包には(麻)の記号を記載しなければならないとしている．また，麻薬の保管は麻薬以外の医薬品（覚せい剤を除く）と区別し，鍵をかけた堅固な設備内に貯蔵して行わなければならない.

Link
向精神薬 p.89-90「❻向精神薬」

向精神薬*とは，中枢神経系に作用して精神機能に影響を及ぼす物質のうち，依存性があるものをいい，麻薬及び向精神薬取締法において，トリアゾラムなどの催眠薬，ジアゼパムなどの抗不安薬，ペンタゾシンなどの鎮痛薬などが規定されている.

向精神薬の容器および容器の直接の被包には(向)の記号が記載されていなければならない．また，向精神薬の保管は，業務従事者が実地に盗難の防止に必要な注意をしている場合以外は，鍵をかけた設備内で行うことと定めている．すなわち，保管場所に人がいなくなる夜間，休日などには，保管場所に施錠する（**表Ⅰ-8-2**）.

麻薬及び向精神薬取締法に規定される「麻薬」であるモルヒネやフェンタニルクエン酸塩は，激しい疼痛に対する鎮痛薬として投与される．また，「向精神薬」であるジアゼパムやニトラゼパムなどは，鎮静薬，抗不安薬や麻酔前投薬などの目的で用いられる.

5 — 覚せい剤取締法

Link
覚せい剤 p.90「4. 精神刺激薬」

覚せい剤*の濫用による保健衛生上の危害を防止するため，覚せい剤および覚せい剤原料の輸入，輸出，所持，製造，譲渡，譲受および使用に関して必要な取り締まりを行うことを目的として，覚せい剤取締法が定められている.

覚せい剤とは，フェニルアミノプロパン（アンフェタミン），フェニルメチルアミノプロパン（メタンフェタミン）およびその塩類，そしてそれらと同種の覚せい作用を有する物であって政令で指定するものである.

覚せい剤は中枢神経を刺激し，反復使用により幻覚や妄想などの精神症状が発現し，社会的問題を引き起こすことがある.

覚せい剤取締法に該当する薬物が歯科領域で使用されることはほとんどない.

6 — 大麻取締法

大麻取締法で定める大麻とは，大麻草（カンナビス・サティバ・エル）およびその製品をいう．ただし，大麻草の成熟した茎およびその製品（樹脂を除く）ならびに大麻草の種子およびその製品は，大麻から除かれている.

大麻を摂取することで，幻覚，記憶への影響，学習能力の低下，知覚の変化，妄想，異常行動の発現などが生じるため，大麻取締法により取り扱いなどを規制している.

7―毒物及び劇物取締法

毒物と劇物は，毒性が強く少量でもヒトの健康を損なうおそれがあるため，毒物及び劇物取締法で規制されている．毒物には黄リン，無機シアン化合物などがある．また，劇物としては過酸化水素，クレゾール，水酸化ナトリウム，フェノール，ホルムアルデヒド，メタノールなどが指定されている．

毒物または劇物の容器および被包には，「医薬用外」の文字および毒物については赤地に白色で「毒物」の文字，劇物については白地に赤色で「劇物」の文字を表示しなければならない（**図Ⅰ-8-2**）．また，毒物または劇物を保管する場所に，「医薬用外」の文字および毒物については「毒物」，劇物については「劇物」の文字を表示しなければならない．さらに，毒物と劇物は専用の堅固な設備に保管し，貯蔵設備（保管庫）には施錠し，鍵の管理を徹底しなければならない．

毒物及び劇物取締法で規制される医薬用外劇物には，歯のホワイトニングに用いる歯科用漂白剤の成分などがある．

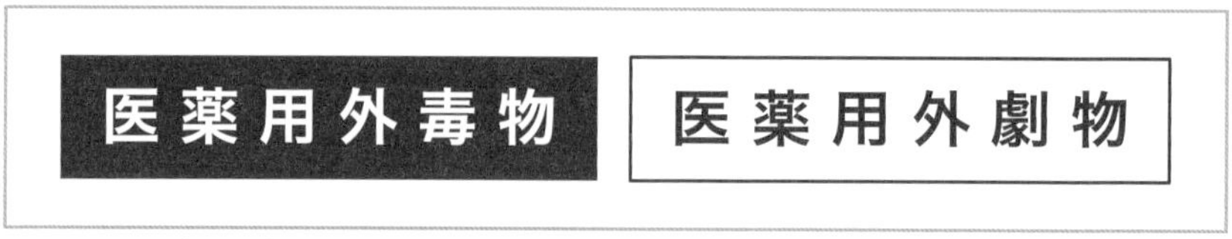

図Ⅰ-8-2　医薬用外毒物と医薬用外劇物の表示

8―医薬品の開発

医薬品はヒトの生命と健康に深くかかわる物質であるため，すでに市販されている医薬品とは異なる用法・用量，効能・効果などをもつ新しい医薬品を市販するまでには，審査を受け，厚生労働大臣により承認される必要がある．

新医薬品承認までのプロセスの概要は以下のとおりである（**図Ⅰ-8-3**）．

まず，基礎研究とスクリーニングによって新規物質を選び出す．

次に，非臨床試験では，動物を対象として薬物の薬理作用や体内動態を明らかにするとともに，毒性試験を実施する．また，有効性と安全性を確認するとともに，ヒトを対象とした臨床試験の基礎データを収集する．

その後，ヒトを対象とした臨床試験で薬物の有効性と安全性を確認し，臨床で用いる際の用法・用量などに関するデータを検討する．

臨床試験を経て承認されて発売された医薬品でも，予測できない副作用などが発現する場合があるため，新たに承認された医薬品は副作用などに関する調査を継続して行い，一定期間後に有効性と安全性を再評価することになっている．

医薬品となる新規物質の発見と検討

基礎研究とスクリーニングテスト　　新規物質の発見, 物理化学的性質の検討,
新医薬品候補物質の選択

新規物質の有効性と安全性の研究(動物対象)

非臨床試験
- 薬理試験　　薬効と作用機序などに関する試験
- 薬物動態試験　　薬物の有効性と安全性を明らかにするための体内動態(吸収, 分布, 代謝および排泄)に関する試験
- 毒性試験　　単回投与毒性, 反復投与毒性, 遺伝毒性, 生殖発生毒性, その他の毒性試験

新規物質の有効性と安全性のテスト(ヒト対象)

臨床試験
- 第1相(フェーズⅠ)試験　　少数の健康人を対象とした試験
- 第2相(フェーズⅡ)試験　　少数の患者を対象とした試験
- 第3相(フェーズⅢ)試験　　多数の患者を対象とした試験

承認申請と審査

新医薬品の承認申請
新医薬品の承認

発売後の安全性調査

新医薬品の製造販売後調査　　医薬品発売後の安全性や使用方法についての情報収集・必要な措置の実施
再評価

図Ⅰ-8-3　医薬品の開発プロセス

9―PMDA(Pharmaceuticals and Medical Devices Agency, 独立行政法人医薬品医療機器総合機構)

スモン患者
昭和30～40年代にかけて, 整腸剤キノホルムの服用により, 全身のしびれ, 痛み, 視力障害などを発症した薬害患者のことです.

HIV
ヒト免疫不全ウイルス(Human Immunodeficiency Virus; HIV)の略称です. 後天性免疫不全症候群(Acquired Immunodeficiency Syndrome; AIDS, エイズ)はHIV感染により発症します.

PMDAは, ①医薬品の副作用や生物由来製品などを介した感染などによる健康被害に対して, 迅速な救済を図り(健康被害救済), ②医薬品や医療機器などの品質, 有効性および安全性について, 治験前から承認までを一貫した体制で指導・審査し(承認審査), ③市販後における安全性に関する情報の収集, 分析, 提供を行う(安全対策)という, 3つの役割を一体として行う公的機関である.

健康被害救済業務としては, 医薬品副作用被害救済業務, 生物由来製品感染等被害救済業務, スモン患者*に対する受託・貸付業務, HIV*感染者・エイズ発症者受託給付業務, 特定C型肝炎ウイルス感染被害者救済業務がある.

承認審査では，医薬品，医薬部外品，医療機器，再生医療等製品の品質，有効性，安全性について承認審査を実施して，その結果を厚生労働大臣に報告するとともに，承認申請資料などに関する相談を受ける相談業務も行っている．

安全対策では，医薬品，医療機器，再生医療等製品などの品質，有効性および安全性に関する情報を製造販売業者や医療機関などから収集し，科学的な調査・検討を行い，厚生労働省と連携して安全対策を実施している．また，必要な情報を医療関係者，製造販売業者，医薬品や医療機器の使用者などに提供している．

これらの事業を通して，PMDA は国民の健康と安全の向上に寄与している．

参考文献

1）PMDA（独立行政法人医薬品医療機器総合機構）ホームページ（https://www.pmda.go.jp）

復習のポイント

- [ ] 医薬品医療機器等法が医薬品，医薬部外品，化粧品，医療機器，再生医療等製品などを定義している．
- [ ] 日本薬局方は医薬品の規格基準書であり，日本薬局方に収載されている医薬品は，日本薬局方医薬品（局方医薬品，局方品）とよばれる．
- [ ] 日本薬局方に収載されていない医薬品は日本薬局方外医薬品（局方外医薬品，局外品）とよばれ，区別される．
- [ ] 毒薬は黒地に白枠，白字で薬品名と「毒」の表示，劇薬は白地に赤枠，赤字で薬品名と「劇」の表示をする．
- [ ] 麻薬は㊒の表示，向精神薬は㊒の表示をする．
- [ ] 毒薬，劇薬，麻薬はほかの医薬品と区別して保管する．また，毒薬，麻薬，向精神薬は施錠して保管する．

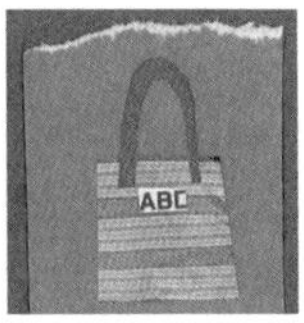

Ⅱ編

各論

1章 ビタミンとホルモン

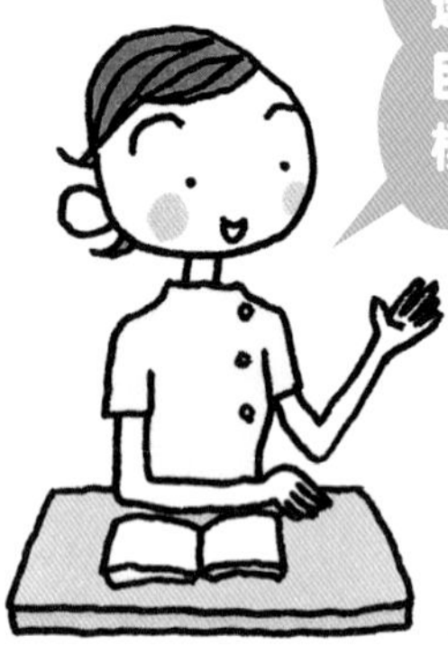

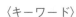

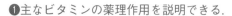

到達目標

❶主なビタミンの薬理作用を説明できる.
❷カルシウム代謝に関与するビタミンとホルモンについて説明できる.
❸主なホルモンの薬理作用を説明できる.
❹糖質コルチコイドの作用と抗炎症薬との関係について説明できる.

〈キーワード〉
ビタミンD, ビタミンK, ビタミンC, カルシトニン, 副甲状腺ホルモン, インスリン, 糖質コルチコイド, 鉱質コルチコイド, エストロゲン

ビタミンDとK, カルシトニン, 選択的エストロゲン受容体モジュレーターが骨粗鬆症治療薬として, ビタミンCとKは全身性止血薬として使用される. ビタミンB群は総合ビタミン剤として投与されることが多い. インスリンは糖尿病治療薬であり, 糖質コルチコイドはステロイド性抗炎症薬および免疫抑制薬として使用される. 本章では, ビタミンとホルモンの薬理学を中心に学ぶ.

1—ビタミン

Link

ビタミン　ビタミンについては『栄養と代謝』p.156-162「❹ ビタミンの栄養的意味」に詳述されているので, 本章では薬理学に関連する事項を中心に記載します.

ビタミン*は生体内の代謝を正常に保つために微量必要な有機物質である. 構造や機能が異なる種々のビタミンは, 脂溶性ビタミンと水溶性ビタミンに分けられる.

1. 脂溶性ビタミン

脂溶性ビタミンには, ビタミンA, D, E, Kがある.

Clinical Point

抗菌薬の副作用としてのビタミン欠乏症

腸内の常在菌のなかにはビタミンKやB群を産生する細菌が存在します. 感染症の治療に抗菌薬を使用すると, 感染の原因菌以外にビタミン産生菌も減少することがあります. その結果としてのビタミン欠乏症は, 抗菌薬の副作用となります (p.163「7) ビタミン欠乏症」参照).

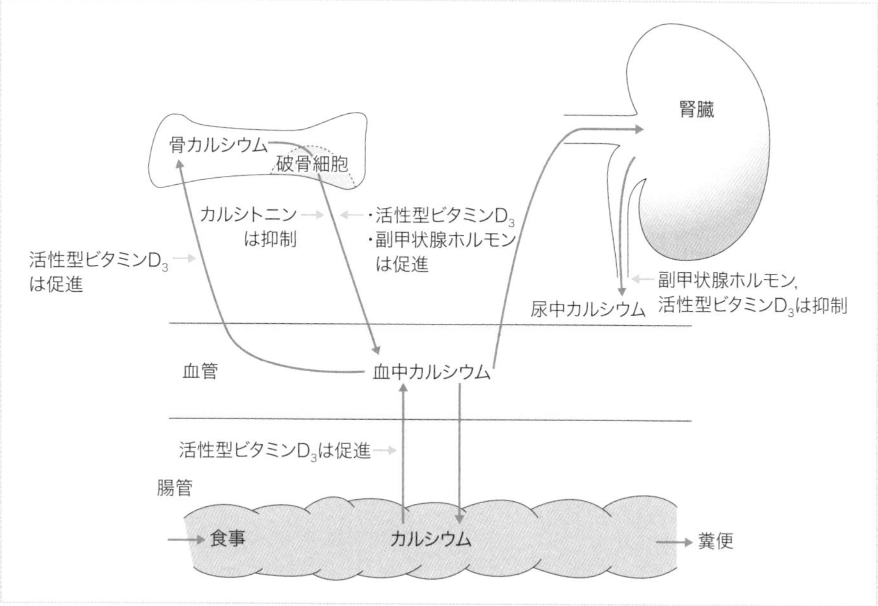

図Ⅱ-1-1 血中カルシウム濃度の調節機構

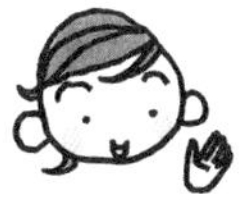

夜盲症
昼間は正常であるが，暗くなると視力が低下する症状です．

顎関節症
顎関節や咀嚼筋の疼痛，関節音，開口障害，顎運動異常などを生じる疾患です．

Link
顎関節症 p.202「❸顎関節症に用いる薬物」

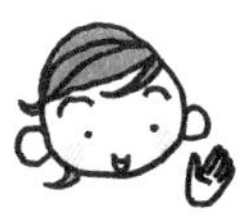

骨芽細胞と破骨細胞
骨をつくる（骨形成）細胞が骨芽細胞（こつがさいぼう），骨を壊して（骨吸収）血液中にカルシウムを供給する細胞が破骨細胞です．骨は常に骨形成と骨吸収を繰り返しています（リモデリング）．

1）ビタミンA

ビタミンAは化学的にはレチノール，レチナールおよびレチノイン酸である．成長，分化の維持に必要であり，歯の発生時期に欠乏するとエナメル質形成不全が起こる．レチナールは網膜細胞の光応答性の維持に必要であり，欠乏すると夜盲症*となる．レチノールパルミチン酸エステルを顎関節症**の治療に補助的に投与することがある．

2）ビタミンD

ビタミンD_3の主要な作用は血清カルシウム濃度の維持であり，血清カルシウム濃度が低下すると活性型に変化し，上昇すると不活性型となる．活性型ビタミンD_3は腎臓からのカルシウムの排泄を抑制し，小腸からのカルシウムの吸収を亢進する．また，骨組織では破骨細胞*の分化を活性化して骨を吸収しカルシウムを遊離することにより血清カルシウム濃度を上げる（**図Ⅱ-1-1**）．

活性型ビタミンD_3は骨のリモデリングに必須であり，作用全体では骨吸収を抑制するので，骨代謝調整による骨粗鬆症治療薬*である．ビタミンD_3誘導体には破骨細胞抑制作用の強いものもある．ビタミンD欠乏症にくる病があり，ビタミンD製剤は，欠乏時の予防や治療を目的に使用される．

Link
骨粗鬆症治療薬 p.133「1）ビタミンD製剤」
生体膜 p.11「1. 生体膜の構造と脂溶性」

3）ビタミンE

ビタミンEは，抗酸化作用により生体膜*を安定化する．歯肉炎や歯周疾患に有効であるとして歯磨剤に配合されることがある．また，顎関節症や口腔扁平苔癬*に対して投与されることがある．

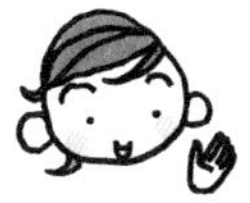

口腔扁平苔癬
口腔粘膜の慢性炎症性角化病変です．

4）ビタミンK

ビタミンKは肝臓においてプロトロンビンなどの血液凝固因子の生合成を促進するので，ビタミンK製剤は全身性止血薬*として使用される．また，ビタミンKには骨代謝調整作用もあり，骨粗鬆症治療薬*として使用される．

Link
全身性止血薬 p.115「(1) ビタミンK」
骨粗鬆症治療薬 p.133-134「2) その他」

2．水溶性ビタミン

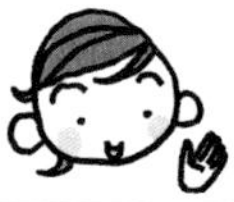

補酵素
酵素は生体内の化学反応を触媒するタンパク質です．酵素に結合して触媒作用の発現を助ける物質を補酵素といいます．

ビタミンB群とビタミンCが水溶性ビタミンである．ビタミンB群は生体内で活性型に変化した後，補酵素*として，種々の機能を担う酵素に結合して作用を発現する．水溶性ビタミンは，実験動物や正常なヒトに投与しても顕著な薬理作用を示さないことが多い．単独で治療に用いるより，総合ビタミン剤として投与されることが多い．

1）ビタミンB群

最近では，ビタミンB群は化学名でよばれることが多い．歯科では，口腔扁平苔癬や抜歯後の下歯槽神経のしびれに対して，複合ビタミンB剤を投与することがある．

①ビタミンB_1（チアミン）：脚気*が代表的欠乏症である．フルスルチアミンが顎関節症に対して補助的に投与されることがある．

②ニコチン酸（ナイアシン）：皮膚，消化器，神経症状を示すペラグラの予防と治療に投与される．口角炎，湿疹，接触性皮膚炎などにも投与される．

③ビタミンB_{12}（シアノコバラミン）：栄養補給や貧血治療を目的に投与される．三叉神経痛や，抜歯後の下歯槽神経のしびれに対して投与されることもある．

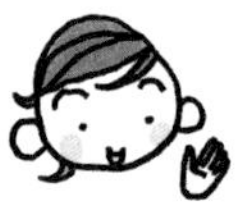

脚気
末梢性神経炎あるいは心血管系症状を主体とします．

壊血病
皮下や歯肉の出血，炎症を起こし，ビタミンCを多く含むレモンジュースを摂取すると激減します．

2）ビタミンC（アスコルビン酸）

コラーゲンの合成に必要であり，壊血病*が代表的欠乏症である．全身性止血薬*として使用され，骨折，熱性疾患，感染症などで体内での必要性が増しているときに，補充療法として投与される．歯科領域では口腔扁平苔癬に投与されることがある．

Link
全身性止血薬 p.115「②ビタミンC（アスコルビン酸）」

2 ―ホルモン

ホルモン*を産生する内分泌系は，神経系とともに生体の恒常性の維持を担っている．ホルモンによる制御の最上位にあるのが各種の視床下部ホルモンであり，脳下垂体ホルモンの分泌を刺激あるいは抑制する．脳下垂体ホルモンは各種ホルモン産生器官を制御し，産生器官から分泌されたホルモンが血流を介して標的臓器に到達する．ホルモンが特定の受容体に結合することによって細胞の機能が変化し，その作用が現れる．

Link
ホルモン ホルモンについては，『解剖学・組織発生学・生理学』p.246-258「Ⅱ編9章 内分泌」に詳述されているので，本章では薬理学に関連する事項を中心に記載します．

Link
抗利尿ホルモン p.102「2. 腎臓の構造と生理」, p.104「7) その他の利尿薬」

1. 抗利尿ホルモン*（バソプレシン*）

脳下垂体後葉ホルモンであり，腎臓の集合管における水の再吸収を促進して尿量を減少させる．バソプレシン受容体拮抗薬は利尿薬として使用される．

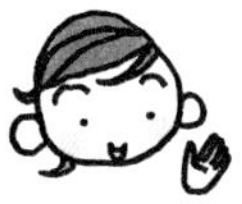

バソプレシン
「パソプレッシン」と表記されることもあります．

2. カルシトニン

血中のカルシウム濃度は，骨のカルシウムとの交換，腎臓からの排出，腸管からの吸収により一定に維持される．その調節には副甲状腺ホルモン，カルシトニン，ビタミンDが重要である（**図Ⅱ-1-1**）．

カルシトニンは甲状腺で生成され，血液中のカルシウム濃度を低下させるホルモンである．血中カルシウム濃度が上昇すると，カルシトニンの合成分泌が促進される．カルシトニンは破骨細胞の活性を低下して骨吸収を抑制し，骨からカルシウムが遊離するのを抑制する（**図Ⅱ-1-1**）．骨吸収を抑制する骨粗鬆症治療薬*である．

Link
骨粗鬆症治療薬 p.133「4) その他」

3. 副甲状腺ホルモン（PTH，パラトルモン）

副甲状腺（上皮小体）で産生され，血中カルシウム濃度を増加させるホルモンである．血中カルシウム濃度が低下すると，副甲状腺でのPTHの合成分泌が促進される．骨や腎臓の細胞膜にあるPTH受容体に結合して，骨では破骨細胞の活性化により，腎臓ではカルシウムの再吸収の増加とビタミンD_3の活性化を促進することにより，血液中のカルシウム濃度が上昇する（**図Ⅱ-1-1**）．

PTHは骨吸収を促進するホルモンとされてきたが，比較的最近，PTH製剤の間欠投与によって骨量が増加することが見いだされ，重症骨粗鬆症治療薬*として使用されている．

Link
骨粗鬆症治療薬 p.134「3. 骨形成促進薬」
インスリン p.129-132「❶ 糖尿病治療薬」

Check Point
血液中のグルコース（ブドウ糖）を血糖といいます．グルコースは生体にとって最も重要なエネルギー源であり，不足すると糖新生によりほかの物質からグルコースを合成します．一方，過剰だと糖尿病など病的な状態となるため，グルコースからグリコーゲンを合成して筋肉や肝臓に保存します．健康人では血糖値はほぼ一定に保たれています．多くのホルモンが関与していますが，特にインスリンとグルカゴンは重要です．

4. 膵臓ホルモン

1）インスリン*

膵臓（すいぞう）が産生する血糖値を低下させるホルモンである．膵臓のインスリン産生が低下するとインスリン依存性糖尿病となり，インスリンは糖尿病の最も重要な治療薬でもある．インスリンが標的臓器である肝臓，脂肪組織，筋肉のインスリン受容体に結合すると，①グルコーストランスポーターを介してグルコースの取り込みを促進，②脂肪組織では脂肪分解を抑制してグルコースの産生抑制，③筋肉，肝臓でのグリコーゲン合成を促進，により血糖値は下降する（**図Ⅱ-1-2**）．

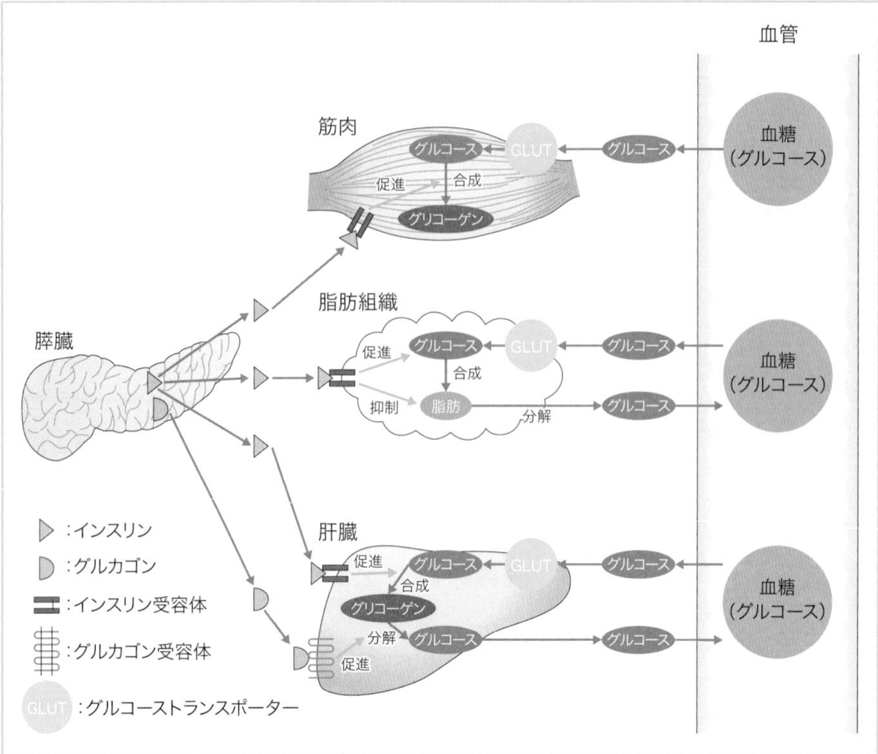

図Ⅱ-1-2 血糖値の調節機構

2）グルカゴン

インスリンと同じく膵臓で産生される．肝細胞に作用して血糖値を上昇させるホルモンであり，生理的なインスリン拮抗薬である（図Ⅱ-1-2）．

5．副腎皮質ホルモン

副腎皮質から分泌される主なホルモンには糖質コルチコイドと鉱質コルチコイドがある．いずれも化学構造にステロイド骨格をもつステロイドホルモンである．副腎皮質ホルモンは，標的細胞の核内に入り転写調節因子*として作用する．

1）糖質コルチコイド

グルココルチコイドともよび，コルチゾル，コルチゾンなどが産生される．これらの構造をもとに合成されたプレドニゾロン，トリアムシノロン，デキサメタゾンなどを合成ホルモンとよぶのに対して，天然ホルモンとよぶことがある．

糖質コルチコイドの作用には抗炎症，免疫抑制，体成分の異化*，糖新生*などがある．抗炎症作用を主作用として糖質コルチコイドを使用するのが，ステロイド性抗炎症薬*である．

糖質コルチコイドは抗炎症薬以外にも，補充療法として副腎不全*に，また臓器

Link
転写調節因子 p.9-10「3. 細胞内受容体」，p.138「1）作用機序と薬理作用」

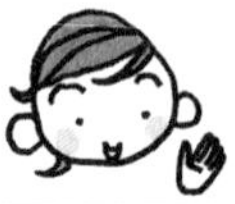

異化
生体が化合物を分解して，簡単な化合物に変換する過程を異化といい，簡単な化合物から複雑な化合物を合成する過程を同化といいます．

糖新生
糖を分解する解糖とは逆向きで，オキサロ酢酸からグルコースを合成することを糖新生といいます．

糖質コルチコイドは，物質としてはステロイド性抗炎症薬と同じものです．糖質コルチコイドの抗炎症以外の作用は，ステロイド性抗炎症薬として使用する際の，主作用に対する副作用となります．

Link
ステロイド性抗炎症薬 p.138-140「1. ステロイド性抗炎症薬」

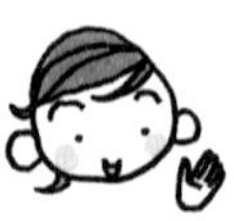

副腎不全
副腎皮質の機能が低下してホルモンの産生が不十分な状態です．

Link
免疫抑制薬 p.120「3) 糖質コルチコイド」
副作用 p.140「3) 副作用」

移植の拒絶反応の防止を目的に免疫抑制薬*としても使用される.

副作用*には，免疫抑制による感染症の増悪，消化性潰瘍*，骨粗鬆症などがある.

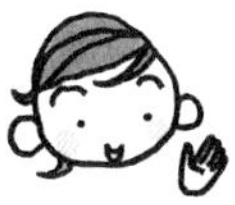

潰瘍
皮膚・粘膜などの一部の組織が欠損することです.

2）鉱質コルチコイド

ミネラルコルチコイドともよび，アルドステロン*がある．腎臓の遠位尿細管や集合管においてNa^+と水の再吸収を促進することにより，尿量が減少し，血圧は上昇する.

6. 性ホルモン

Link
アルドステロン p.94「3) レニン-アンジオテンシン-アルドステロン系（RAA系）」，p.102「2. 腎臓の構造と生理」，p.104「4) アルドステロン拮抗薬」

ステロイドホルモンであり，男性ホルモンと女性ホルモンに分類される.

1）男性ホルモン

テストステロンが代表である．標的細胞の核内に入り，特定のタンパク質合成を促進することにより，①男性化および②タンパク同化作用を示す.

Link
癌の治療 p.127「5) ホルモン類似薬」

臨床的には，男性ホルモンの補充療法，転移のある乳癌の治療*に使用される．男性ホルモンの性ホルモン作用を弱め，タンパク同化作用を強力にした合成ステロイド薬を骨粗鬆症や術後消耗の患者に使用することがある.

2）女性ホルモン

(1) 卵胞ホルモン（エストロゲン）

標的臓器の細胞質内のエストロゲン受容体に結合し，女性の二次性徴発現作用，卵胞刺激ホルモン分泌抑制作用を示す．臨床的には更年期の補充療法，前立腺癌治療*に使用される.

Link
骨粗鬆症治療薬 p.132-133「3) エストロゲン製剤」
選択的エストロゲン受容体モジュレーター p.132「2) 選択的エストロゲン受容体モジュレーター」

エストロゲンは骨吸収抑制作用を示し，欧米では骨粗鬆症*の予防と治療薬として使用されるが，わが国では乳癌や子宮体癌などの危険性が危惧されて普及していない．選択的エストロゲン受容体モジュレーター*が，閉経以後の女性の骨粗鬆症患者に使用されている.

(2) 黄体ホルモン

天然の黄体ホルモンにはプロゲステロンがあるが，合成ホルモンとして各種プロゲステロン誘導体がある．大量では排卵を抑制することから経口避妊薬として使用される.

参考文献

1）大谷啓一 監，鈴木邦明，戸苅彰史，青木和広，兼松　隆，筑波隆幸 編：現代歯科薬理学 第6版（p.207-219「19章　内分泌および代謝系に作用する薬物」，p.220-229「20章　ビタミン」）．医歯薬出版，東京，2018．
2）全国歯科衛生士教育協議会 監：最新歯科衛生士教本　人体の構造と機能2　栄養と代謝（p.140-175「III編3章　栄養素の働き」）．医歯薬出版，東京，2010．
3）全国歯科衛生士教育協議会 監：最新歯科衛生士教本　人体の構造と機能1　解剖学・組織発生学・生理学（p.227-233「II編10章　内分泌」）．医歯薬出版，東京，2010．

復習のポイント

- [ ] 血中カルシウム濃度はビタミンD，副甲状腺ホルモンとカルシトニンによって調節され，骨形成と骨吸収にも密接な関連がある．
- [ ] ビタミンKは全身性止血薬や骨粗鬆症治療薬として使用される．
- [ ] ビタミンB群は口内炎治療に使用される．
- [ ] インスリンとグルカゴンが血糖値を調節し，インスリンは糖尿病治療薬である．
- [ ] 糖質コルチコイドは抗炎症作用を示し，ステロイド性抗炎症薬として使用される．

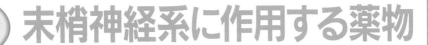

2章 末梢神経系に作用する薬物

到達目標

❶末梢神経の構造と機能を説明できる.
❷交感神経の神経伝達物質とその受容体を説明できる.
❸副交感神経の神経伝達物質とその受容体を説明できる.
❹交感神経作動薬の働きを説明できる.
❺交感神経遮断薬の働きを説明できる.
❻副交感神経作動薬の働きを説明できる.
❼副交感神経遮断薬の働きを説明できる.
❽筋弛緩薬の働きを説明できる.

〈キーワード〉
自律神経系，交感神経，副交感神経，神経伝達物質，ノルアドレナリン，アセチルコリン，アドレナリン受容体，アセチルコリン受容体，交感神経作動薬，交感神経遮断薬，副交感神経作動薬，副交感神経遮断薬，筋弛緩薬

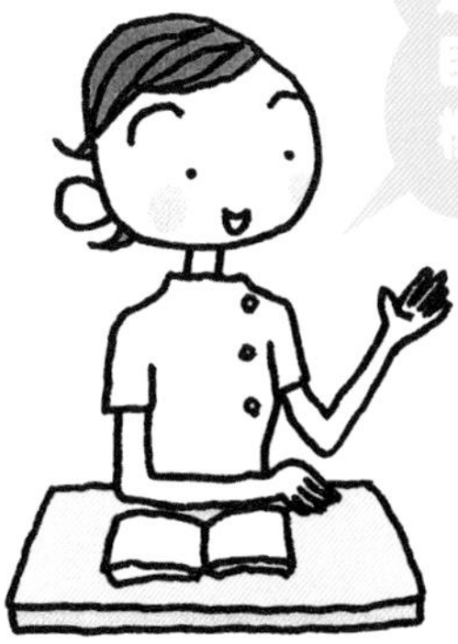

1 ―末梢神経系とは

Link
末梢神経系 『解剖学・組織発生学・生理学』p.179-212「Ⅱ編6章 神経系」

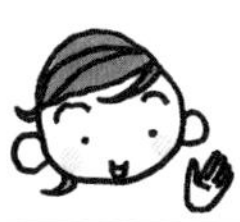

平滑筋
筋肉は横紋筋と平滑筋に分類されます．横紋筋には骨格筋や心筋があります．

拮抗支配
交感神経と副交感神経はお互いに相反する作用を及ぼしています．これを拮抗支配とよびます．拮抗支配の例外は唾液腺で，交感神経，副交感神経どちらの刺激でも唾液分泌は促進されます．副交感神経刺激では，特に大量の唾液が分泌され，副交感神経作動薬が口腔乾燥症の治療に応用されています．

神経系は，脳と脊髄からなる中枢神経系と，それ以外の末梢神経系の2つに分類される．末梢神経系*は，不随意筋である心筋や平滑筋*を調整する自律神経系と，骨格筋による随意運動を調節する体性神経系とに大別される．さらに，自律神経系は，交感神経と副交感神経に分けられ，体性神経系は，運動神経と感覚神経に分けられる（**図Ⅱ-2-1**）．

平滑筋（消化管，気管支，血管）や心筋などは自律神経によって不随意的に支配されている．自律神経は節前線維と節後線維に分けられる．節前線維は神経節で，節後線維とシナプスを形成する．また，副交感神経では節後線維が短いのが特徴である．

自律神経の生理的機能は，交感神経と副交感神経によって拮抗的に支配*されている．交感神経は，生体にとって緊急事態のときに働く神経系といわれ，瞳孔の散大，心臓機能の促進，血圧の上昇を起こす．これに対して副交感神経は，睡眠時に活動的となり，胃酸分泌や腸運動が促進され，食物の消化や吸収を高める．

交感神経，副交感神経ともに神経節における神経伝達物質はアセチルコリンであるが，節後線維と効果器における神経伝達物質は，交感神経ではノルアドレナリン，

- 中枢神経系（脳・脊髄）
- 末梢神経系
  - 自律神経系
    - 交感神経
    - 副交感神経
  - 体性神経系
    - 運動神経
    - 感覚神経

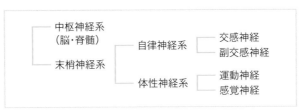

図Ⅱ-2-1　神経系の構成

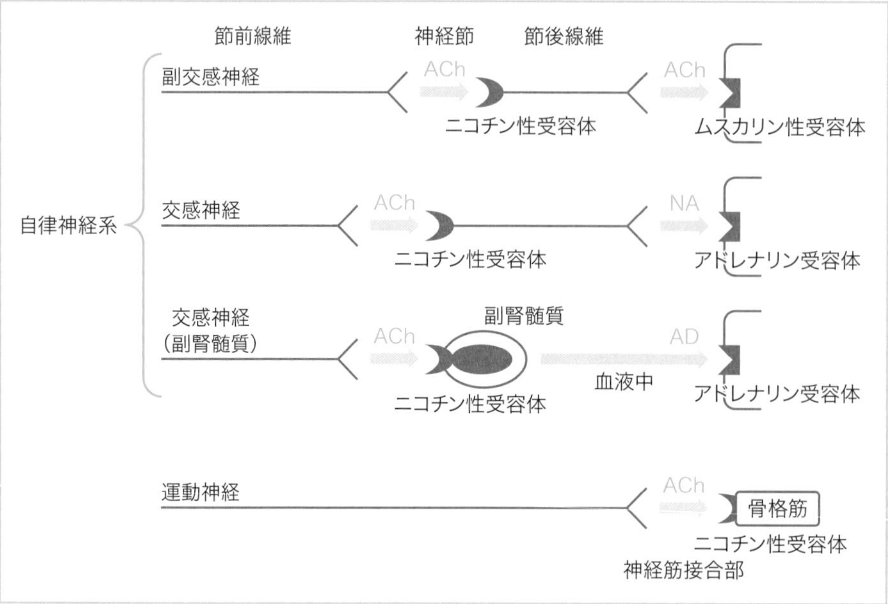

図II-2-2 自律神経系と体性神経系の神経伝達物質
ACh：アセチルコリン
NA：ノルアドレナリン
AD：アドレナリン

副交感神経ではアセチルコリンである．なお，副腎髄質からはホルモンとしてアドレナリンが血液中に放出され，交感神経刺激と同様な効果をもたらす．運動神経から放出される神経伝達物質はアセチルコリンである（**図II-2-2**）．

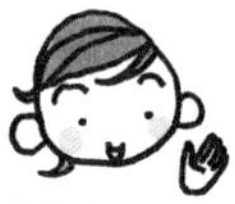

アドレナリン反転
α_1 作用により末梢血管は収縮し，血圧が上昇します．β_2 作用により大きな血管は拡張します（図II-2-3）．皮膚や粘膜では，α_1 作用が優位にあります．アドレナリンを単独投与した場合は α_1 作用により昇圧反応を示します

1．交感神経と副交感神経の働き

交感神経と副交感神経は，多くの臓器に対して拮抗的に働く（**表II-2-1**）．

表II-2-1 交感神経と副交感神経の働き

臓器	交感神経	副交感神経
瞳孔	交感神経が刺激されノルアドレナリンが放出されると，瞳孔散大筋の収縮によって散瞳が生じる．	副交感神経が刺激されアセチルコリンが放出されると，瞳孔括約筋の収縮によって縮瞳が生じる．
血管	α_1 作用により末梢血管が収縮し，血圧が上昇する．β_2 作用により冠状血管，骨格筋，肺などの大きな血管は拡張する．皮膚や粘膜では，α_1 作用が優位にある．α_1 作用を遮断すると，交感神経刺激による血管拡張作用が現れる（アドレナリン反転**）（図II-2-3）．	骨格筋や腎臓の血管は拡張する．
心臓	心臓の β_1 受容体の働きにより収縮力，心拍数は増加する．	ムスカリン性受容体の働きで，収縮力，心拍数は減少する．
気管支	β_2 受容体の働きで，気管支平滑筋は拡張する．	ムスカリン性受容体の働きで，気管支平滑筋は収縮し，気管支喘息を起こす．
胃酸分泌	胃酸分泌を抑制する．	ムスカリン性受容体の働きで，胃酸分泌は促進する．
腸管運動	腸管の運動は抑制される．	副交感神経が刺激されると，ムスカリン性受容体の働きで，腸管の運動は亢進する．腹痛は腸管運動の異常亢進によるところが多い．
唾液分泌※	交感神経からノルアドレナリンが放出されると，唾液腺での分泌は促進される．	ムスカリン性受容体の働きで，唾液腺での分泌は促進する．ピロカルピン塩酸塩（ピロカルピン）やセビメリン塩酸塩水和物（セビメリン）がシェーグレン症候群や口腔乾燥症の患者の治療に用いられる．

※唾液腺では交感神経と副交感神経が拮抗的に働かない．

が，α_1受容体遮断薬の存在下で投与した場合，逆にβ_2作用により降圧反応を示します．このことをアドレナリン反転とよびます．

Link
アドレナリン反転 p.89-90「1. 抗精神病薬」

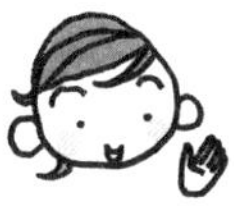

アナフィラキシーショック
Ⅰ型アレルギー反応の1つです．外来抗原に対する過剰な免疫応答が原因で，全身の血管拡張，血圧低下を引き起こすためにショックに陥ります．
たとえば，ハチに刺されたり，食物アレルギーなどにより起こり，場合によって死に至ることがあります．このような緊急を要するときにはアドレナリンの自己注射が有効です．

心停止
心停止は，心筋梗塞や脳卒中など何らかの原因で心拍動が停止した状態です．心停止時には血圧が低下し，全身の循環不全のためショック状態となります．心収縮を強めショック状態を改善する薬物としてアドレナリンがあります．

血管迷走神経反射
歯科治療における偶発症の1つで，神経原性ショックともよばれます．精神的緊張から交感神経が興奮し，それを抑制するために反射的に副交感神経である迷走神経が興奮することで発症します．主な症状に徐脈，血圧低下などがあります．処置としては治療を中断し，安静にさせることが第一です．徐脈に対し，抗コリン薬のアトロピンを使用することがあります．

Link
アトロピン p.78「1) 抗コリン薬」

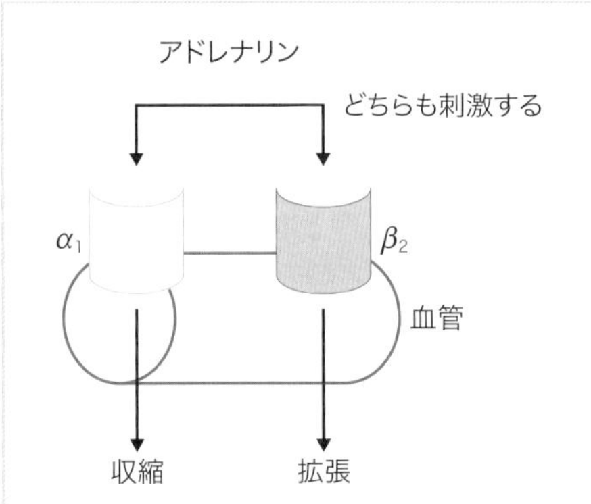

図Ⅱ-2-3 アドレナリンの血管に対する作用

2. アドレナリン受容体

アドレナリン，ノルアドレナリンなどの天然カテコラミン，*l*-イソプレナリン塩酸塩（イソプレナリン）などの合成カテコラミンの作用は，すべてアドレナリン受容体を介して発現する．アドレナリン受容体はα受容体およびβ受容体に分類され，それぞれα_1，α_2とβ_1，β_2のサブタイプに分類される（**表Ⅱ-2-2**）．

3. アセチルコリン受容体

アセチルコリン受容体は2つに分類される．1つは，自律神経節，運動神経と筋

表Ⅱ-2-2 各臓器におけるアドレナリン受容体の働き

臓器	アドレナリン受容体	反応	アドレナリンの臨床応用
瞳孔	α_1	散瞳	
末梢血管	α_1	収縮	局所麻酔薬に含有，アナフィラキシーショック※の治療
一部の大血管	β_2	拡張	
心臓	β_1	促進	アナフィラキシーショック・心停止※の治療
気管支	β_2	弛緩	気管支喘息の治療
胃酸分泌	主にα_1	抑制	
腸管運動	主にβ_2	抑制	
唾液分泌	α_1	促進	

表Ⅱ-2-3 各臓器におけるムスカリン性受容体の働き

臓器	ムスカリン性受容体	反応	アトロピン※の臨床応用または副作用
瞳孔	M_2，M_3	縮瞳	
血管	M_3	拡張	
心臓	M_2，M_3	抑制	歯科治療における偶発症（血管迷走神経反射※）の治療
気管支	M_2，M_3	収縮	気管支喘息の治療
胃酸分泌	M_1	促進	
腸管運動	M_2，M_3	促進	腹痛の治療
唾液分泌	M_2，M_3	促進	口腔乾燥の副作用

※アトロピン※はムスカリン性受容体の遮断薬で，抗コリン作用を示す．

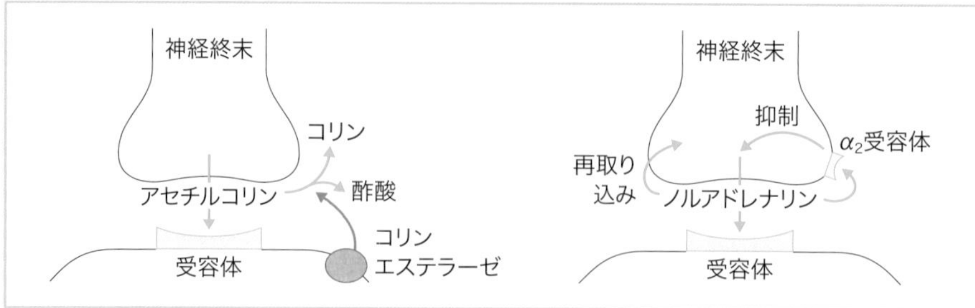

図Ⅱ-2-4　神経終末

肉が接する神経筋接合部，副腎髄質に存在し，タバコの葉に含まれるニコチンを投与した場合と同じ反応を示すことから，ニコチン性受容体という．もう1つのムスカリン*性受容体は M_1，M_2，M_3 に分類され，副交感神経の節後線維が支配する臓器に存在する（**表Ⅱ-2-3**）．

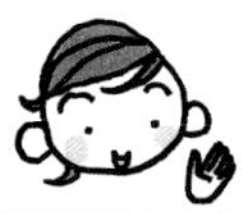

ムスカリン
ムスカリンは毒キノコ（ベニテングダケ）に含まれるアルカロイドです．副交感神経の節後線維の効果器にあるアセチルコリン受容体の反応性は，ムスカリンを投与した場合と同じ反応を示すことから，ムスカリン性受容体とよばれます．

4．シナプスにおける神経伝達物質の代謝

アセチルコリンもノルアドレナリンも，受容体に結合してその刺激を伝えた後は速やかにその作用を終了するが，そのメカニズムは両者で大きく異なる．アセチルコリンは，受容体付近に存在するコリンエステラーゼによって速やかにコリンと酢酸に分解されて作用を終了する．一方，ノルアドレナリンは一部が細胞外に存在する酵素で代謝されるが，大部分は神経終末に再取り込みされることによって作用を終了する．アドレナリン作動性神経のシナプス前膜にある α_2 受容体が刺激されると，神経終末からのノルアドレナリンの放出が抑制される（**図Ⅱ-2-4**）．

2—末梢神経系作用薬

1．交感神経作動薬

交感神経作動薬は，交感神経の節後線維のアドレナリン作動性神経刺激による作用を現すので，アドレナリン作用薬ともいわれる．交感神経作動薬を分類すると次のようになる（**表Ⅱ-2-4**）．

表Ⅱ-2-4　交感神経作動薬

		薬物	臨床応用
α 作用薬	非選択的	アドレナリン（α_1, α_2） ノルアドレナリン（α_1, α_2）	局所麻酔薬に含有，アナフィラキシーショックの治療
	選択的	クロニジン（α_2）	
β 作用薬	非選択的	アドレナリン（β_1, β_2） ノルアドレナリン（β_1） イソプレナリン（β_1, β_2）	アナフィラキシーショックの治療
	選択的	サルブタモール（β_2）	気管支喘息の治療

Check Point

アドレナリンは主にβ作用をもち，高用量になるとα作用が現れます．ノルアドレナリンは主にα作用を発揮し，血圧上昇をもたらしますが，血管収縮によるもので，組織の循環を改善するものでないので，臨床的に治療薬として用いられることはほとんどありません．

Link
局所麻酔薬へのアドレナリン含有　p.152「❸血管収縮薬の併用」

1）α_1 作用薬

α_1 作用による末梢血管の収縮作用が起こる．ノルアドレナリン，アドレナリンは α_1 作用をもつ．局所麻酔薬であるリドカインにアドレナリンを含有することで，血管収縮が起こり，麻酔作用の持続効果がみられる*.

2）α_2 作用薬

α_2 作用による降圧作用が起こる．クロニジン塩酸塩（クロニジン）は中枢神経および末梢神経のシナプス前膜にある α_2 受容体を刺激して神経終末からのノルアドレナリンの放出を抑制することで，血圧を下げる．

3）β_1 作用薬

β_1 作用により心臓機能増強が起こる．イソプレナリンは非選択的な β 受容体作用薬である．心筋収縮力が低下した状態ではアドレナリンが有効である．

4）β_2 作用薬

気管支平滑筋を拡張させる．サルブタモール硫酸塩などが気管支喘息の急性発作時の治療に用いられる．以前はイソプレナリンのような非選択的 β 受容体刺激薬が用いられたが，心臓作用が突然死の原因となることから使用しなくなった．

2．交感神経遮断薬（表Ⅱ-2-5）

1）α 遮断薬

フェントラミンメシル酸塩（フェントラミン）は非選択的 α 遮断薬であり，α_1 受容体と α_2 受容体を遮断する．血管の α_1 受容体を遮断して末梢血管を拡張させることで，降圧作用を示す．降圧の結果，反射的に交感神経が興奮し，反射性頻脈を生じる．

プラゾシン塩酸塩（プラゾシン）は血管の α_1 受容体を選択的に遮断して末梢血管を拡張させることで，降圧作用を示す．フェントラミンの場合と異なり，血圧が低下しても反射性頻脈は少ない．

2）β 遮断薬

降圧薬としてプロプラノロール塩酸塩（プロプラノロール）が使用されているが，

表Ⅱ-2-5　交感神経遮断薬

		薬物
α 遮断薬	非選択性	フェントラミン（α_1, α_2）
	選択性	プラゾシン（α_1）
β 遮断薬	非選択性	プロプラノロール（β_1, β_2）
	選択性	アテノロール（β_1）

プロプラノロールはβ_1，β_2受容体に選択性をもたずに遮断してしまうので，β_2受容体遮断作用により気管支収縮作用が現れ，気管支喘息の患者には禁忌である．そのため，気管支喘息の患者にはβ_1受容体に選択的に作用するアテノロールが用いられる．

3．副交感神経作動薬

副交感神経作動薬はムスカリン性受容体に直接作用するコリンエステル類と，コリンエステラーゼを阻害することでアセチルコリンの濃度を高めて作用するコリンエステラーゼ阻害薬に分けられる．

Link
唾液分泌障害の治療
p.202「❹ 口腔乾燥症に用いる薬物」

1）コリンエステル類

アセチルコリンはコリンエステラーゼにより瞬時にコリンと酢酸に分解されてしまうので，作用は一過性である．コリンエステラーゼで分解されないピロカルピン塩酸塩（ピロカルピン）が用いられる．ピロカルピンは唾液分泌障害の治療*に用いられる．

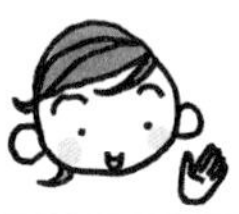

重症筋無力症
神経筋接合部のアセチルコリン受容体に対する抗体により，刺激伝導が不全になった状態です．コリンエステラーゼ阻害薬を注射して，眼瞼下垂（がんけんかすい）の回復を指標に診断されます．コリンエステラーゼ阻害薬の商品名であるテンシロンに由来するテンシロン試験は，重症筋無力症の診断法の名前です．

2）コリンエステラーゼ阻害薬

可逆的阻害薬と不可逆的阻害薬に分類される．可逆的阻害薬にはネオスチグミンなどがあり，重症筋無力症*の診断や治療に用いられる．また，アルツハイマー病の治療*にも用いられる．不可逆的阻害薬には有機リン酸化合物のサリンなどがあり，毒性が強い．

Link
アルツハイマー病治療
p.91「❾ アルツハイマー病治療薬」
抗コリン薬　p.32「2）薬理学的拮抗」

4．副交感神経遮断薬

1）抗コリン薬*

ムスカリン性受容体の遮断薬を抗コリン薬とよぶ．アトロピン硫酸塩水和物（アトロピン），スコポラミン臭化水素酸塩水和物（スコポラミン）はナス科植物の成分で，ムスカリン性受容体の働きを遮断することにより，抗コリン作用を示す．これらの抗コリン薬により口腔乾燥症状が現れる．また，迷走神経刺激により起こる徐脈に対して用いられ，心拍数が増加する．

ムスカリン性受容体遮断薬のブチルスコポラミン臭化物*が腹痛の治療に用いられる．ピレンゼピン塩酸塩水和物は，胃酸分泌を選択的に抑えるので，消化性潰瘍の治療に用いられる．アトロピンは眼科領域で散瞳薬として用いられる．

Link
ブチルスコポラミン
p.111「2．鎮痙薬」

5．筋弛緩薬（表Ⅱ-2-6）

骨格筋は運動神経の支配を受けており，運動神経終末から放出されたアセチルコ

COFFEE BREAK

毒矢と筋弛緩薬

南アメリカ大陸では古くから毒矢が使われてきました．矢の先に塗るクラーレという薬が西洋の文献に現れるのは大航海時代からです．アマゾンの奥地を探検中に，ウォルター・ローリー卿は原住民（インディオ）が用いた毒をクラーレと命名したのです．南アメリカでは，クラーレには「鳥を殺す」という意味があります．クラーレは，アマゾンに生えている木の樹皮から取れますが，植物が動物に食べられないようにするための生存戦略と考えられます．ウォルター・ローリー卿による発見の後，クロード・ベルナールはカエルを使った実験で，クラーレが効いている筋肉は神経の電気刺激に反応しないことを確かめました．つまりクラーレは運動神経から筋肉への伝達を遮断する筋弛緩薬としての作用をもつことが明らかになったのです．

興奮収縮連関
アセチルコリンがニコチン性受容体に結合すると，Na^{+}が細胞内に流入し，脱分極が生じます．この電気的変化がT管を通じて伝わり，筋小胞体からCa^{2+}が放出されることで，筋収縮が生じます．

Link
全身麻酔と筋弛緩薬　p.82-83「1．全身麻酔の管理」

脱分極性遮断薬
アセチルコリン受容体を長期に活性化することにより，新たな刺激の伝導を阻害します．初期には一過性の収縮が起きますが，その後はアセチルコリンに応答しなくなります．

Link
ハロタン　p.84表Ⅱ-3-4「吸入麻酔薬」
悪性高熱症　p.158「6）悪性高熱症」

表Ⅱ-2-6　筋弛緩薬

	薬物
競合性遮断薬	ツボクラリン
脱分極性遮断薬	スキサメトニウム

リンが骨格筋のニコチン性受容体に結合して，興奮収縮連関*により骨格筋が収縮する．

この筋肉の収縮を抑える筋弛緩薬は全身の骨格筋を弛緩させることができる．全身麻酔*による手術の際に投与することで，深い麻酔作用がなくとも手術を行うことが可能となる．筋弛緩薬には競合性遮断薬と脱分極性遮断薬*がある．

競合性遮断薬のツボクラリンは矢毒として用いられてきたクラーレの成分であり，ニコチン性受容体においてアセチルコリンと競合的に拮抗する（本ページCOFFEE BREAK「毒矢と筋弛緩薬」参照）．脱分極性遮断薬にはスキサメトニウム塩化物水和物（スキサメトニウム）がある．スキサメトニウムやハロタン*の使用でみられることがある悪性高熱症*の治療にはダントロレンナトリウム水和物が用いられる．

参考文献

1）田中千賀子，加藤隆一 編：NEW 薬理学 改訂第6版．南江堂，東京，2011．
2）野村隆英，石川直久 編：シンプル薬理学 改訂第5版．南江堂，東京，2014．
3）倉原優：呼吸器の薬の考え方，使い方．中外医学社，東京，2014．
4）石田甫，大浦清，上崎善規，土肥敏博 編：歯科薬理学 第5版．医歯薬出版，東京，2005．
5）大谷啓一 監，鈴木邦明，戸苅彰史，青木和広，兼松　隆，筑波隆幸 編：現代歯科薬理学 第6版．医歯薬出版，東京，2018．

復習のポイント

- [ ] 末梢神経系は自律神経系と体性神経系とに分類される．さらに，自律神経系は交感神経と副交感神経に分類される．
- [ ] 自律神経の生理的機能は，交感神経と副交感神経によって拮抗的に支配されている．
- [ ] 交感神経節後線維の神経伝達物質はノルアドレナリン，副交感神経節後線維の神経伝達物質はアセチルコリンである．
- [ ] 交感神経の刺激は，瞳孔の散大，心臓機能の促進，血圧の上昇などを起こす．
- [ ] 副交感神経の刺激は，唾液分泌，胃酸分泌や腸管運動の促進などを起こす．
- [ ] アドレナリン受容体はα受容体およびβ受容体に分類され，それぞれα_1，α_2とβ_1，β_2のサブタイプに分類される．
- [ ] アセチルコリン受容体はニコチン性受容体とムスカリン性受容体に分類される．
- [ ] 交感神経作動薬は，α_1作用による末梢血管の収縮，β_1作用による心臓機能促進，β_2作用による気管支平滑筋の拡張などを示す．
- [ ] 副交感神経作動薬は，ムスカリン作用により唾液分泌亢進，腸管運動促進などを示す．
- [ ] 抗コリン薬は唾液分泌抑制による口腔乾燥症状を示す．
- [ ] 骨格筋は運動神経の支配を受けており，運動神経終末から放出されたアセチルコリンがニコチン性受容体に結合して収縮する．
- [ ] 筋弛緩薬はニコチン性受容体を遮断したり，機能を変化させることで骨格筋を弛緩させる．

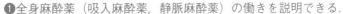

3章 中枢神経系に作用する薬物

到達目標

❶全身麻酔薬（吸入麻酔薬，静脈麻酔薬）の働きを説明できる．
❷催眠薬・抗不安薬の働きを説明できる．
❸抗痙攣薬（抗てんかん薬）の働きを説明できる．
❹抗精神病薬の働きを説明できる．
❺抗うつ薬や抗躁薬の働きを説明できる．
❻中枢神経興奮薬の働きを説明できる．
❼抗パーキンソン病薬の働きを説明できる．
❽アルツハイマー病治療薬の働きを説明できる．

〈キーワード〉
全身麻酔薬，吸入麻酔薬，静脈麻酔薬，催眠薬，抗不安薬，抗痙攣薬（抗てんかん薬），ベンゾジアゼピン系薬物，バルビツール酸系薬物，抗精神病薬，抗うつ薬，抗躁薬，中枢神経興奮薬，抗パーキンソン病薬，アルツハイマー病治療薬

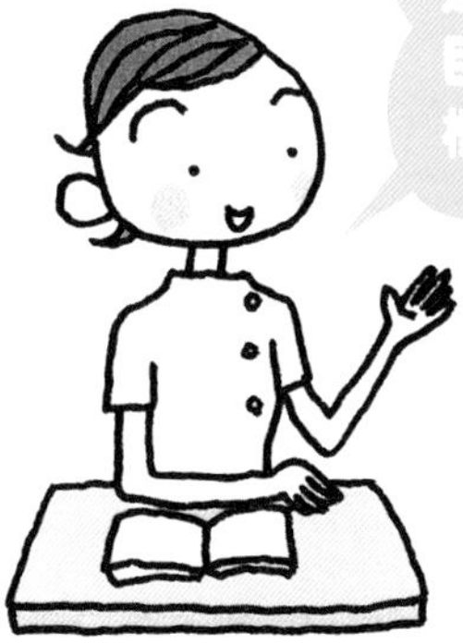

1 — 中枢神経系に作用する薬物

Link
中枢神経系 『解剖学・組織発生学・生理学』p.185-192「❸ 中枢神経系」，p.186 図Ⅱ-6-8「中枢神経系の区分」

神経系は，中枢神経系*と末梢神経系に分類される．脳と脊髄にある神経を中枢神経系という．中枢神経系に作用する薬物には，大脳・間脳・脳幹（中脳，橋，延髄）・小脳や脊髄の生理機能に変化をもたらす薬物（全身麻酔薬，催眠薬，抗不安薬，中枢神経興奮薬），中枢神経疾患患者の治療薬（抗てんかん薬，抗パーキンソン病薬，アルツハイマー病治療薬），精神疾患患者の治療薬（抗うつ薬，抗躁薬，抗精神病薬）などがある．

Link
血液脳関門 p.15「1）血液脳関門」

薬物は通常末梢に投与（経口投与や静脈内注射など）されるので，中枢神経に作用するためには血液脳関門*（blood-brain barrier；BBB）を通過して脳内に移行する必要がある．そのため，中枢神経作用薬は一般に脂溶性が高く血液脳関門を通過するという特徴をもつ（**図Ⅱ-3-1**）．

中枢神経系には興奮性と抑制性の神経系があり，興奮と抑制のバランスが適切であることが精神・神経活動に重要である（**図Ⅱ-3-2**）．抑制系を強化する薬物は全身麻酔薬，抗不安薬，催眠薬として用いられ，興奮系を強化する薬物は，中枢神経興奮薬（蘇生薬や覚せい剤など）である．

2 — 全身麻酔薬

Link
全身麻酔薬 『口腔外科学・歯科麻酔学』p.194-199「Ⅱ編3章 精神鎮静法」，p.200-205「Ⅱ編4章 全身麻酔」

全身麻酔薬*とは，外科手術を可能にするために手術侵襲に対するストレスを軽減する薬物である．全身麻酔に求められる四大要素は，①鎮痛，②意識の消失，③身体の不動化（筋弛緩），④自律神経反射の抑制であり，臨床ではこれらを適切に管理して安全に麻酔状態を得ることが重要となる．

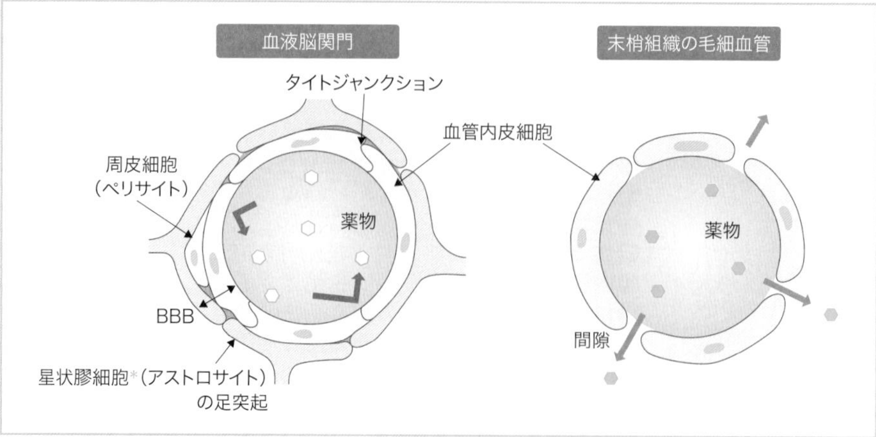

図Ⅱ-3-1 血液脳関門（BBB）
血液脳関門では，内皮細胞はタイトジャンクションで結合し間隙はなく，星状膠細胞の足突起が取り囲む構造をしている．そのため，脂溶性が高く，分子量が小さく，血液中で非イオン型である薬物が，血液脳関門の透過性がよい．

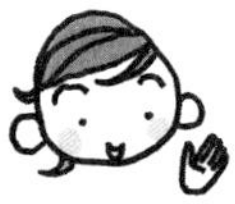

星状膠細胞
中枢神経系に存在する星状膠細胞はグリア細胞の一種です．

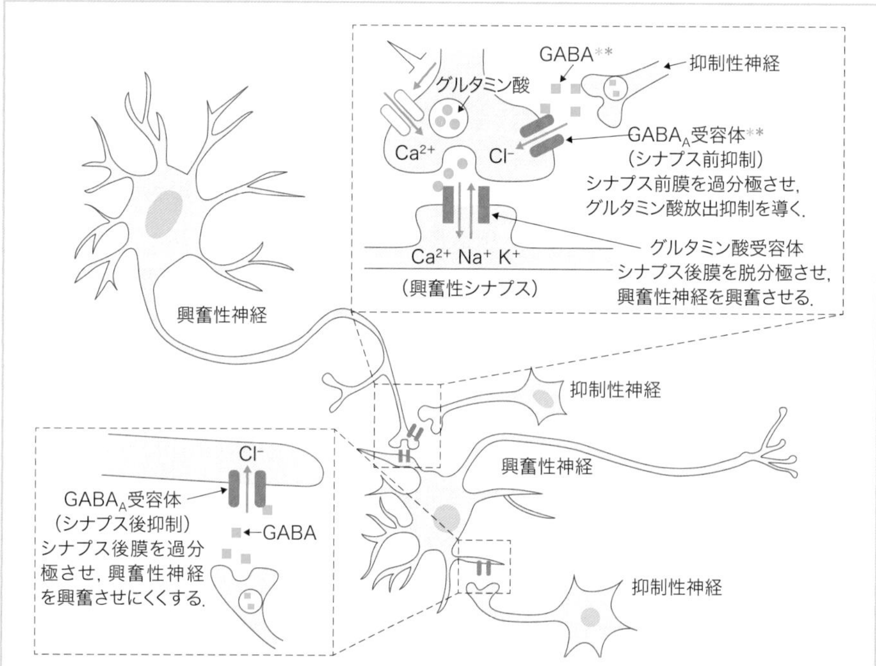

図Ⅱ-3-2 抑制性神経による興奮性神経調節
抑制性神経は，興奮性神経伝達物質（グルタミン酸など）の放出を抑制したり（シナプス前抑制），興奮性神経の興奮を抑えたりして（シナプス後抑制），脳の神経活動を調節している．

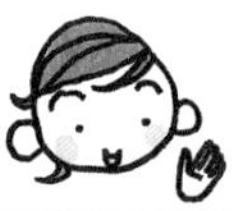

GABA
抑制性シナプス伝達を担うアミノ酸です．

GABA$_A$受容体
イオンチャネル内蔵型受容体です．GABAが結合するとチャネルが開き，Cl^-が透過します．

Link
GABA p.86「催眠薬・抗不安薬」
GABA$_A$受容体 p.86「1. GABA$_A$受容体」

1. 全身麻酔の管理

全身麻酔の管理は，導入，維持，覚醒（かくせい）の3段階に分かれる．全身麻酔薬は四大要素を併せもつが，単独で理想的な麻酔状態を得ることは困難である．そこで，過剰投与による副作用（中毒）を回避し安全かつ円滑な手術を施すために，複数の薬物を併用して各要素を個別に管理する麻酔が行われる（**表Ⅱ-3-1**）．麻酔の導入前に

表Ⅱ-3-1 全身麻酔で使用される薬物（麻酔前投薬・全身麻酔薬・麻酔補助薬）

目的	薬物	参考ページ
術前の鎮静 術前の不安除去	ベンゾジアゼピン系薬物 （ジアゼパム，ニトラゼパム，ミダゾラム） バルビツール酸系薬物 抗ヒスタミン薬：ヒスタミン（H_1）受容体拮抗薬	p.87「3. ベンゾジアゼピン系薬物」 p.87「4. バルビツール酸系薬物」 p.87「5. 抗ヒスタミン薬（鎮静薬・睡眠導入薬）」
気道分泌抑制 迷走神経反射抑制	抗コリン薬 （アトロピン，スコポラミン）	p.78「1）抗コリン薬」
気管挿管時の鎮痛 術中・術後の鎮痛	麻薬性鎮痛薬 （モルヒネ，ペチジン，ペンタゾシン）	p.146-147「1. 麻薬性鎮痛薬」
制吐	D_2受容体拮抗薬：フェノチアジン系薬物	p.89-90「1. 抗精神病薬」
胃酸分泌抑制	ヒスタミン（H_2）受容体拮抗薬	p.110「2）ヒスタミンH_2受容体拮抗薬」
気管挿管時の筋弛緩 術中の筋弛緩	筋弛緩薬	p.78-79「5. 筋弛緩薬」
麻酔導入・維持	吸入麻酔薬（緩徐導入）（麻酔維持） 静脈麻酔薬（急速導入）（吸入麻酔維持の補助）	p.84-85「3. 吸入麻酔薬」 p.85「4. 静脈麻酔薬」
術後の鎮痛	非ステロイド性抗炎症薬（NSAIDs）	p.148「❸ 非オピオイド系鎮痛薬」
術後の感染予防	抗菌薬	p.164-169「❸ 主な抗感染症薬」

表Ⅱ-3-2 麻酔薬の麻酔深度（エーテル麻酔を基準にした4段階）

経過	作用部位と作用	症状など
第1期 （無痛期）	大脳皮質の抑制 （感覚野→大脳皮質全体へ）	鎮痛 意識混濁，健忘*
第2期 （興奮期）	脱抑制 （中枢神経系の抑制性神経の抑制）	興奮状態 せん妄*
第3期 （手術期）	脊髄の抑制 筋弛緩，反射抑制	手術に適する （鎮痛，意識消失，筋弛緩，反射抑制）
第4期 （延髄抑制期）	延髄の麻痺	昏睡，死 （呼吸停止，心停止，眼球運動停止）

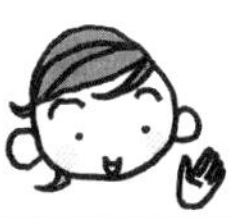

健忘
一定期間の記憶障害のことで，記憶の一部（部分健忘）または全部（全健忘）が追想できない状態です．

せん妄
急性の脳機能障害で，軽度から中等度の意識障害に，特徴的な幻覚，錯覚，不安，興奮，認識力喪失などを伴います．

規則的下行性麻痺と不規則的下行性麻痺
モルヒネ*は，規則的下行性麻痺（大脳皮質→間脳→中脳→延髄→脊髄）を起こすため呼吸抑制が強いです．よって全身麻酔薬ではなく低用量で鎮痛薬（麻酔補助薬）として用いられます．

Link
モルヒネ p.146-147「1. 麻薬性鎮痛薬」

は麻酔前投薬が，術前の患者の鎮静や不安の除去，気道分泌や有害反射の抑制，鎮痛，制吐などを目的に使用される．麻酔の維持段階では，麻酔補助薬（麻薬性鎮痛薬，筋弛緩薬など）を併用して各要素を管理する（バランス麻酔）．

2. 麻酔深度

全身麻酔薬は，脂溶性であり中枢神経系に速やかに分布して可逆的な薬理作用を示す．その抑制作用は，大脳皮質→間脳→中脳→脊髄→延髄の順に効果を現す（**表Ⅱ-3-2**）．こうした全身麻酔薬は，生命維持に重要な中枢がある延髄よりも先に脊髄を麻痺させるため（不規則的下行性麻痺*），骨格筋が弛緩し手術に適した状態（麻酔深度の第3期：手術期）を得ることができる（**表Ⅱ-3-2**）．

全身麻酔薬は，投与経路によって吸入麻酔薬と静脈麻酔薬とに分類される．吸入麻酔薬と静脈麻酔薬には利点・欠点があり，それぞれの利点に合わせて使用されている（**表Ⅱ-3-3**）．

表Ⅱ-3-3 吸入麻酔薬と静脈麻酔薬の比較

	利点（用途）	欠点
吸入麻酔薬	・麻酔深度の調節が容易である ・長時間の手術に向く（麻酔の緩徐導入，麻酔の維持に用いられる）	・手術期に達するのに時間を要する
静脈麻酔薬	・速やかに全身麻酔状態（手術期）に達する ・短時間の手術に向く （麻酔の急速導入，長時間手術における麻酔の導入・維持の補助に用いられる） ・室内の空気汚染がない	・麻酔深度の調節が困難である ・急速注入による循環抑制や呼吸の停止などを起こす危険性がある

表Ⅱ-3-4 吸入麻酔薬

	MAC	血液／ガス分配係数	特徴
亜酸化窒素（笑気）	105	0.47	鎮痛作用は比較的強いが麻酔作用が弱いので，ほかの吸入麻酔薬と併用して用いられる．歯科外来治療で歯科治療に対して不安や恐怖心が強い患者に対して，精神鎮静を目的に吸入濃度30%程度で吸入させる（精神鎮静法；吸入鎮静法）．
デスフルラン	6	0.42	導入・覚醒が速く，麻酔深度の調節性は良好である．生体内代謝率が低く，肝・腎障害は少ない．気道刺激性があるため麻酔導入時は注意を要する．
セボフルラン	1.71	0.63	導入・覚醒が比較的速い．使用頻度が高い揮発性麻酔薬である．
イソフルラン	1.15	1.4	生体内代謝率が0.2%ときわめて低い．気管支拡張作用があるが，軽度の気道刺激性をもつ．
ハロタン	0.75	2.3	強い麻酔作用を有するが，肝機能障害，悪性高熱，不整脈の誘発，覚醒の遅さなどの問題がある．現在ほとんど使用されなくなった．

3. 吸入麻酔薬

吸入麻酔薬は，気道から肺胞へ吸入させるガス状の麻酔薬で，肺胞膜から吸収され血中に移行し，中枢神経系を含め全身に分布する．そして，麻酔薬の肺胞濃度 ⇆ 血液中濃度 ⇆ 中枢神経系組織濃度が平衡に達すると麻酔導入は完了し麻酔深度の調節が可能となる．吸入麻酔薬（**表Ⅱ-3-4**）には，常温で気体であるガス麻酔薬（亜酸化窒素）と液体である揮発性麻酔薬（セボフルラン，イソフルラン，デスフルランなど）がある．

1）最小肺胞濃度（minimum alveolar concentration；MAC）

吸入麻酔薬の強さを表す指標で，皮膚切開（せっかい）などの手術侵襲に対して50%のヒトや動物が体動を示さなくなる吸入麻酔薬の最小肺胞濃度（%）である．この値が小さな吸入麻酔薬ほど麻酔作用が強い．

2）血液／ガス分配係数

吸入麻酔薬の導入や覚醒の速さを表す指標で，吸入麻酔薬が平衡状態に達したときの肺胞濃度に対する血液中の吸入麻酔薬濃度との比である．この値が大きいと麻酔薬の血液への溶解性が高く，平衡に達するために大量の麻酔薬が血液中に溶解し，導入・覚醒が遅くなる．

グルタミン酸受容体の種類

Gタンパク質共役型受容体*である代謝型グルタミン酸受容体や，イオンチャネル内蔵型受容体*であるNMDA型受容体，AMPA型受容体，カイニン酸型受容体があります．

解離性麻酔薬

脳の表層（新皮質ー視床系）を抑制し深層（辺縁系）を活性化させて，両部位に解離的に作用する麻酔薬です．

Link
Gタンパク質共役型受容体，イオンチャネル内蔵型受容体　p.9「2. 細胞膜に存在する受容体」

表Ⅱ-3-5　静脈麻酔薬

	主な標的と作用	用途・特徴
チオペンタール チアミラール	$GABA_A$受容体の機能亢進（p.86-87「❹ 催眠薬・抗不安薬」参照）	バルビツール酸系薬物（超短時間作用型）であり，全身麻酔薬，吸入麻酔の導入薬・維持薬として使用される．ヒスタミン遊離作用があり，重症の気管支喘息患者には禁忌である．
プロポフォール	$GABA_A$受容体の機能亢進	吸入麻酔の導入薬・維持薬として使用され，覚醒も速やかで使用頻度は高い．集中治療における人工呼吸中の鎮静にも使用される．歯科診療における精神鎮静法（静脈内鎮静法）にも使われる．
ミダゾラム	$GABA_A$受容体の機能亢進	歯科診療における精神鎮静法（静脈内鎮静法），麻酔前投薬，吸入麻酔の導入薬・維持薬として使用される．集中治療における人工呼吸中の鎮静にも使用される．
ケタミン （麻薬）	NMDA型グルタミン酸受容体*抑制	小手術や検査・処置時の全身麻酔薬，吸入麻酔の導入薬として使用される．作用部位である新皮質−視床系には抑制的に作用し，辺縁系を活性化する．解離性麻酔薬*とよばれ悪夢を訴える．体性痛に強い鎮痛作用を示す．

3）吸入麻酔薬に具備すべき条件

①MACが小さい．②血液／ガス分配係数が小さい．③循環抑制や呼吸抑制が少ない．④生体内代謝率が低い．⑤肝・腎毒性が少ない．⑥気道刺激性が少ない・気管支拡張作用がある．

4．静脈麻酔薬

静脈麻酔薬は，静脈に直接注射・点滴する全身麻酔薬である．興奮期が現れずに迅速な全身麻酔状態が得られる（**表Ⅱ-3-3**）．チオペンタールナトリウムやチアミラールナトリウム（バルビツール酸系薬物），プロポフォール，ミダゾラム（ベンゾジアゼピン系薬物），ケタミン塩酸塩などがある（**表Ⅱ-3-5**）．

3 ―アルコール類

Link
消毒用アルコール　p.176「3. アルコール類」

アルコール類は，一般に中枢神経抑制作用をもち炭素数の増大とともに作用が強くなる（C_6～C_8が最高）．

1．エタノール（エチルアルコール，C_2H_5OH）

Check Point

燃料用アルコール（主成分メタノール）の誤用や誤飲による中毒事例が後を絶ちません．語呂合わせで目散る（メチル）アルコールとよばれたりします．

中枢神経系を抑制して抗不安作用や鎮静作用を示す．エタノールの飲用（飲酒）で意識消失が起こると急速に延髄麻痺が起こり死亡する（急性アルコール中毒）．

消毒用アルコール*としても使用される．

2．メタノール（メチルアルコール，CH_3OH）

Link
医薬用外劇物　p.62「❼ 毒物及び劇物取締法」

医薬用外劇物*であり毒性が強く網膜や視神経を障害し失明に至ることや中毒に

より死亡することもある．治療用途はない．

4―催眠薬・抗不安薬

中枢神経系の抑制性神経伝達機構を亢進する薬物は，緊張などによる不快な不安状態を取り除き，頻脈，発汗，震え，動悸といった交感神経系の活性化が関与する恐怖症状（身体症状）を改善する．心身は鎮静化し睡眠状態を導くことができる．

中枢神経系の抑制性神経伝達物質はγ-アミノ酪酸（gamma-aminobutyric acid；GABA）で，その受容体であるGABA$_A$受容体の機能を亢進させる薬物の服用量を変えると，抗不安作用，鎮静作用，催眠作用，抗痙攣作用，全身麻酔作用を得ることができる．

1．GABA$_A$受容体

Link
イオンチャネル内蔵型受容体　p.9「1）イオンチャネル内蔵型受容体」

GABAがシナプス後膜上にあるGABA$_A$受容体（イオンチャネル内蔵型受容体*）に結合すると，イオンチャネルを開口して塩化物イオン（Cl^-）が細胞内に流入する．すると，神経細胞は過分極*し興奮しにくくなる（**図Ⅱ-3-3**）．GABA$_A$受容体の機能を亢進する薬物には，ベンゾジアゼピン系薬物やバルビツール酸系薬物がある．

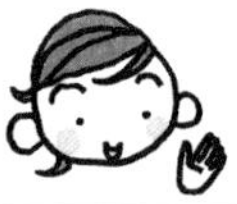

過分極
細胞膜の静止膜電位がマイナス方向に変化することを過分極といい，活動電位の発生を抑えます．

2．睡眠パターンと不眠の原因

睡眠は，ノンレム睡眠（深い眠り）とレム睡眠（急速眼球運動を伴う浅い眠り）から構成される．ヒトの正常な睡眠では，ノンレム睡眠とレム睡眠が90～120分周期で1夜に数回繰り返される．この周期が乱れると不眠を訴える．

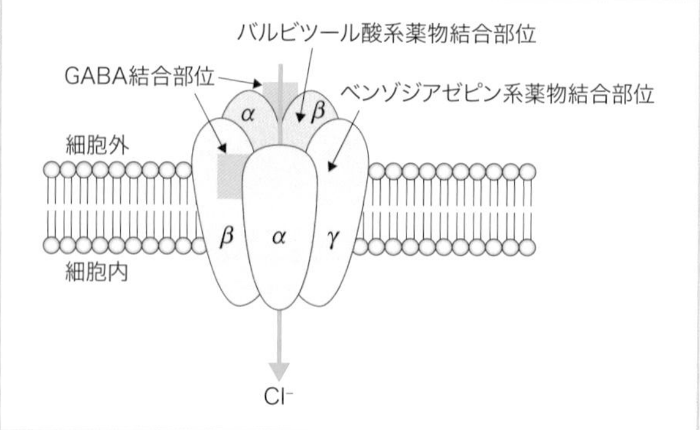

図Ⅱ-3-3　GABA$_A$受容体の構造
GABA$_A$受容体は，5つのサブユニット（α：2個，β：2個，γ：1個）からなる構造をしたものが，脳では多い．GABAの結合部位（αとβサブユニットの間；2つ），ベンゾジアゼピン系薬物の結合部位（αとγサブユニットの間），バルビツール酸系薬物の結合部位（チャネル孔）を示す．

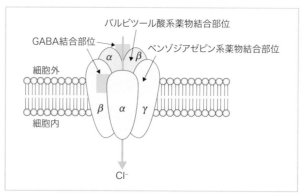

不眠の原因には，内因性の原因（統合失調症・躁うつ病），外因性の原因（恐怖や不安など精神的要因，疼痛や頻尿などを伴う身体的疾患），薬物性の原因（カフェインなどの中枢神経興奮薬服用）などがある．高齢者では，深いノンレム睡眠が減り，浅いノンレム睡眠やレム睡眠が増えて途中覚醒を繰り返したり，早朝に目覚めることが多くなる．

3．ベンゾジアゼピン系薬物

臨床使用では用量による薬理作用の特徴から，抗不安薬，鎮静薬，抗痙攣薬，催眠薬，筋弛緩薬としての応用がある．抗不安薬・鎮静薬・催眠薬としてジアゼパム（セルシン®），フルニトラゼパム（サイレース®）が用いられる．脱力や転倒などの副作用が少ないことから，非ベンゾジアゼピン系薬物*のゾルピデム酒石酸塩（マイスリー®）が催眠薬の主流となりつつある．

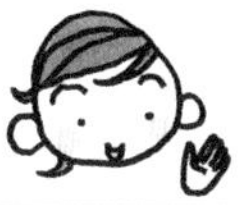

非ベンゾジアゼピン系薬物
ベンゾジアゼピン系薬物の核となる化学構造をもちませんが，ベンゾジアゼピン系薬物と類似の薬理作用をもっています．

4．バルビツール酸系薬物

ベンゾジアゼピン系薬物が登場するまでは抗不安薬・鎮静薬・催眠薬として用いられてきた．しかし，依存などの副作用が問題となり，現在では抗痙攣薬*，静脈麻酔薬*としての使用が主流となっている．

Link
抗痙攣薬　p.87-89「❺抗痙攣薬（抗てんかん薬）」
静脈麻酔薬　p.85「4. 静脈麻酔薬」

5．抗ヒスタミン薬（鎮静薬・睡眠導入薬）

第一世代の抗ヒスタミン薬*であるジフェンヒドラミン塩酸塩は，抗アレルギー薬として用いられてきたが，副作用として中枢神経抑制作用があり眠気をきたす．この鎮静作用を利用して軽度の不眠治療に利用され，睡眠改善薬として各種の一般用医薬品が販売されている．

Link
抗ヒスタミン薬　p.121「1）抗ヒスタミン薬」

5—抗痙攣薬（抗てんかん薬）

てんかん*は大脳の神経細胞の過剰な活動の結果，痙攣や意識障害が発作的に繰り返し起こる慢性脳障害である．中枢神経系は，興奮性（グルタミン酸作動性神経）と抑制性（GABA 作動性神経）の神経系によって調節されているが（図Ⅱ-3-2），このバランスが崩れて過剰興奮状態に陥るとてんかん発作が起こる．よって，抗てんかん薬は，神経細胞の過剰興奮を抑制する薬が用いられる（図Ⅱ-3-4）．なお，抗てんかん薬の服用で催奇形性（口唇裂，口蓋裂など）のリスクが高まるため，妊娠希望の女性への投与は慎重に行われる．

Link
てんかん　『歯科診療補助論』p.276「2）てんかん」

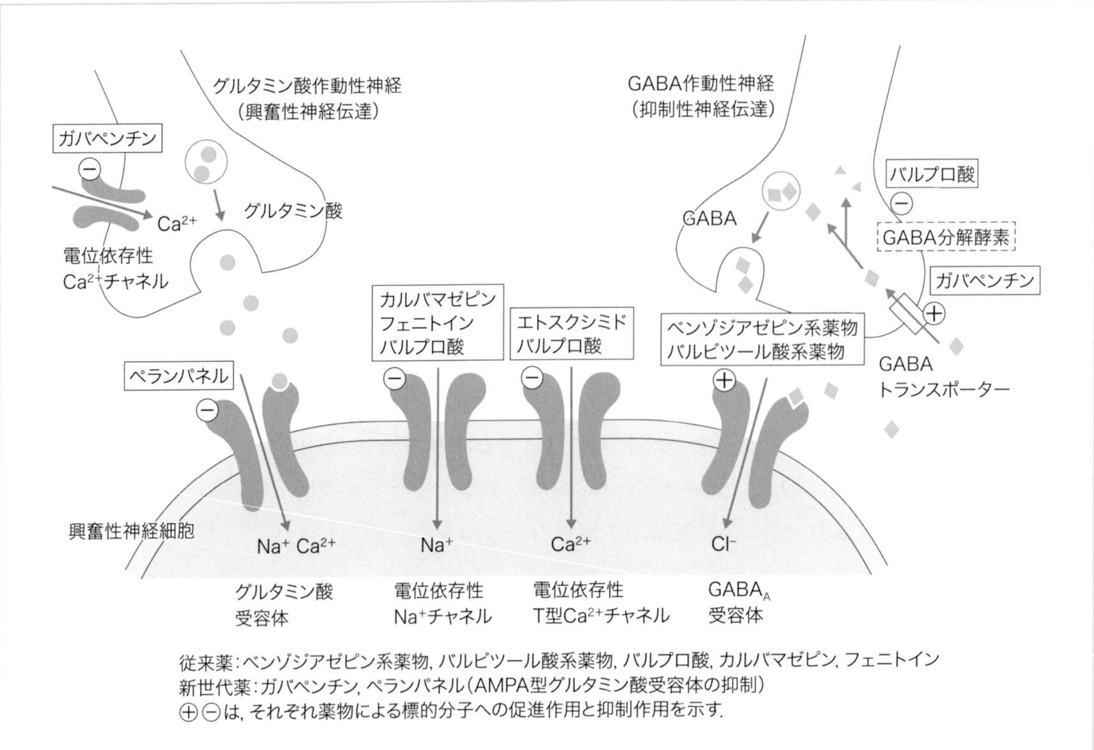

図Ⅱ-3-4 主な抗てんかん薬の作用機序

1. GABA 作動性神経シグナリングを強化する薬物

1) GABA シグナリングの強化

(1) バルプロ酸ナトリウム

バルプロ酸ナトリウム（バルプロ酸）(デパケン®) は，全般発作*の第一選択薬，部分発作*の第二選択薬である．GABA 分解酵素を阻害して脳内 GABA 濃度を上昇させる．また，T 型 Ca^{2+}チャネルや電位依存性 Na^{+}チャネルの抑制作用もあり広域スペクトル*をもった薬物である．

(2) ガバペンチン

ガバペンチン（ガバペン®）は，GABA トランスポーターを活性化して GABA 利用率を高め脳内 GABA 濃度を増加させる．

全般発作
てんかん発作の1つで，大脳の両側に広がる広範囲で過剰な興奮が起こる発作です．

部分発作
てんかん発作の1つで，脳の一部に限定的に過剰な興奮が起こる発作です．

広域スペクトル
薬物標的を多数もつ薬物のことです．

2) $GABA_A$ 受容体の機能促進

(1) ベンゾジアゼピン系薬物とバルビツール酸系薬物

ベンゾジアゼピン系薬物（ジアゼパム，ミダゾラム）とバルビツール酸系薬物（フェノバルビタール）は，$GABA_A$ 受容体に作用して細胞内への Cl^{-}流入を増加させ神経細胞活動を低下させる（**図Ⅱ-3-3**）．

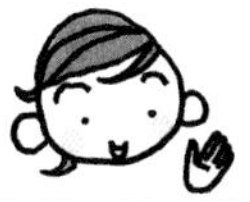

適応外使用
医薬品を，承認されていない効能・効果・用法・用量で使用することです．

神経障害性疼痛
神経の異常な興奮により起こる痛みで，電気が走るような痛みが慢性的あるいは断続的に起こります．

Link
神経障害性疼痛 p.148-149「❹ 神経障害性疼痛治療薬」
歯肉増殖症 p.42「1）歯肉増殖症」

2．興奮性神経シグナリングを抑制する薬物

1）電位依存性 Na^{+} チャネルの遮断

(1) カルバマゼピン

カルバマゼピン（テグレトール®）は部分発作の第一選択薬である．治療適応として三叉神経痛，適応外使用*で神経障害性疼痛**などの治療にも使われる．

(2) フェニトイン

フェニトイン（アレビアチン®，ヒダントール®）は，副作用として薬物性歯肉増殖症*を起こす．

2）電位依存性 Ca^{2+} チャネルの遮断

(1) ガバペンチン

ガバペンチンは，前シナプスの Ca^{2+} チャネルを抑制してグルタミン酸（興奮性神経伝達物質）の放出を抑制する．ほかの抗てんかん薬との併用療法や神経障害性疼痛，がん性疼痛などにも使われる．

(2) エトスクシミドやバルプロ酸

エトスクシミドやバルプロ酸は，T 型 Ca^{2+} チャネルの開口を抑制し興奮性神経細胞を抑制する．

6 ― 向精神薬

Link
抗不安薬 p.86-87「❹ 催眠薬・抗不安薬」
麻薬及び向精神薬取締法 p.60-61「❹ 麻薬及び向精神薬取締法」

規制薬物
わが国では薬物四法（「麻薬及び向精神薬取締法」「大麻取締法」「あへん法」「覚せい剤取締法」）により厳しく管理されます．また，指定薬物が「医薬品，医療機器等の品質，有効性及び安全性の確保等に関する法律」で規定され規制されています．

Link
統合失調症 『歯科診療補助論』p.279「3）統合失調症」

中枢神経系に作用し精神機能，情動面に特異的な影響を与える薬物の総称である．抗不安薬*，抗精神病薬，抗うつ薬，抗躁薬などがある．一方，わが国の薬物規制に関する法律「麻薬及び向精神薬取締法」*では，向精神薬として個別に指定された薬物を指す．こうした規制薬物*は，国際的な薬物統制条約に従い国が定めている．

1．抗精神病薬

統合失調症*の治療に主に用いられる．統合失調症（2002 年以前は精神分裂病とよばれた）とは，10 代後半から 30 代にかけて発症する精神病で，意識ははっきりしているが著明な思考障害がみられる．妄想，幻覚，幻聴などの陽性症状と意欲減退，感情鈍麻，自閉などの陰性症状を示す．

治療薬には，定型抗精神病薬（フェノチアジン系薬物，ブチロフェノン系薬物）と非定型抗精神病薬があり，多くの薬物の共通の薬理作用として脳内のドパミン受容体（D_2 受容体）を遮断する．しかし，併せて抗 α_1 作用，抗コリン作用，抗ヒスタミン作用などを有するためさまざまな薬効や副作用を示す．

歯科診療において注意すべき副作用には，オーラルジスキネジアやジストニア

（不随運動），アカシジア（静坐不能），パーキンソン様症状（無動，固縮，しびれ）などがある．また，抗コリン作用による口渇や抗 α_1 作用によるアドレナリン反転**にも注意が必要である．

2．抗うつ薬

うつ病*（DSM-5*）／大うつ病性障害*は，気分の抑制を主症状とする病態である．抗うつ薬は，シナプス前終末にあるモノアミントランスポーターを阻害してセロトニンやノルアドレナリンの再取り込みを抑制し，シナプス間隙のセロトニンやノルアドレナリン濃度を上昇させて神経活動を亢進する薬物である．

三環系抗うつ薬，セロトニン・ノルアドレナリン再取り込み阻害薬（serotonin/noradrenaline reuptake inhibitor：SNRI），選択的セロトニン再取り込み阻害薬（selective serotonin-reuptake inhibitor：SSRI）がある．また，モノアミン遊離を増強させる薬理作用をもつ四環系抗うつ薬，ノルアドレナリン作動性・特異的セロトニン作動性抗うつ薬（noradrenergic and specific serotonergic antidepressant：NaSSA）などもある．

3．抗躁薬

双極性障害*で，現在・直近の病相が気分の高揚を主症状とする躁状態である場合，治療として炭酸リチウムが用いられている．炭酸リチウムの詳しい薬理作用機序は不明である．妊婦には禁忌である．その他，気分安定薬として，抗てんかん薬のカルバマゼピンやバルプロ酸なども用いられる．

4．精神刺激薬

アンフェタミンやメタンフェタミン塩酸塩*（覚せい剤取締法で覚せい剤指定），メチルフェニデート塩酸塩（メチルフェニデート）やモダフィニル（麻薬及び向精神薬取締法で第一種向精神薬指定）などがある．ドパミンやノルアドレナリンの遊離を促進し，またシナプスでの再取り込みを阻害して強い中枢興奮作用を示す．これらの治療適応にはナルコレプシー*の治療がある．またメチルフェニデートは注意欠如・多動症／注意欠如・多動性障害（attention deficit/hyperactivity disorder：ADHD）の治療に用いられる．

7―中枢神経興奮薬

中枢神経機能を高める興奮薬（刺激薬）であり，医療的な利用目的以外に非合法的な目的で使用されることがある．

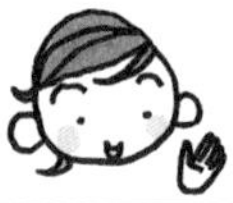

アドレナリン反転
α_1 遮断薬を投与した後にアドレナリンを投与すると，β_2 受容体による血管拡張作用が強く現れ，血圧下降作用を示す現象のことをいいます．

Link
アドレナリン反転　p.74「1．交感神経と副交感神経の働き」
うつ病　『歯科診療補助論』p.278-279「2）うつ病」

DSM-5（Diagnostic and Statistical Manual of Mental Disorders）
米国精神医学会が作成した精神疾患・精神障害の分類マニュアル第5版のことです．

大うつ病性障害
DSM-5診断基準では，うつ病は双極性障害と区別して大うつ病性障害と表記されています．

双極性障害
DSM-5診断基準では，従来の躁うつ病は双極性障害と表記されています．

ナルコレプシー
日中の居眠りの反復と情動脱力発作の組み合わせに特徴づけられる，睡眠中枢の過活動や覚醒中枢の機能低下による中枢神経の機能異常（睡眠障害）のことです．

Link
アンフェタミン，メタンフェタミン　p.61「❺覚せい剤取締法」

1. キサンチン誘導体

カフェイン水和物，テオフィリン，テオブロミンなどがある．これらは，コーヒー，紅茶，緑茶，カカオなどに含まれる天然の物質で，大脳皮質や延髄の興奮をもたらす．アデノシン受容体に拮抗して覚醒作用を示す．また，ホスホジエステラーゼ*を阻害して細胞内のcAMP量を増やし気管支平滑筋を弛緩する末梢作用や，利尿作用および心機能亢進作用などをもつ．

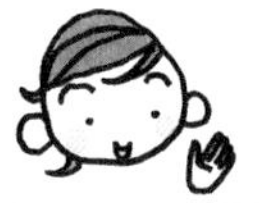

ホスホジエステラーゼ
環状リン酸ジエステルを加水分解（cAMP → 5′-AMP）する酵素です．

2. 呼吸刺激薬

ジモルホラミンは，延髄の呼吸中枢や血管運動中枢を刺激して麻酔薬や催眠薬中毒による呼吸抑制に対して用いる中枢性呼吸刺激薬である．ドキサプラム塩酸塩水和物は，頸動脈小体や大動脈弓の化学受容器を刺激し間接的に呼吸中枢に作用して呼吸を促進させる．

8—抗パーキンソン病薬

パーキンソン病は，中脳黒質ドパミン神経細胞の選択的変性脱落により，線条体のドパミンが不足しスムーズに体が動かせなくなる，振戦（しんせん），筋固縮（きんこしゅく），無動，姿勢反射障害を特徴とする神経変性疾患である．中年期以後に発症し比較的頻度の高い疾患である．

ドパミンの補充療法が基本で，血液脳関門を通過するレボドパ（L-dopa）とその代謝阻害薬（カルビドパ）の合剤が用いられる．また，ドパミン受容体作用薬（ブロモクリプチンメシル酸塩），ドパミン分解酵素阻害薬（COMT*阻害薬，MAO*-B阻害薬），中枢性抗コリン薬も用いられる．パーキンソン病で現れるすくみ現象*や立ちくらみ（起立性低血圧）の治療には，ノルアドレナリン前駆物質（ドロキシドパ）が用いられる．

COMT
catechol-*O*-methyltransferase（カテコール-*O*-メチルトランスフェラーゼ）のことです．カテコラミン類（ドパミン，ノルアドレナリン，アドレナリン）を代謝するメチル基転移酵素です．

MAO
monoamine oxidase（モノアミン酸化酵素）のことです．ドパミンを含むモノアミンのアミノ基をアルデヒド基に酸化して代謝する酵素です．

すくみ現象
すくみ足としてよく知られますが，ほかに上肢（腕や手）のすくみや言葉のすくみなどもみられます．

9—アルツハイマー病治療薬

認知症*は，後天的な脳の器質的障害によって持続的に認知機能が低下し記憶障害など日常生活に支障をきたす疾患である．アルツハイマー型認知症が最も多く，アミロイドβの沈着（老人斑）と神経細胞内のタウタンパク質の蓄積により神経細胞死をきたす．脳内のアセチルコリンが減少していることから，治療薬にはコリンエステラーゼ阻害薬*であるドネペジル塩酸塩（アリセプト®），ガランタミン臭化水素酸塩（レミニール®），リバスチグミン（イクセロン®）が用いられる．

Link
認知症『歯科診療補助論』p.276-277「3）認知症」
コリンエステラーゼ阻害薬 p.78「2）コリンエステラーゼ阻害薬」

復習のポイント

- [ ] 中枢神経系作用薬は，脂溶性が高く血液脳関門（BBB）を通過する.
- [ ] 中枢神経系には，興奮性と抑制性の神経があり両者のバランスが重要である.
- [ ] 全身麻酔薬には吸入麻酔薬と静脈麻酔薬がある.
- [ ] MAC は，皮膚切開などの手術侵襲に対して 50%のヒトや動物が体動を示さなくなる吸入麻酔薬の最小肺胞濃度（%）である.
- [ ] 血液／ガス分配係数は，吸入麻酔薬の導入や覚醒の速さを表す指標である.
- [ ] 中枢神経系の興奮性神経伝達物質にグルタミン酸がある.
- [ ] 中枢神経系の抑制性神経伝達物質にγ-アミノ酪酸（GABA）がある.
- [ ] GABA が $GABA_A$ 受容体に結合するとイオンチャネルを開口して塩化物イオン（Cl^-）が細胞内に流入し，細胞機能を抑制する.
- [ ] ベンゾジアゼピン系薬物やバルビツール酸系薬物は，$GABA_A$ 受容体の機能を亢進し，抗不安作用，催眠作用，抗痙攣作用，全身麻酔作用を示す.
- [ ] ベンゾジアゼピン系薬物には，ジアゼパムやミダゾラムなどがある.
- [ ] バルビツール酸系薬物には，チオペンタールやチアミラールなどがある.
- [ ] 静脈麻酔薬のプロポフォールは，$GABA_A$ 受容体の機能を亢進する.
- [ ] バルプロ酸ナトリウムは，てんかんの全般発作の第一選択薬である.
- [ ] カルバマゼピンは，てんかんの部分発作の第一選択薬である.
- [ ] ガバペンチンは，てんかんや神経障害性疼痛・がん性疼痛の治療に使われる.
- [ ] 抗てんかん薬であるフェニトインの服用で薬物性歯肉増殖症を起こす.
- [ ] 抗精神病薬の共通の薬理作用は，ドパミン（D_2）受容体の遮断である.
- [ ] 抗精神病薬の副作用にオーラルジスキネジアやパーキンソン様症状などがある.
- [ ] 多くの抗うつ薬は，シナプス前終末のモノアミントランスポーター（セロトニントランスポーターやノルアドレナリントランスポーター）を阻害して神経活動を亢進させる.
- [ ] 抗うつ薬には，三環系抗うつ薬，セロトニン・ノルアドレナリン再取り込み阻害薬（SNRI），選択的セロトニン再取り込み阻害薬（SSRI）などがある.
- [ ] メチルフェニデートは，注意欠如・多動症（ADHD）の治療薬である.
- [ ] パーキンソン病の治療にドパミン（L-dopa：ドパミンの前駆物質）が補充される.
- [ ] すくみ現象の治療にノルアドレナリン前駆物質（ドロキシドパ）が用いられる.
- [ ] アルツハイマー型認知症の治療に，脳内アセチルコリンを増やすコリンエステラーゼ阻害薬（ドネペジル）が用いられる.

4章 循環器系に作用する薬物

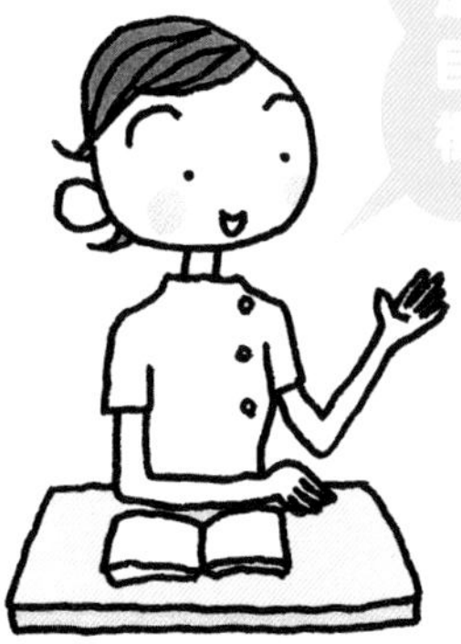

到達目標

❶循環器系に作用する薬物をその薬理作用と病態メカニズムを関連づけて説明できる.
❷高血圧治療薬の働きを説明できる.
❸不整脈治療薬の働きを説明できる.
❹心不全治療薬の働きを説明できる.
❺狭心症治療薬の働きを説明できる.
❻脂質異常症（高脂血症）治療薬の働きを説明できる.

〈キーワード〉
高血圧治療薬，不整脈治療薬，心不全治療薬，狭心症治療薬，脂質異常症（高脂血症）治療薬

1 ―高血圧治療薬

1．高血圧を起こす生体メカニズム

血圧は，自律神経系（交感神経系，副交感神経系）や液性因子によって巧妙に調節*され一定に維持されている．高血圧症患者のうち原因が明らかな二次性高血圧症の割合は少なく，患者の80～90%は病因が明らかでない本態性高血圧症である．血圧を上昇させる主な機構を**図Ⅱ-4-1**に示す.

Link
血圧の調整機構 『解剖学・組織発生学・生理学』p.136-140「3. 血圧の調節」

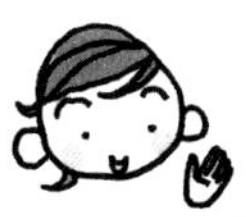

Gタンパク質共役型受容体
Gタンパク質共役型受容体には主に3つのタイプがあります．Gs共役型受容体はcAMP合成を亢進します．Gi共役型受容体はcAMP合成を抑制します．Gq共役型受容体は細胞内Ca^{2+}濃度を上げます.

Link
Gタンパク質共役型受容体 p.9「2) Gタンパク質共役型受容体」

1）心　臓

心臓には，アドレナリンβ_1受容体（Gs共役型受容体**）が分布しており，交感神経系が興奮してノルアドレナリンが神経終末から放出されると受容体が活性化される．その結果，心拍数は増し心収縮力が増大して心拍出量を増加させ血圧は上昇する.

2）血　管

多くの末梢血管の平滑筋には，アドレナリンα_1受容体（Gq共役型受容体**）が主に分布しており，交感神経系が興奮してノルアドレナリンが神経終末から放出されると受容体が活性化されて血管は収縮する．また，アンジオテンシンⅡ受容体（AT_1受容体；Gq共役型受容体）が分布しており，アンジオテンシンⅡの結合で血管は収縮する．これらの結果，末梢血管抵抗性が増大して血圧は上昇する.

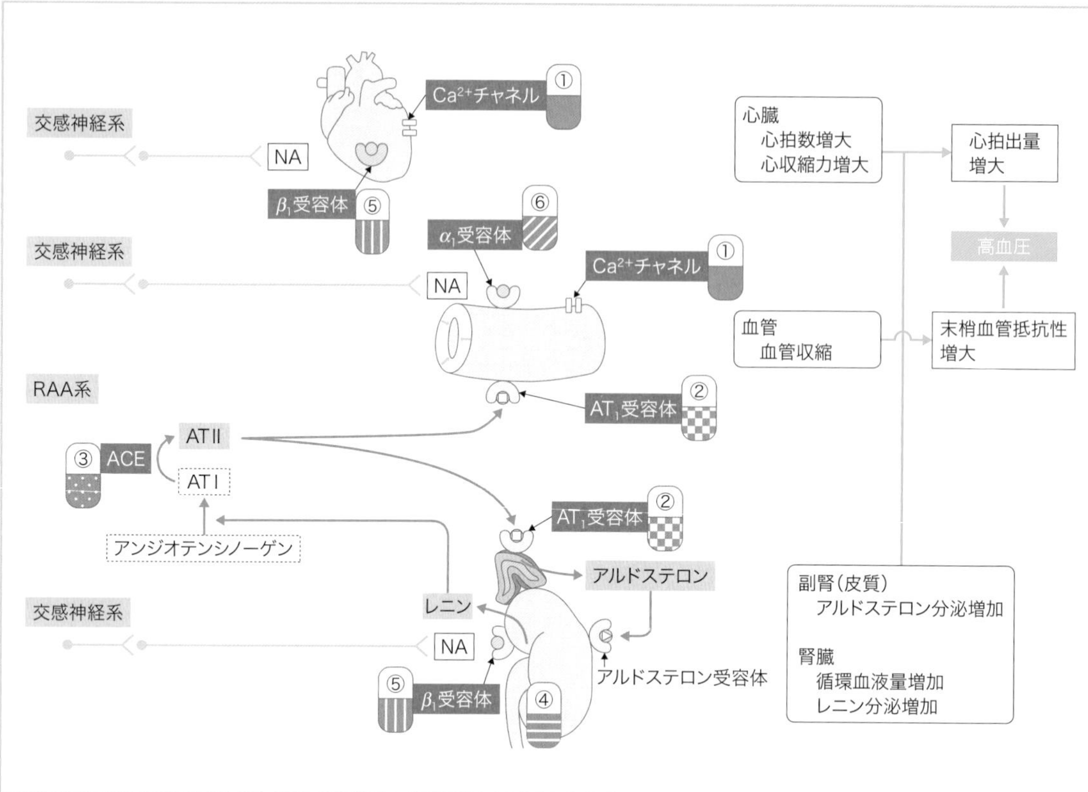

図II-4-1　交感神経系とRAA系による血圧維持機構（高血圧の仕組みと降圧薬）

薬剤①：カルシウム拮抗薬
（降圧薬，不整脈治療薬，心不全治療薬，狭心症治療薬）
薬剤②：ARB（降圧薬，心不全治療薬）
薬剤③：ACE阻害薬（降圧薬，心不全治療薬）
薬剤④：利尿薬（降圧薬，心不全治療薬）
薬剤⑤：β遮断薬（降圧薬，不整脈治療薬，狭心症治療薬）
薬剤⑥：α遮断薬（降圧薬）

ACE（angiotensin converting enzyme）：アンジオテンシン変換酵素
ARB（angiotensin II receptor blocker）：アンジオテンシンII受容体拮抗薬
AT（angiotensin）：アンジオテンシン
AT_1（angiotensin II type 1）：アンジオテンシンIIタイプ1
NA（noradrenaline）：ノルアドレナリン

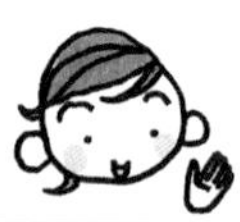

液性因子
体液（ここでは体液循環）で運搬されて標的部位に作用する分子です．

3）レニン－アンジオテンシン－アルドステロン系（RAA系）

血圧は，レニン（renin），アンジオテンシン（angiotensin），アルドステロン（aldosterone）といった循環血液中の液性因子*によっても調節されている．腎臓では，交感神経が活性化されるとアドレナリンβ_1受容体が活性化され傍糸球体(ぼうしきゅうたい)細胞からレニンが血液中に分泌される．レニン分泌は血圧の低下や腎尿量の低下でも誘発される．

レニンは，肝臓で産生されるアンジオテンシノーゲンをアンジオテンシンI（AT I）に変換する．肺などの血管内皮細胞から分泌されるアンジオテンシン変換酵素（angiotensin converting enzyme；ACE）は，AT Iをアンジオテンシン II（AT II）へと変換する．AT IIは，血管平滑筋のAT_1受容体に作用して血管を収縮させる．さらに，AT IIは，副腎皮質のAT_1受容体に作用してアルドステロン*の分泌を促進する．アルドステロン（鉱質コルチコイド）は，腎臓のNa^+と水の再吸収を促進して循環血液量を増加させる．その結果，心拍出量は増加し血圧が上昇する．

Link
アルドステロン　p.71
「2）鉱質コルチコイド」

2. 降圧薬

1）カルシウム拮抗薬

血管平滑筋の電位依存性 Ca^{2+} チャネルを阻害し，Ca^{2+} 流入を抑制して強力な降圧作用を示す．また，心筋への Ca^{2+} 流入を抑制して心収縮力を抑制する（**図Ⅱ-4-1**；薬剤①）．降圧薬の第一選択薬の１つである．

ジヒドロピリジン系カルシウム拮抗薬のアムロジピンベシル酸塩，ニカルジピン塩酸塩，ニフェジピン（アダラート®）がある．血管平滑筋への作用が主体の降圧作用を示す．副作用として薬物性歯肉増殖症*がある．催奇形性，胎児毒性などの危険性が指摘されているため，妊婦および妊娠可能性のある女性への投与は禁忌である．

Link
歯肉増殖症　p.42「1）歯肉増殖症」

2）アンジオテンシンⅡ受容体拮抗薬（angiotensin Ⅱ receptor blocker；ARB）

AT Ⅱタイプ１受容体（AT_1 受容体）に特異的に結合して，AT Ⅱの生理活性（血管平滑筋収縮，アルドステロン生合成・分泌による体液貯留作用）を阻害する（**図Ⅱ-4-1**；薬剤②）．降圧薬の第一選択薬の１つである．

ロサルタンカリウム，バルサルタンがある．催奇形性，胎児毒性などの危険性が指摘されているため，妊婦および妊娠可能性のある女性への投与は禁忌である．

Link
ブラジキニン　p.137「2）ブラジキニン」

3）アンジオテンシン変換酵素（ACE）阻害薬

AT Ⅱ産生酵素（ACE）の阻害によりRAA系を抑制して降圧効果を示す（**図Ⅱ-4-1**；薬剤③）．ACEはブラジキニン*を分解する酵素（キニナーゼⅡ）でもあり，キニナーゼⅡ阻害で増加したブラジキニンによる血管拡張作用もある．降圧薬の第一選択薬の１つである．

カプトプリルなどがある．ブラジキニンの増加で気管支平滑筋が収縮し空咳（からせき）*（副作用）を起こす．催奇形性，胎児毒性などの危険性が指摘されているため，妊婦および妊娠可能性のある女性への投与は禁忌である．

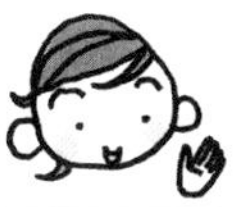

空咳
痰（たん）が絡まないような乾いた咳症状のことです．

Link
利尿薬　p.103-104「❷利尿薬」

4）利尿薬*

腎尿細管での Na^{+} や水の再吸収を抑制して循環血液量を減らし（尿量を増加させ）降圧作用を示す（**図Ⅱ-4-1**；薬剤④）．降圧薬の第一選択薬の１つである．

薬物の尿細管への作用部位の違いでチアジド系利尿薬，ループ利尿薬（フロセミド），アルドステロン拮抗薬（スピロノラクトン）などがある．

5）交感神経遮断薬

Link
β遮断薬　p.77-78「2）β遮断薬」

交感神経遮断薬であるβ遮断薬*は，心疾患を伴う場合などに使用される．心拍出量を低下させ，腎臓でのレニン産生を抑制する（**図Ⅱ-4-1**；薬剤⑤）．プロプラノロール塩酸塩（プロプラノロール）などがある．β_2受容体遮断作用をもつ薬物は，気管支喘息患者*には禁忌である．

Link
気管支喘息 p.105-106「1. β_2作用薬」
α遮断薬 p.77「1) α遮断薬」

α遮断薬*（α_1受容体遮断薬）は，血管平滑筋のα_1受容体を抑制して血管を弛緩させる（**図Ⅱ-4-1**；薬剤⑥）．治療抵抗性高血圧症に対して主要降圧薬と併用される．プラゾシン塩酸塩などがある．

6）降圧薬治療の進め方

降圧薬療法の第一選択薬は，1)〜4）の単剤から開始され，降圧作用が不十分な場合は，2）と1)，2）と3)，1）と3）の2剤併用が，さらに1)，2)，3）の3剤併用が，治療ガイドラインで推奨されている．3剤を十分量投与しても目標血圧以下にならない場合，治療抵抗性高血圧といい，さらに5）などを追加する．

2 — 不整脈治療薬

Link
心臓の拍動と活動電位『解剖学・組織発生学・生理学』p.127図Ⅱ-4-22「心臓の各部位における活動電位と心電図波形の関係」

洞房結節で自発的に生じるリズミカルな興奮（活動電位）が，刺激伝導系を伝わり心筋を興奮・収縮させると，心臓の拍動*が起こる．このリズミカルな刺激生成や興奮伝導に異常が起きると不整脈が生じる．よって，心筋の活動電位の生成・調節に関わっているイオンチャネルに対する薬物が不整脈治療薬である．不整脈には頻脈（ひんみゃく）性不整脈（＞心拍数100回/分）と徐脈（じょみゃく）性不整脈（＜心拍数60回/分）がある．

1. 頻脈性不整脈の治療

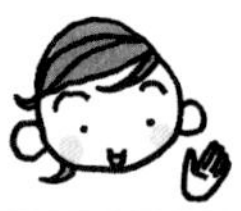

1)，2)，3）の薬物標的はイオンチャネルです．一方，4）の薬物標的は受容体です．

1）Na^+チャネル遮断薬

Na^+チャネル*を抑制して興奮伝導速度を低下させる（**図Ⅱ-4-2**）．リドカイン塩酸塩などがある．

Link
Na^+チャネル p.150「1. 痛覚伝導」

2）カルシウム拮抗薬

Ca^{2+}チャネルを抑制して洞房結節や房室結節の抑制により脈拍数を減らす．上室性の頻脈性不整脈に用いられる．ベラパミル塩酸塩やジルチアゼム塩酸塩などがある．妊婦および妊娠可能性のある女性への投与は禁忌である．

3）K^+チャネル遮断薬

K^+チャネルを抑制して再分極を遅延させ活動電位の持続時間を延長させる（**図Ⅱ-4-2**）．ほかの薬物が無効な致死性不整脈（心室頻拍，心室細動）に用いる．

Link
β遮断薬 p.77-78「2) β遮断薬」

4）β遮断薬*

交感神経系の入力（β_1受容体作用）を遮断して洞房結節や房室結節の抑制により脈拍数を減らす（**図Ⅱ-4-1**）．プロプラノロールなどがある．

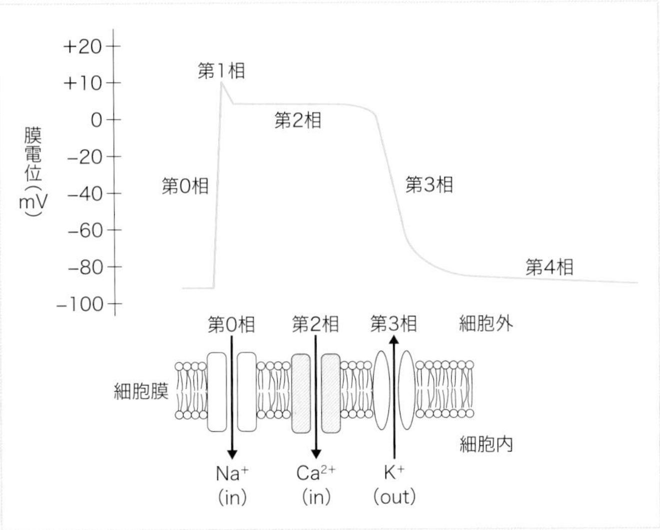

図Ⅱ-4-2 心室筋の活動電位の生成と調節
主に働くイオンチャネルを示した.
第0相：Na^+チャネルの開口（急速脱分極）
第2相：Ca^{2+}チャネルの開口（プラトー相）
第3相：K^+チャネルの開口（急速再分極）

2．徐脈性不整脈の治療

Link
副交感神経遮断薬
p.78「1）抗コリン薬」

徐脈を改善するために副交感神経遮断薬*（アトロピン硫酸塩水和物）や交感神経作動薬（イソプレナリン塩酸塩）が用いられる.

3—心不全治療薬

Link
心不全の症状 『病理学・口腔病理学』p.15-21「❷ 循環障害の種類」

肺水腫
肺の実質に水分が貯留し，肺胞ガス交換に支障をきたす状態です.

起座呼吸
呼吸を楽にするため上半身を起こした姿勢で呼吸することです.

チアノーゼ
血液中の酸素濃度が低下したため粘膜（特に口唇）や皮膚が青紫色となることです.

乏尿
尿量が低下し400 mL/日以下となった病態です.

心筋リモデリング
心筋の肥大や間質の線維化などが起こります.

心臓は，血液循環を維持するためのポンプの役割を果たしている．心不全とは，心臓のポンプ機能が障害されて心拍出量が低下した状態である．心不全が左心に起こるか右心に起こるかによって，典型的な身体症状*は異なる．左心不全が起こると左の心機能低下により，肺にうっ血（肺水腫(はいすいしゅ)*）が起き呼吸困難（起座(きざ)呼吸*）をきたし，末梢循環不全による四肢のチアノーゼ*，乏尿(ぼうにょう)*などの症状がみられる．右心不全が起こると体静脈系のうっ血が起こり，浮腫(ふしゅ)がみられる．心不全の薬物療法は，血行動態の改善，症状の緩和，長期予後の改善（心保護作用）を目的として行われる.

1．利尿薬，ARB，ACE阻害薬

血行動態の改善と症状の緩和のために，うっ血（肺水腫や浮腫）を改善する薬物治療を行う．循環血液量（体液量）を減らすために，利尿薬，ARB，ACE阻害薬が用いられる（**図Ⅱ-4-1**）．また，ARBやACE阻害薬は，血管を拡張させ末梢血管抵抗を改善する効果をもち心負荷は軽減される（**図Ⅱ-4-1**）．その結果，心不全の代償機構として起こる心筋肥大（心筋リモデリング*）を抑制して，長期予後を改善する（心保護作用，**図Ⅱ-4-3**）.

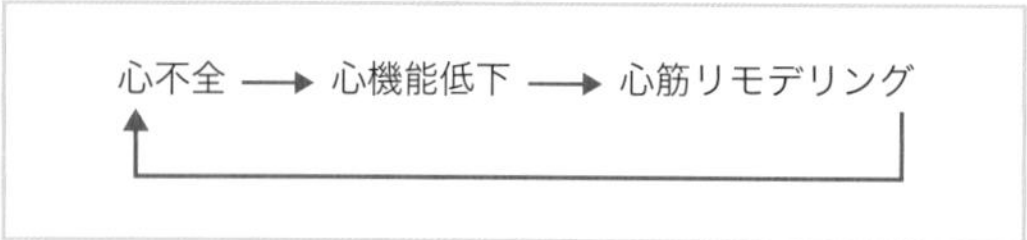

図Ⅱ-4-3　心筋リモデリングの悪循環

Link
β_1作用薬　p.77「3）β_1作用薬」
キサンチン誘導体　p.91「1. キサンチン誘導体」
RAA系　p.94「3）レニン-アンジオテンシン-アルドステロン系（RAA系）」

2. 強心薬

心筋細胞内のCa^{2+}濃度を高めて心収縮力を増加し（強心作用），心拍出量を増して血行動態の改善を図る．強制的に循環不全を解消させるこうした薬物の使用は，心筋の酸素消費量が増すことになり心負荷は増大する．長期間の投与は生命予後を悪化させる可能性があるため短期間での使用となる．

ジギタリス製剤（ジゴキシン），β_1作用薬*（ドパミン塩酸塩，ドブタミン塩酸塩），ホスホジエステラーゼ3（PDE3）阻害薬（ミルリノンなどのキサンチン誘導体*）などがある．

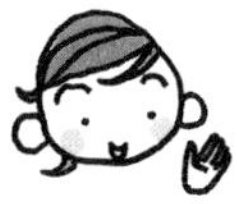

β遮断薬
心収縮力を弱めるため心不全では禁忌とされていました．しかし，心筋リモデリングを改善し，生命予後を延長することが期待できるため，使用が広まっています．

3. β遮断薬

RAA系*や交感神経系の亢進は心筋リモデリングを引き起こし悪循環を形成する（図Ⅱ-4-1, 3）．よって，この悪循環を断ち，心保護作用を期待して，β遮断薬**が用いられる．

Link
β遮断薬　p.77-78「2）β遮断薬」

4 — 狭心症治療薬

心臓に栄養や酸素を供給する血管は，冠状動脈であり心機能を支えている．しかし，冠状動脈が何らかの原因で狭窄（きょうさく）したりすると，心筋は虚血（きょけつ）*に陥り正しい機能発現が維持できず（虚血性心疾患），患者が胸痛（きょうつう）を訴えるのが狭心症である（図Ⅱ-4-4）．また，冠状動脈が高度に狭窄したり，完全に閉塞（へいそく）して心筋が壊死したのが心筋梗塞である．冠状動脈が狭窄・閉塞する主要な原因は動脈硬化であり，動脈硬化を起こす危険因子として脂質異常症などがある．よって，脂質異常症は，虚血性

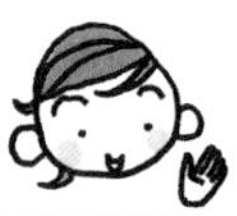

虚血
末梢組織への血液供給不足による高度の局所貧血です．

動脈硬化は動脈壁の弾力性や柔軟性が失われた病態で，粥状（じゅくじょう）（アテローム）硬化が臨床上重要となります．

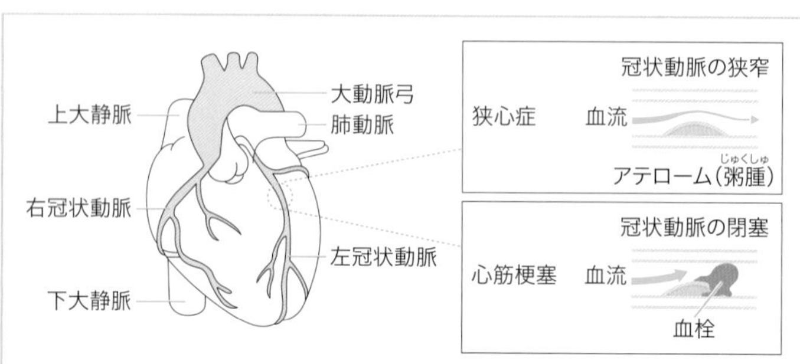

図Ⅱ-4-4　冠状動脈
狭心症（アテローム性動脈硬化）と心筋梗塞の模式図

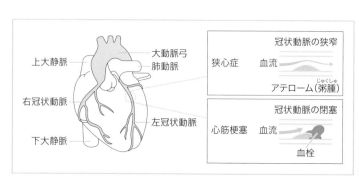

心疾患の予防のために適切に治療を行う必要がある．

狭心症発作は，酸素需要に対して酸素供給が不足するために起こる．そこで，狭心症発作の予防や発症時に用いる薬物は，冠状動脈の拡張や心負荷の軽減，心筋収縮力や心拍数を下げる薬物が用いられる．

1. 硝酸薬

Check Point
NOは生体で産生される重要な生理活性物質で，血管平滑筋のグアニル酸シクラーゼを活性化して最終的に血管平滑筋を弛緩させます．

体内で一酸化窒素（NO）を遊離して血管を拡張する．静脈・動脈の拡張により心負荷の軽減（酸素使用量低下）と冠状動脈の拡張（酸素供給量増加）を起こして心筋の虚血を改善する．

ニトログリセリン，硝酸イソソルビドなどがあり，発作時の使用と狭心症の予防に用いられる．連用により耐性が出現するので，作用の減弱には注意を要する．ニトログリセリンは，初回通過効果*を受けやすいので舌下錠，注射剤，貼付剤として使用される．

Link
初回通過効果　p.22-24「1）経口投与」

2. カルシウム拮抗薬

血管平滑筋と心筋の Ca^{2+} チャネルを抑制して末梢血管拡張（冠状動脈を含む）と心機能抑制により心負荷の軽減や心筋の虚血を改善する（**図Ⅱ-4-1**）．

3. β遮断薬

心収縮力と心拍数を抑制して心機能を抑え酸素消費量を低下させる．狭心症の予防に有効である（**図Ⅱ-4-1**）．

5 ― 脂質異常症（高脂血症）治療薬

虚血性心疾患など循環器障害の原因となる疾患に動脈硬化があり，動脈硬化を起こす危険因子の1つが脂質異常症*である．動脈硬化を抑制し虚血性心疾患を予防するためにも，脂質異常症の早期発見・治療が重要となる．脂質異常症とは，高LDLコレステロール血症，低HDLコレステロール血症，高トリグリセリド血症のいずれかを認める病態を指し，治療薬は高コレステロール血症治療薬と高トリグリセリド血症治療薬がある．

Link
脂質異常症　『病理学・口腔病理学』p.26-27「3. 脂肪の変性と代謝障害」,『臨床検査』p.34-35「(2) 脂質代謝に関係する検査」

律速酵素
酵素が触媒する一連の反応系のなかで，酵素活性量が最も低いために全体反応の速さを決めている酵素のことです．

1. 高コレステロール血症治療薬

1）ヒドロキシメチルグルタリル補酵素A（HMG-CoA）還元酵素阻害薬

コレステロール合成の律速酵素（りっそく）*であるHMG-CoA還元酵素を阻害して，肝臓でのコレステロール合成を抑制する．肝臓では，コレステロールの減少を補うために LDL 受容体の合成が促進され，血液中の LDL を取り込み LDL コレステロールは減少する（下記 Coffee Break 参照）．高 LDL コレステロール血症に対する第一選択薬である．プラバスタチンナトリウム，シンバスタチンなどのスタチン類がある．

2）小腸コレステロールトランスポーター阻害薬

食物や胆汁中のコレステロールの小腸からの吸収を阻害し，肝臓での LDL 受容体合成の促進を介して血液中 LDL コレステロールを下げる．エゼチミブがある．

3）陰イオン交換樹脂

コレステロールの代謝物である胆汁酸と腸管内で結合して，胆汁酸やコレステロールの体外への排泄を促進する．コレスチラミンやコレスチミドがある．

4）コレステロール異化排泄促進薬

コレステロールの胆汁への異化*排泄の促進や，LDL の酸化を防止して変性 LDL の血管内膜への蓄積を防止する．プロブコールがある．

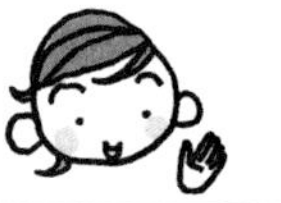

異化
生体において栄養素を小さな構成単位に分解してエネルギー（ATP）を取り出す一連の反応のことです．

2. 高トリグリセリド血症治療薬

1）フィブラート系薬

ペルオキシソーム増殖因子活性化受容体 α（PPAR-α）を活性化して肝臓でのトリグリセリドの合成を抑制する．また，リポタンパク質リパーゼを活性化してリポタンパク質内でのトリグリセリド代謝を亢進させて，血清トリグリセリドを減少さ

COFFEE BREAK

悪玉コレステロールと善玉コレステロール

脂質であるトリグリセリド（中性脂肪）やコレステロールは，水に溶けないためリポタンパク質という運搬粒子となり，吸収部位（腸）や合成部位（肝臓など）から血液中に入り全身の組織に供給されます．リポタンパク質には，カイロミクロン，VLDL，LDL，HDL の 4 種類があります．カイロミクロンは，食物中の脂質を腸から輸送します．肝臓で作られるトリグリセリドとコレステロールを含んだ VLDL は，徐々にトリグリセリドが分解されコレステロールを多く含む LDL となります．トリグリセリドからできた遊離脂肪酸は，脂肪組織やその他の組織に取り込まれます．こうしてできた LDL は，コレステロールを末梢組織に供給します．しかし，取り込まれずに余った LDL コレステロールは，血管内膜に過剰に蓄積し，粥状硬化の初期病変となり動脈硬化を引き起こします．そのため「悪玉コレステロール」とよばれます．一方，HDL は，末梢組織や血管内膜の余剰コレステロールを引き抜いて肝臓に運ぶため動脈硬化を防止します．よって，HDL コレステロールは「善玉コレステロール」とよばれます．

せる．クロフィブラート，ベザフィブラートなどがある．

2）ニコチン酸誘導体

ナイアシンともよばれビタミンB群の一種である．遊離脂肪酸の産生抑制やリポタンパク質リパーゼの活性化を介して血清トリグリセリドを減少させる．ニセリトロールなどがある．

学習のポイント

- □ 高血圧症の多くは病因が明らかでない本態性高血圧症である
- □ 心筋にはアドレナリンβ_1受容体が分布しており，受容体の活性化により心拍数の増加，心収縮力の増大，心拍出量の増加が起こり血圧は上昇する．
- □ 多くの末梢血管の平滑筋にはアドレナリンα_1受容体が分布しており，受容体の活性化により血管は収縮する．
- □ レニン－アンジオテンシン－アルドステロン系が関与するアンジオテンシンII受容体（AT_1受容体）を介した血圧調節機構がある．
- □ 降圧薬の第一選択薬としてカルシウム拮抗薬がある．
- □ カルシウム拮抗薬の副作用に歯肉増殖症がある．
- □ 降圧薬の第一選択薬としてARBやACE阻害薬がある．
- □ 降圧薬の第一選択薬として利尿薬がある．
- □ β_2受容体遮断作用をもつ薬物は，気管支喘息患者には禁忌である．
- □ （頻脈性）不整脈の治療には，Na^+チャネル遮断薬（リドカイン塩酸塩），β遮断薬，カルシウム拮抗薬がある．
- □ 心不全治療薬には，利尿薬，アンジオテンシンII受容体拮抗薬（ARB），アンジオテンシン変換酵素（ACE）阻害薬があり，血行動態の改善や症状の緩和のために使用される．
- □ 心不全治療に強心薬を用いるのは，強制的に循環不全を解消させるためである．
- □ 心不全治療にβ遮断薬を用いるのは，心筋リモデリングの悪循環を断ち，心保護作用を期待するためである．
- □ 狭心症治療薬の硝酸薬は，一酸化窒素（NO）を遊離して血管を拡張する．
- □ ニトログリセリンは，初回通過効果を受けるため，舌下錠などが使用される．
- □ 狭心症治療薬のカルシウム拮抗薬は，末梢血管拡張と心機能抑制作用により心負荷は軽減され心筋虚血が改善される．
- □ 狭心症治療薬のβ遮断薬は，心機能を抑制（酸素使用低下）して狭心症を予防する．
- □ 高コレステロール血症治療薬には，HMG-CoA還元酵素阻害薬（スタチン類）などがある．
- □ 高トリグリセリド血症治療薬には，フィブラート系薬などがある．

5章 腎臓に作用する薬物

到達目標

❶利尿薬の適応症を説明できる.
❷主な利尿薬とその作用機序について説明できる.

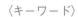

〈キーワード〉
尿細管, Na^+, 再吸収, 浮腫, 高血圧症, 利尿薬

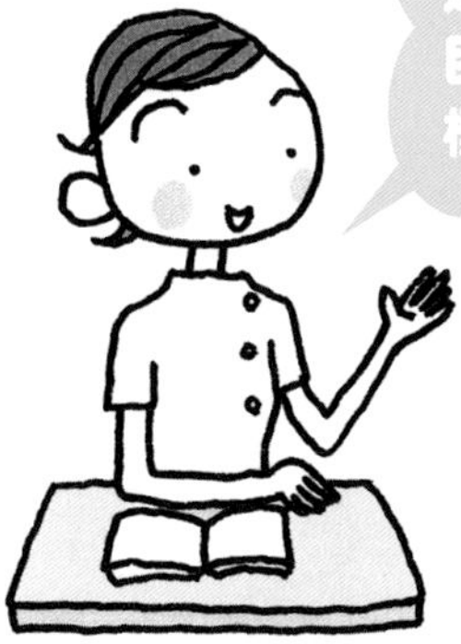

利尿薬はNa^+と水の排泄を促進し, 全身性浮腫や高血圧症の治療薬として使用される. 本章では, 利尿薬の概要について学ぶ.

1 ― 腎臓の機能と生理

1. 腎臓の機能*

腎臓は血液をろ過して尿を生成し, 血中の有害物質や老廃物を除き尿中に排泄する. 薬物の主な排泄経路も腎臓から尿への排泄*である. 腎臓の機能により, 血液の浸透圧, 血液量および血中 pH を調節して, 血液の性状を一定に保つ. また, 細胞内外のNa^+, K^+, Ca^{2+}, Cl^-などの濃度と分布, 浸透圧, 水分量も調節して, 生体の内部環境の恒常性を維持する. 血液量が増加すると血圧は上昇し, 細胞内外の水の貯留により浮腫(ふしゅ)*が起こる.

Link
腎臓の機能　腎臓の機能と排尿に関しては, 『解剖学・組織発生学・生理学』p.234-245「Ⅱ編8章　腎機能と排尿」に詳述されているので, 本章では利尿薬の理解に必要な事項について簡潔に記載します.
薬物の排泄　p.18「1. 腎臓からの排泄」

浮腫
血管外に出た水分が過剰に皮下組織に貯留した状態で, むくみともよばれます.

2. 腎臓の構造と生理

腎臓の構成単位は1個の糸球体とボーマン嚢(のう)および尿細管からなるネフロンである. 尿細管は近位尿細管, ヘンレループ, 遠位尿細管からなる. 腎動脈は多数の血管に分岐して糸球体に入り, ろ過された液体成分は原尿となる (図Ⅱ-5-1). 原尿の99%の水とNa^+は尿細管から集合管へ流れる過程で再吸収され, 残りの1%が最終的に尿となり排泄される. 生体にとって重要な水の排泄は, 抗利尿ホルモン*(バソプレシン), 鉱質コルチコイドであるアルドステロン*などによって調節されている.

Link
抗利尿ホルモン　p.69「1. 抗利尿ホルモン(バソプレシン)」
アルドステロン　p.71「2) 鉱質コルチコイド」

2 — 利尿薬

利尿薬はNa^+と水の排泄量を増やすことで，尿量を増加させる薬物である．腎臓の血流量や糸球体ろ過量（GFR）が低下した状態では，強心薬も利尿薬となる*．

強心薬の利尿作用
ジギタリスやキサンチン誘導体などの強心薬は，心機能を増大して腎臓への血液量を増加させます(p.98「2. 強心薬」参照).

1. 利尿薬の適応症

1）全身性浮腫の改善

うっ血性心不全*，ネフローゼ症候群*や糸球体腎炎*，肝硬変*などが原因となって発症した浮腫の改善のために，利尿薬を使用する．尿量を増加させて，血液量さらには体内の水分量を減少させ，浮腫を改善する．

うっ血性心不全
心臓の機能の低下（心不全）により，肺や末梢の組織にむくみを生じた状態です(p.97-98「❸ 心不全治療薬」参照).

ネフローゼ症候群
尿中にタンパク質が排出され，血液中のタンパク質が減少したことが原因となって浮腫が起こる疾患です.

糸球体腎炎
糸球体の慢性炎症によって血尿やタンパク尿を生じる疾患です.

肝硬変
慢性の肝障害の結果として肝臓が硬く変化し，肝機能が著しく低下した状態です.

2）高血圧症の改善*

尿量を増加させることによって，血液量を減少して血圧を低下させる．

Link 高血圧症の改善 p.95「4）利尿薬」

2. 主な利尿薬と作用機序（図Ⅱ-5-1）

1）浸透圧利尿薬

マンニトールなどは，血液の浸透圧を上げて組織から水を引き出すことにより，腎臓の血流量とGFRを増加させる．また，尿の浸透圧も上昇させ，近位尿細管での水の受動輸送による再吸収を阻止して，利尿を起こす．

Link 糸球体ろ過 p.12「2）ろ過」，p.18「1）糸球体でのろ過」

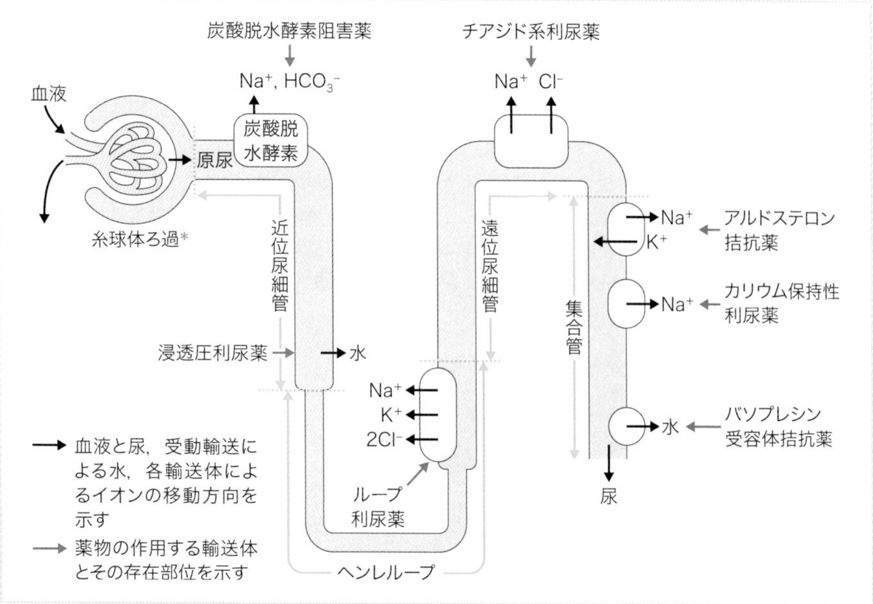

図Ⅱ-5-1　利尿薬の作用機序と作用部位

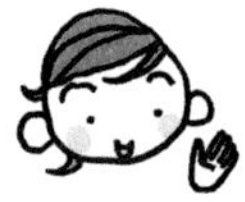

2）ループ利尿薬

フロセミドやトラセミドはヘンレループで$Na^+/K^+/Cl^-$共輸送系*を阻害することにより，Na^+と水の排泄を促進する．利尿効果は強力だが，K^+の喪失も起こすのでカリウム保持性利尿薬を併用する．

3）チアジド系（サイアザイド系）利尿薬

ヒドロクロロチアジドやトリクロルメチアジドなどは，遠位尿細管でNa^+/Cl^-共輸送系*を阻害することにより，Na^+と水の排泄を促進する．

4）アルドステロン拮抗薬

スピロノラクトンやカンレノ酸カリウムはアルドステロン*の類似物質である．遠位尿細管や集合管でアルドステロンと拮抗することにより，Na^+と水の再吸収を抑制して利尿効果を示す．

5）カリウム保持性利尿薬

トリアムテレンなどは，遠位尿細管や集合管でNa^+輸送体*を阻害してNa^+と水の排泄を促進する．

6）炭酸脱水酵素阻害薬

アセタゾラミドなどは近位尿細管で炭酸脱水酵素*を阻害することによりNa^+と水の排泄を促進する．近年，臨床での使用は低下してきている．

7）その他の利尿薬

バソプレシン*受容体拮抗薬や心房性ナトリウム利尿ペプチド*がある．

$Na^+/K^+/Cl^-$共輸送系
Na^+，K^+および$2Cl^-$を同時に尿細管腔から尿細管細胞に取り込むトランスポーター（輸送体）です．

Na^+/Cl^-共輸送系
Na^+とCl^-を同時に尿細管腔から尿細管細胞に取り込むトランスポーターです．

Link
アルドステロン　p.71「2）鉱質コルチコイド」，p.94「3）レニン-アンジオテンシン-アルドステロン系（RAA系）」

Na^+輸送体
Na^+を尿細管腔から尿細管細胞に取り込むトランスポーターです．

炭酸脱水酵素
尿細管細胞内ではH^+，尿細管腔では水を生成して，尿細管腔から尿細管細胞への水とNa^+の取り込みを促進する酵素です．

Link
バソプレシン　p.69「1. 抗利尿ホルモン（バソプレシン）」

心房性ナトリウム利尿ペプチド
心房で合成されるペプチドです．腎臓では水とNa^+の排泄を促進し，副腎ではアルドステロンの分泌を抑制する作用を示します．

参考文献

1）大谷啓一 監，鈴木邦明，戸苅彰史，青木和広，兼松　隆，筑波隆幸 編：現代歯科薬理学 第6版（p.189-193「16章　腎臓に作用する薬物」）．医歯薬出版，東京，2018.
2）全国歯科衛生士教育協議会 監：最新歯科衛生士教本　人体の構造と機能１　解剖学・組織発生学・生理学（p.208-217「❹　排尿」）．医歯薬出版，東京，2010.

復習のポイント

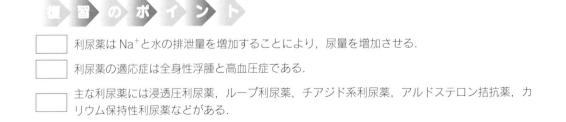

- □ 利尿薬はNa^+と水の排泄量を増加することにより，尿量を増加させる．
- □ 利尿薬の適応症は全身性浮腫と高血圧症である．
- □ 主な利尿薬には浸透圧利尿薬，ループ利尿薬，チアジド系利尿薬，アルドステロン拮抗薬，カリウム保持性利尿薬などがある．

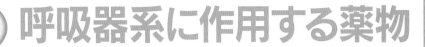

6章 呼吸器系に作用する薬物

学習目標

❶主な気管支喘息治療薬をあげ，その作用機序を説明できる．
❷主な鎮咳薬をあげ，その作用機序を説明できる．
❸主な去痰薬をあげ，その作用機序を説明できる．

〈キーワード〉
I 型アレルギー，気管支喘息治療薬，鎮咳薬，去痰薬

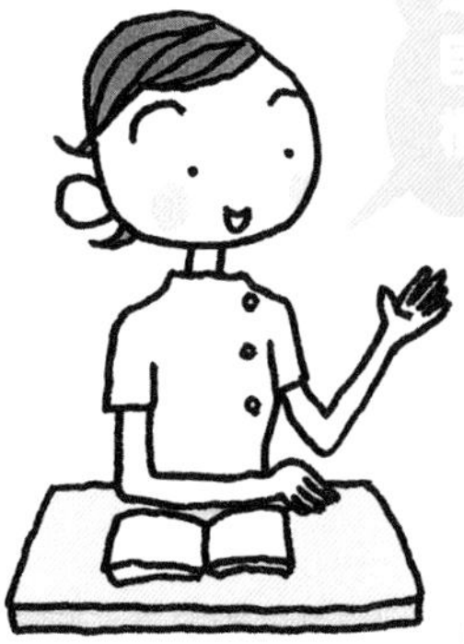

1―気管支喘息治療薬

喘息（ぜんそく）はI型アレルギーの1つに分類される．抗原と結合したIgE抗体が肥満細胞を活性化すると，気管支収縮のケミカルメディエーター，たとえばヒスタミンやロイコトリエンなどが放出される．

気管支喘息治療薬はβ_2作用薬，吸入ステロイド，ロイコトリエン受容体拮抗薬，抗コリン薬，キサンチン誘導体，抗アレルギー薬など多くの種類がある（**表Ⅱ-6-1**）．

1．β_2作用薬

Link
サルブタモール　p.77
「4）β_2作用薬」

サルブタモール硫酸塩（サルブタモール*）などが急性発作時の治療に用いられる．以前は*l*-イソプレナリン塩酸塩（イソプレナリン）のような非選択的β作用薬

表Ⅱ-6-1　気管支喘息治療薬の分類

種類	主な薬	使用上の注意
β_2作用薬	イソプレナリン サルブタモール	イソプレナリンのような非選択的β作用薬は最終手段としてのみ使用
吸入ステロイド	ベクロメタゾン フルチカゾン	経口ステロイドにはプレドニゾロンがある
ロイコトリエン受容体拮抗薬	プランルカスト	吸入ステロイドで十分治療できない場合に使用
抗コリン薬	イプラトロピウム チオトロピウム	抗コリン薬は唾液分泌減少の副作用がある
キサンチン誘導体	テオフィリン アミノフィリン	使用は減っている
抗アレルギー薬	クロモグリク酸 ケトチフェン	以前は小児に用いられたが，吸入ステロイドの使用により，使われなくなった 第二世代抗ヒスタミン薬

が用いられたが，心臓作用による不整脈が突然死の原因となることから使用しなくなった．

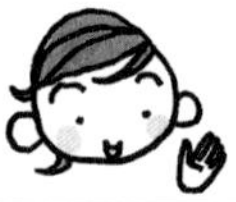

長期管理薬と発作治療薬

気管支喘息の治療薬は長期管理薬（コントローラー）と発作治療薬（リリーバー）に分類されます．喘息の長期管理薬として第一選択薬は，吸入ステロイドです．長期管理薬としてこれと併用する薬物には，キサンチン誘導体，ロイコトリエン受容体拮抗薬，長時間作用型β_2作用薬(Long Acting β_2 Agonist＝LABA)などがあります．発作治療薬としては短時間作用型β_2作用薬(Short Acting β_2 Agonist＝SABA)があります．

2. 吸入ステロイド

長期管理薬*として第一選択薬に位置づけられている．全身作用の少ない吸入式喘息治療薬としてステロイド性抗炎症薬*の吸入療法が行われており，エアゾールタイプ，ドライパウダータイプが主に用いられている．

ベクロメタゾンプロピオン酸エステル（ベクロメタゾン），フルチカゾンフランカルボン酸エステル（フルチカゾン）が用いられている．副作用には声がれ，口腔カンジダ症がある．

吸入ステロイド単独ではコントロールが不十分な患者では，ほかの長期管理薬との併用が行われるが，特にβ_2作用薬を1つの吸入デバイスに充塡した合剤が開発されている．

Link

ステロイド性抗炎症薬 p.138-140「1．ステロイド性抗炎症薬」

ロイコトリエン p.122「4）ロイコトリエン受容体拮抗薬」，p.138「4）ロイコトリエン類」

3. ロイコトリエン受容体拮抗薬

アラキドン酸からリポキシゲナーゼにより産生されるロイコトリエン*は気管支収縮作用を有する．

ロイコトリエン受容体拮抗薬のプランルカスト水和物（プランルカスト）が用いられる．

Link

抗コリン薬 p.78「1）抗コリン薬」

4. 抗コリン薬*

副交感神経刺激による，ムスカリン性受容体を介する気管支収縮に拮抗する．

ムスカリン性受容体遮断薬のイプラトロピウム臭化物水和物（イプラトロピウム），チオトロピウム臭化物水和物（チオトロピウム）が吸入薬として用いられる．第四級アンモニウムであるため，消化管からの吸収が悪く，口渇，便秘などの抗コリン薬特有の副作用をほとんど示さない．

Link

キサンチン誘導体 p.91「1．キサンチン誘導体」

5. キサンチン誘導体*

副作用が多いため使用頻度が減少している．テオフィリンやアミノフィリン水和物（アミノフィリン）がある．ホスホジエステラーゼ*阻害作用により気管支拡張作用を示す．

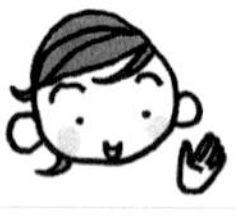

ホスホジエステラーゼ

cAMPを分解する酵素です．気管支では，ホスホジエステラーゼを阻害するキサンチン誘導体（テオフィリン）により，細胞内cAMPの濃度が上昇し，気管支平滑筋弛緩作用を示します．

Link
抗アレルギー薬 p.121-122「3. 抗アレルギー薬」

6. 抗アレルギー薬*

気管支粘膜に存在する肥満細胞から放出されるヒスタミンやロイコトリエンなどのケミカルメディエーターの産生，遊離を抑える．クロモグリク酸ナトリウム（クロモグリク酸）などがある．これらの薬物はアレルギー症状がすでに発現している場合には効果が期待できず，発症前から予防的な投与が必要である．

また，ヒスタミンH_1受容体拮抗作用を示すものは速効性である．抗ヒスタミン薬のうち，血液脳関門を通過しにくく，中枢神経系抑制に伴う眠気が起こりにくい第二世代の抗ヒスタミン薬が用いられる．

2 ―鎮咳薬(ちんがい)

咳は，気道内の異物を排除する重要な生体防御反射である．咳反射の適切なコントロールは，生体機能を正常に維持していくためにきわめて重要である．しかしながら，呼吸器疾患に起因する咳反射の亢進は，重篤(じゅうとく)な感染症を伝播させる危険性がある．また，咳は爆発的な呼息によって行われ，大きなエネルギーを必要とすることから，咳が慢性化した場合や高齢者においては，しばしば体力が消耗され，結果的にほかの疾患の悪化をもたらすことがある．一方，高齢者の咳反射の低下は不顕性誤嚥(ごえん)を引き起こし，肺炎を主とする感染症により，死に至ることもある．

Link
麻薬性鎮痛薬 p.146-147「1. 麻薬性鎮痛薬」

モルヒネ塩酸塩水和物をはじめとする麻薬性鎮痛薬*は咳中枢を抑制して強い鎮咳作用を示す．依存性の少ないコデインリン酸塩水和物（コデイン），ジヒドロコデインリン酸塩（ジヒドロコデイン）が用いられている．コデイン，ジヒドロコデインともに通常リン酸塩として用いられる．1％以下の濃度にした製剤は麻薬に指定されない．非麻薬性鎮咳薬にはデキストロメトルファン臭化水素酸塩水和物がある（表Ⅱ-6-2）．

表Ⅱ-6-2 鎮咳薬の分類

鎮咳薬	麻薬性	コデイン，ジヒドロコデイン
	非麻薬性	デキストロメトルファン

3 ―去痰薬(きょたん)

痰は通常は気道粘膜の線毛上皮による線毛運動などにより口腔側へと押し上げられ，咳とともに体外へ排出される．しかし，痰が気道粘膜を覆ってしまうと，正常な線毛運動が妨げられ，激しい咳を誘発したり，病原微生物の感染を引き起こして病気の増悪を招く．

去痰薬の代表的なものに，気道分泌促進薬，システイン誘導体などの気道粘液溶

表Ⅱ-6-3 去痰薬の分類

分類	
気道分泌促進薬	ブロムヘキシン
気道粘液溶解薬	アセチルシステイン
気道粘液修復薬	カルボシステイン
気道潤滑薬	アンブロキソール

解薬，気道粘液修復薬，気道潤滑薬，などがある（**表Ⅱ-6-3**）．

ブロムヘキシン塩酸塩（ブロムヘキシン）は，気道の分泌を促進する．ムチン*を低分子化する働きもあるため，気道粘液溶解薬に分類されることもある．

アセチルシステインなどSH基を有するシステイン誘導体は，痰を低分子化して粘度を下げることで痰を排出しやすくする．ムチンのペプチド鎖を連結しているS-S結合を開裂することで，痰の粘度を下げる．

気道粘液修復薬のカルボシステインは，痰の組成のバランスを調整し，痰を排出しやすくする．痰の中のフコース*の割合を減らして，流動性を改善する．生体内でSH体にならないので，システイン誘導体には含めない．

ブロムヘキシンの活性代謝物のアンブロキソール塩酸塩（アンブロキソール）は，ブロムヘキシンと同様の作用も有するが，肺サーファクタント*の分泌促進作用が強く，気道潤滑薬に分類される．

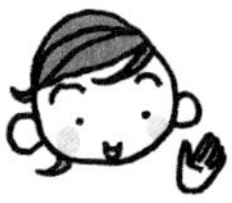

ムチン
痰の粘り気は痰に含まれる糖タンパク質のムチンが原因です．特に，ムチン中のフコースが増えると粘り気が増します．

フコース
海藻の細胞壁に含まれる多糖類です．コンブの粘り気成分として知られています．

肺サーファクタント
肺で分泌され，肺を膨らみやすくしている界面活性作用をもつ物質が肺サーファクタントです．この作用は，石けん水がその界面活性作用によりシャボン玉をつくりやすいこととよく似ています．

参考文献

1）田中千賀子，加藤隆一 編：NEW 薬理学 改訂第６版．南江堂，東京，2011．
2）野村隆英，石川直久 編：シンプル薬理学 改訂第５版．南江堂，東京，2014．
3）倉原優：呼吸器の薬の考え方，使い方．中外医学社，東京，2014．
4）石田甫，大浦清，上崎善規，土肥敏博 編：歯科薬理学 第５版．医歯薬出版，東京，2005．
5）大谷啓一 監，鈴木邦明，戸苅彰史，青木和広，兼松 隆，筑波隆幸 編：現代歯科薬理学 第６版．医歯薬出版，東京，2018．

復習のポイント

- ☐ 喘息はⅠ型アレルギーの１つである．
- ☐ 気管支喘息治療薬はβ_2作用薬，吸入ステロイド，ロイコトリエン受容体拮抗薬，抗コリン薬，キサンチン誘導体，抗アレルギー薬など多くの種類がある．
- ☐ 鎮咳薬には麻薬性のものと，非麻薬性のものがある．
- ☐ 去痰薬の代表的なものに，気道分泌促進薬，システイン誘導体などの気道粘液溶解薬，気道粘液修復薬，気道潤滑薬，などがある．

7章 消化器系に作用する薬物

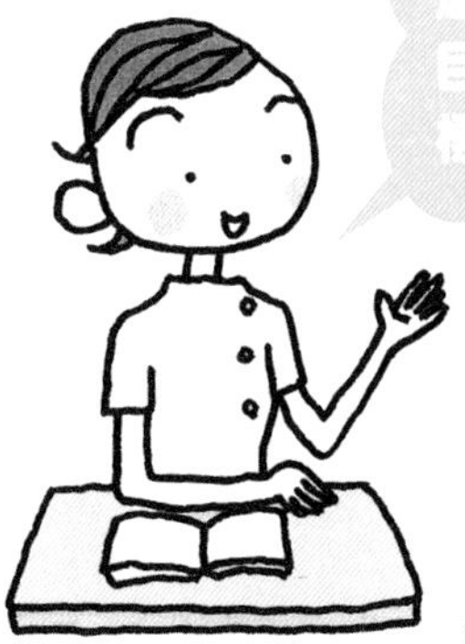

到達目標

❶消化性潰瘍治療薬をあげ，作用機序を説明できる．

❷鎮痙薬について説明できる．

〈キーワード〉

消化性潰瘍治療薬，ヒスタミンH_2受容体拮抗薬，プロトンポンプ阻害薬，鎮痙薬

1—消化器系に作用する薬物

胃の主細胞からはペプシンの前駆体であるペプシノーゲン，壁細胞からは胃酸が分泌される．壁細胞にはムスカリン性受容体，ヒスタミン受容体が存在している．アセチルコリン，ヒスタミンによる刺激により，プロトンポンプ*が活性化され，壁細胞における胃酸分泌は亢進する（**図Ⅱ-7-1**）．

胃酸やタンパク質分解酵素ペプシンの消化作用により，胃などの消化器系の組織に生じた欠損によって，消化性潰瘍は発症する．健康状態では，胃酸などの攻撃因子とプロスタグランジン*などの防御因子のバランスが保たれている．このバランスが崩れ，攻撃因子の働きが防御因子の働きを上回ったときに消化性潰瘍が発症する（**図Ⅱ-7-2**）．

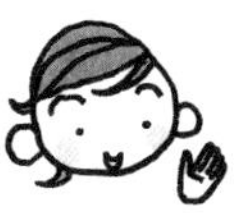

プロトンポンプ

胃の外分泌細胞の1つである壁細胞内からH^+（水素イオン，プロトン）を導管内にくみ出すタンパク質です．導管内では，くみ出されたH^+とCl^-から塩酸（胃酸）がつくり出されます．

Link

プロスタグランジン
p.137-138「3）プロスタグランジン類」

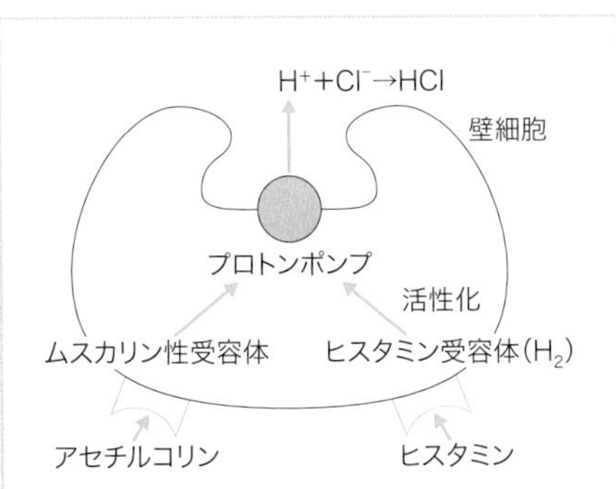

図Ⅱ-7-1　壁細胞

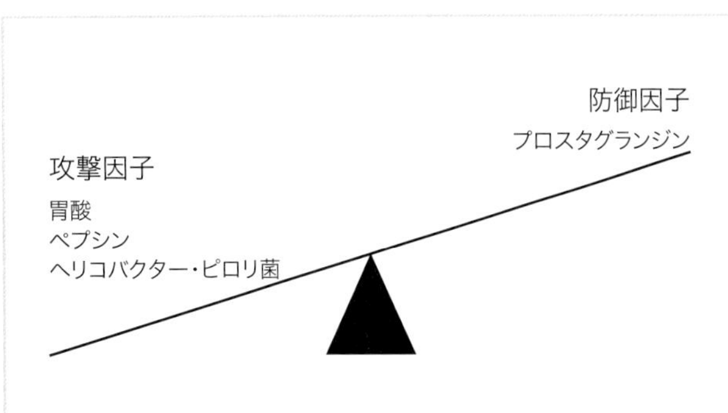

図Ⅱ-7-2　消化性潰瘍発症に関わる因子

表Ⅱ-7-1　消化性潰瘍治療薬の分類

分類	薬物名
制酸薬	酸化マグネシウム，水酸化アルミニウム，炭酸水素ナトリウム
ヒスタミン H_2 受容体拮抗薬	シメチジン
プロトンポンプ阻害薬	オメプラゾール
プロスタグランジン誘導体	ミソプロストール
ヘリコバクター・ピロリ除菌薬	オメプラゾール，アモキシシリン，クラリスロマイシン

1. 消化性潰瘍治療薬

消化性潰瘍治療薬には制酸薬，ヒスタミン H_2 受容体拮抗薬，プロトンポンプ阻害薬，プロスタグランジン誘導体，ヘリコバクター・ピロリ除菌薬などがある．

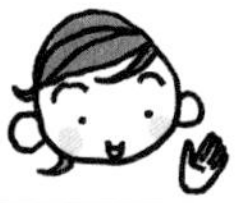

炭酸水素ナトリウム
重曹（じゅうそう）ともよばれます．弱いアルカリ性で，ベーキングパウダー(ふくらし粉）としても使用されます．

Link
テトラサイクリン系　p.166-167「5. テトラサイクリン系」
ヒスタミン受容体のサブタイプ（H_1，H_2）　p.121「1）抗ヒスタミン薬」，p.121 図Ⅱ-9-1「抗ヒスタミン薬によるアレルギー反応抑制とヒスタミン受容体」

1）制酸薬

胃の壁細胞から分泌された胃酸を化学的に中和する．酸化マグネシウムや水酸化アルミニウム，炭酸水素ナトリウム*などが用いられる．テトラサイクリン系*の抗菌薬はマグネシウム，アルミニウム，鉄イオンを含む制酸薬と難溶性のキレートを形成し，吸収が低下するので，制酸薬と併用することは控えるべきである．

2）ヒスタミン H_2 受容体拮抗薬

ヒスタミンの受容体には H_1，H_2 のサブタイプ*が知られている．胃の壁細胞にあるヒスタミン H_2 受容体にヒスタミンが結合すると，胃酸分泌が亢進する．ヒスタミン H_2 受容体拮抗薬のシメチジンなどは，胃酸分泌を抑制する．

Link
酸性非ステロイド性抗炎症薬　p.141-142「1）酸性非ステロイド性抗炎症薬」
ヘリコバクター・ピロリ　『解剖学・組織発生学・生理学』p.99 COFFEE BREAK「胃炎と胃潰瘍」
アモキシシリン　p.165「(2) その他のペニシリン」
クラリスロマイシン　p166「3. マクロライド系」

3）プロトンポンプ阻害薬

プロトンポンプ阻害薬は，胃酸分泌機構の最後のステップであるプロトンポンプを阻害するので，胃酸分泌に強力に拮抗し，ヒスタミン H_2 受容体拮抗薬に抵抗性の消化性潰瘍にも有効である．オメプラゾールなどがある．

4）プロスタグランジン誘導体

胃で合成されるプロスタグランジンには胃粘膜保護作用がある．酸性非ステロイド性抗炎症薬*はアラキドン酸カスケードによるプロスタグランジンの産生を抑制するので，胃腸障害の副作用がある．ミソプロストールは胃酸分泌抑制作用を示す．

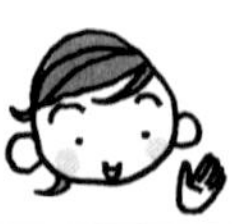

メトロニダゾール
抗原虫薬，抗菌薬です．クラリスロマイシンを使用した一次除菌が不成功の場合の二次除菌でクラリスロマイシンの代わりに使用します．

5）ヘリコバクター・ピロリ除菌薬

ヘリコバクター・ピロリ*は胃粘膜に生息するグラム陰性桿菌であり，難治性の消化性潰瘍の発生と関係する．除菌にはプロトンポンプ阻害薬と2種類の抗菌薬（アモキシシリン*，クラリスロマイシン*あるいはメトロニダゾール*）の3剤併用療法を行う．

2. 鎮痙薬

Link
ブチルスコポラミン臭化物 p.78「1）抗コリン薬」

副交感神経が刺激されると，腸管の運動は亢進する．腹痛は腸管運動の異常亢進によるところが多い．腸管の異常な痙攣を抑える薬を鎮痙薬とよぶ．ムスカリン性受容体遮断薬のブチルスコポラミン臭化物*が用いられる．

COFFEE BREAK

ストレスと胃潰瘍

ストレスで胃がキリキリするなど，胃がストレスの影響を受けやすいことは多くの人が体験しています．ストレスは延髄から迷走神経を介して副交感神経の活動を活発にし，攻撃因子であるアセチルコリンの副交感神経終末からの放出を促進します．

COFFEE BREAK

バリウム検査

胃癌や食道癌の早期発見を目的として人間ドックなどで胃のエックス線写真検査（バリウム検査）が行われます．胃の造影のためにバリウムを飲む前に抗コリン薬の注射が行われますが，これは副交感神経の働きを抑えることで胃や腸の運動を抑制してバリウムを見やすくするためです．

参考文献

1）田中千賀子，加藤隆一 編：NEW 薬理学 改訂第６版．南江堂，東京，2011．
2）野村隆英，石川直久 編：シンプル薬理学 改訂第５版．南江堂，東京，2014．
3）石田甫，大浦清，上崎善規，土肥敏博 編：歯科薬理学 第５版．医歯薬出版，東京，2005．
4）大谷啓一 監，鈴木邦明，戸苅彰史，青木和広，兼松　隆，筑波隆幸 編：現代歯科薬理学 第６版．医歯薬出版，東京，2018．

復習のポイント

- 消化性潰瘍は攻撃因子と防御因子のバランスが崩れたときに発症する．
- 消化性潰瘍治療薬には制酸薬，ヒスタミン H_2 受容体拮抗薬，プロトンポンプ阻害薬，プロスタグランジン誘導体，ヘリコバクター・ピロリ除菌薬などがある．
- 鎮痙薬として，ムスカリン性受容体遮断薬のブチルスコポラミンが用いられる．

8章 血液に作用する薬物

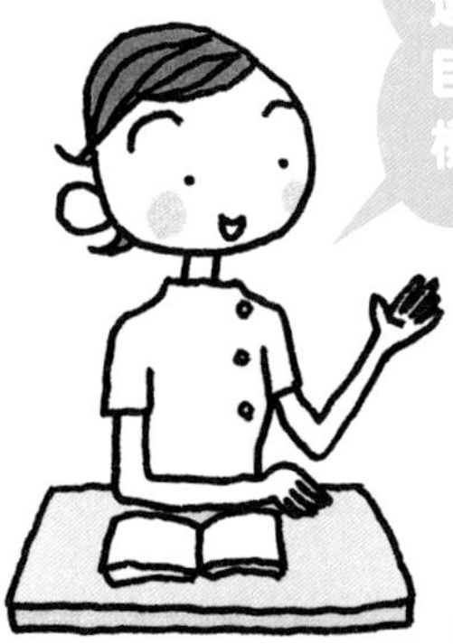

到達目標

❶止血機構について説明できる.
❷主な局所性止血薬をあげ，作用機序を説明できる.
❸主な全身性止血薬をあげ，作用機序を説明できる.
❹主な抗血栓薬をあげ，作用機序を説明できる.

〈キーワード〉
一次止血，二次止血，フィブリノーゲン，トロンビン，線溶系，局所性止血薬，全身性止血薬，抗血栓薬

1 ―止血機構*

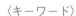

Link 止血機構 『解剖学・組織発生学・生理学』p.118-120「3. 血液の凝固と溶解」

1．止血の流れ

血管が損傷して出血すると，損傷部位に血栓が形成される．この仕組みが止血機構である．

止血は，血小板が関与する一次止血と，血液凝固因子が関与する二次止血に分けられる（図Ⅱ-8-1）．止血の後，血栓が溶かされる仕組み（線溶という）にはプラスミンが働く．

1）一次止血

血小板がフィブリノーゲンにより凝集する「とりあえずの止血」である．

一次止血は血小板の①粘着，②トロンボキサンの放出，③凝集の３段階からなる（表Ⅱ-8-1）.

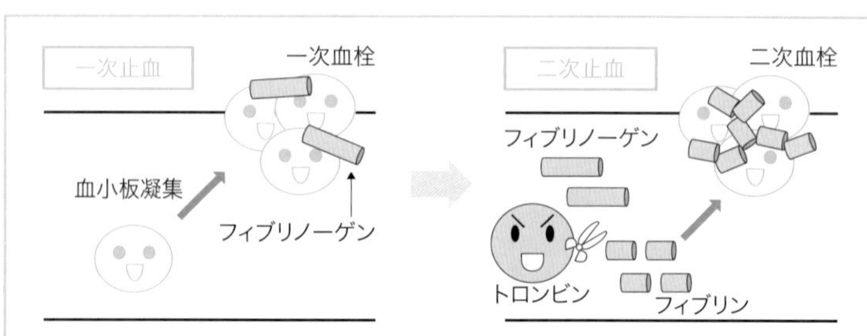

図Ⅱ-8-1　一次止血と二次止血

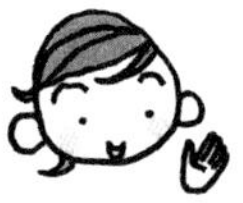

フォン・ヴィレブランド病
先天性の血中フォン・ヴィレブランド因子の異常により，血小板の血管への粘着が不良となり，一次止血に障害をきたし出血しやすくなる疾患のことです．

表Ⅱ-8-1　一次止血の３段階

	機序	疾患
粘着	血小板はフォン・ヴィレブランド因子を介して血管壁に結合	フォン・ヴィレブランド病*
放出	活性化した血小板はアラキドン酸カスケードによりトロンボキサンを放出	
凝集	血小板が一次血栓を形成	

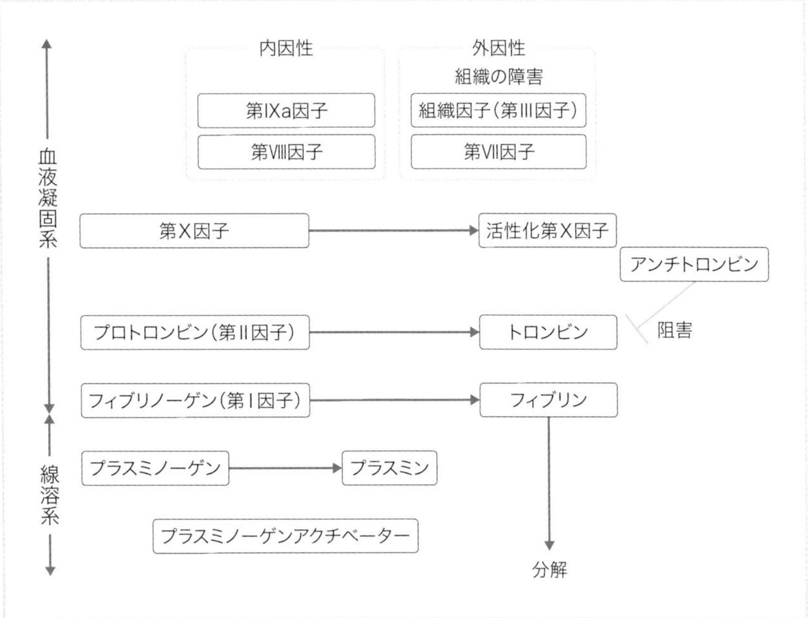

図Ⅱ-8-2　血液凝固系と線溶系

2）二次止血

種々の血液凝固因子の働きにより，血漿中のフィブリノーゲンをトロンビンが切断することで，不溶性のフィブリンになり，血小板とともにより強固な血栓を形成する．「しっかりとした止血」である．

トロンビン活性化の過程（プロトロンビンがトロンビンになる過程）には，内因性，外因性２つの経路がある．どちらの経路も活性化第Ｘ因子によるトロンビンの活性化に至る道のりである．内因性経路では第Ⅷ，Ⅸa 因子が，外因性経路では組織因子（第Ⅲ因子）と第Ⅶ因子が重要な役割を果たす（**図Ⅱ-8-2**）．また，両経路において Ca^{2+}（第Ⅳ因子）が重要な役割を果たしている．

3）線溶系

プラスミノーゲンアクチベーターによって活性化されたプラスミノーゲンはプラスミンとなり，フィブリンを分解する．

2. 血液凝固因子（表Ⅱ-8-2）

血液凝固因子は現在，12因子が知られている．これらの血液凝固因子が複雑に連鎖反応を起こして，凝固過程が進行する．第Ⅷ因子，第Ⅸ因子の活性が先天的に低下しているのがそれぞれ，血友病*A とBである．第Ⅷ因子製剤，第Ⅸ因子製剤などの凝固因子製剤をそれぞれの疾患の治療に用いる．

表Ⅱ-8-2　主な血液凝固因子

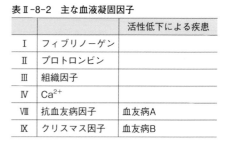

		活性低下による疾患
Ⅰ	フィブリノーゲン	
Ⅱ	プロトロンビン	
Ⅲ	組織因子	
Ⅳ	Ca^{2+}	
Ⅷ	抗血友病因子	血友病A
Ⅸ	クリスマス因子	血友病B

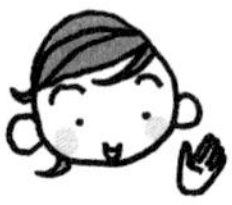

血友病
第Ⅷ因子，第Ⅸ因子など内因性経路の異常により，出血しやすくなる疾患です．内因性経路の指標である活性化部分トロンボプラスチン時間が延長します．

3. 止血機構の異常による疾患

フォン・ヴィレブランド病や血友病など，止血機構の異常による疾患をもった患者の抜歯などでは，特に注意が必要である．

2 —血液に関連する薬物

1. 止血薬

出血は通常，血液凝固系が働いて止血されるため，特別な薬物処置は行われない．しかしながら，速やかに出血を抑えたい場合などに止血薬が使用される．止血薬は局所性止血薬と全身性止血薬に大別される．

1）局所性止血薬

(1) 外用止血薬

外用止血薬は外科手術，抜歯時における止血に用いる．

吸収性ゼラチンスポンジや酸化セルロース，アルギン酸ナトリウムが用いられる．ゼラチンスポンジは，血小板を崩壊させて，凝固因子を放出させる働きがある．また，吸水性が高いため，膨張して周囲の組織を圧迫することにより止血作用を示す．酸化セルロースはヘモグロビンと親和性があり，凝固塊をつくって止血する．また，組織に吸収され，適応後1〜3週間で消失する．アルギン酸ナトリウムは血液中のカルシウムと結合して不溶性のアルギン酸カルシウムを形成する．

(2) トロンビン

トロンビンはフィブリノーゲンに作用して，フィブリンを生成させる．血液を凝固するため，注射により適用することは禁止されており，外用薬として局所に適用する．

2）全身性止血薬

(1) ビタミンK*

Link
ビタミンK p.67-68「4）ビタミンK」

ビタミンKの欠乏によって，ビタミンK依存性凝固因子*の合成が阻害されたことにより血液凝固が抑制されているときは，ビタミンKの補充療法が行われる．

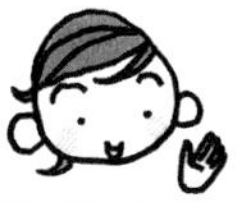

ビタミンK依存性凝固因子
肝臓で第Ⅱ，Ⅶ，Ⅸ，Ⅹ因子がつくられる際にはビタミンKが必要であり，ビタミンKが欠乏するとこれらの因子の産生が減少して凝固時間が延長します．

(2) 血管強化薬

脆弱（ぜいじゃく）になった毛細血管壁を強化する薬物である．

①アドレノクロム製剤

カルバゾクロムスルホン酸ナトリウム水和物（カルバゾクロム）が用いられる．毛細血管透過性を抑制し，血管抵抗性を高める．

②ビタミンC*（アスコルビン酸）

Link
ビタミンC p.68「2）ビタミンC（アスコルビン酸）」

ビタミンCは血管壁におけるコラーゲンの合成に必要である．欠乏すると，コラーゲンの質的，量的な低下を生じ，血管脆弱化による出血傾向を示す．

(3) 抗プラスミン薬

トラネキサム酸や ε（イプシロン）-アミノカプロン酸はプラスミンによるフィブリン分解を抑制し，止血に働く．

2．抗血栓薬

Link
虚血，動脈硬化，心筋梗塞 p.98-99「❹ 狭心症治療薬」

血栓は大きくなると循環不全を引き起こし，その領域に虚血*，壊死が起こる．血栓が引き起こす病気に動脈硬化*や心筋梗塞*，脳梗塞などがあり，このような血栓症の治療に抗血栓薬が使用される（**表Ⅱ-8-3**）．

1）抗凝固薬

(1) ヘパリンナトリウム（ヘパリン）

血液中のアンチトロンビン（トロンビンの阻害物質）に結合することにより，アンチトロンビンの働きを促進し，トロンビンの働きを阻害するのがその機序であり，

表Ⅱ-8-3 抗血栓薬の分類

	抗血小板薬	抗凝固薬		血栓溶解薬
目的	血栓形成を抑制する			形成された血栓を溶解する
薬物名	アスピリン	ヘパリン	ワルファリン	tPA
作用機序	血小板凝集の阻害	トロンビンの阻害	ビタミンK依存性凝固因子の合成を阻害	プラスミノーゲンの活性化
投与法	経口	注射	経口	注射
作用発現	早い	早い	遅い（3～4日）	早い
持続時間	1週間	数時間	数日	数分
適応	心筋梗塞，脳梗塞など動脈血栓	採血，血液の体外循環，DIC	静脈血栓が肺や脳の血管を塞ぐ塞栓	心筋梗塞，脳梗塞の初期治療
作用の指標	—	—	PT-INR	—
その他の特徴	大量の投与では血小板凝集を促進	試験管内でも働く		

速効性である．

心臓手術などの血液体外循環には欠かせない薬物であり，ほかにも播種性血管内凝固症候群（DIC*）に対して重要な治療薬となっている．

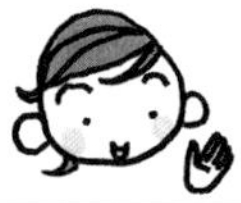

DIC
全身に血栓が生じた結果，凝固因子が大量に消費され，出血しやすくなった状態です．

ヘパリンは消化管から吸収されないため，経口投与は無効である．

(2) ワルファリンカリウム（ワルファリン）

ワルファリンは，ビタミンKと構造が類似しており，肝臓でのビタミンKの代謝を阻害する．したがって，プロトロンビンなどのビタミンK依存性凝固因子の合成が阻害され，血液凝固を抑制する．

Link
ワルファリンと酸性NSAIDsの併用　p.34「2) 分布過程の相互作用」

ワルファリンは消化管から吸収されるので，経口で用いられる．ヘパリンとは異なり血液凝固阻害作用は試験管内では認められない．一定の作用が現れるには3～4日間の時間を要する，すなわち遅効性である．

ワルファリンと酸性非ステロイド性抗炎症薬（酸性NSAIDs）とを併用*すると，出血傾向が増強されることがあるので注意を要する．ワルファリン服用患者の抜歯では，PT-INR*の検査が必要である．

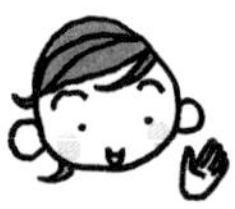

PT-INR
外因性経路の指標であるプロトロンビン時間を国際的に標準化した数値に置き換えたものです．ワルファリン投与により外因系が阻害され，プロトロンビン時間が延長します．ワルファリンによる抗凝固療法のコントロール推奨値は一般にPT-INR=2.0～3.0とされています．

また，ワルファリン服用時は，納豆などのビタミンKを多く含む食品を同時に摂らないようにする．

2）抗血小板薬

アスピリン*はアラキドン酸カスケードに働き，シクロオキシゲナーゼを阻害することでトロンボキサンの産生を抑制する．少量の投与で血小板凝集を阻害し，種々の血栓の予防に用いられる．大量の投与では逆に血小板凝集を亢進させるので注意が必要である．

Link
アスピリン　p.142「① アスピリン」

3）血栓溶解薬

生体内プラスミンの活性化により，すでに形成された血栓フィブリン溶解を促進するものである．組織型プラスミノーゲンアクチベーター（tPA）が遺伝子工学的に大量生産され臨床に供されている（**図Ⅱ-8-3**）．

COFFEE BREAK

エコノミークラス症候群

飛行機や車の運転など，長時間同じ姿勢で座ったりしているときに注意したいのが旅行者血栓症（エコノミークラス症候群）です．血液の流れが悪くなった足の静脈に血栓ができ，それが血液の流れに乗って肺の動脈まで運ばれ，詰まらせて生じます．旅行者血栓症のような静脈に血栓ができる病気と，脳梗塞や心筋梗塞のような動脈に血栓ができる病気では病態や治療法も異なります．動脈血栓は血小板凝集が主体となっており，一方静脈血栓では血液凝固因子による凝固機構の亢進が大きく関与しています．

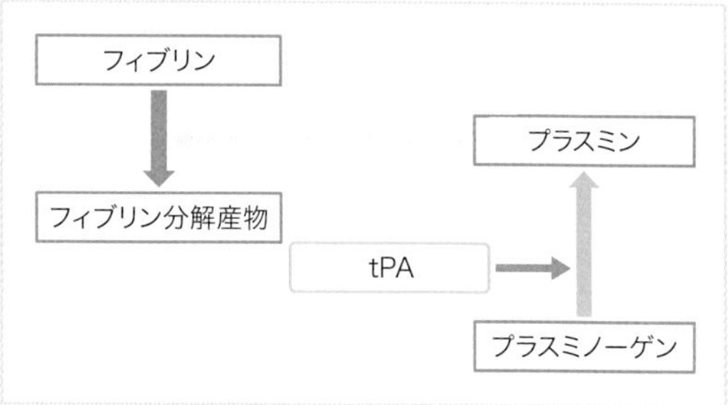

図Ⅱ-8-3 線溶系の流れ

3. 抗貧血薬

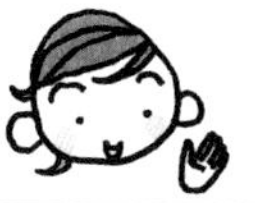

エリスロポエチン
腎臓で生成されるサイトカインであり，赤血球の分化を促進します．

貧血には，鉄欠乏性貧血，巨赤芽球性貧血（悪性貧血），再生不良性貧血，エリスロポエチン欠乏性貧血などがある．治療には，鉄剤，ビタミン製剤，エリスロポエチン*などが使用される．

参考文献

1）田中千賀子，加藤隆一 編：NEW 薬理学 改訂第 6 版．南江堂，東京，2011．
2）野村隆英，石川直久 編：シンプル薬理学 改訂第 5 版．南江堂，東京，2014．
3）石田甫，大浦清，上崎善規，土肥敏博 編：歯科薬理学 第 5 版．医歯薬出版，東京，2005．
4）大谷啓一 監，鈴木邦明，戸苅彰史，青木和広，兼松 隆，筑波隆幸 編：現代歯科薬理学 第 6 版．医歯薬出版，東京，2018．

学習のポイント

- [ ] 止血は一次止血，二次止血からなる．止血後に線溶系により血栓が溶解される．
- [ ] 血液凝固には，内因性経路と外因性経路がある．
- [ ] フォン・ヴィレブランド病や血友病など，止血機構の異常による疾患をもった患者の抜歯などでは，特に注意が必要である．
- [ ] 止血薬は局所性の止血薬と全身性の止血薬に分類される．
- [ ] 局所性止血薬には吸収性ゼラチンスポンジ，酸化セルロース，アルギン酸ナトリウム，トロンビンなどがある．
- [ ] 全身性止血薬にはビタミン K，アドレノクロム，ビタミン C，トラネキサム酸などがある．
- [ ] プロトロンビン，第Ⅶ，Ⅸ，Ⅹ因子はビタミン K 依存性凝固因子である．
- [ ] 抗血栓薬にはヘパリン，ワルファリン，アスピリンなどがある．
- [ ] ヘパリンは血液中のアンチトロンビンの作用を促進することにより，トロンビンの働きを阻害する．

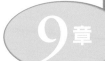

9章 免疫と薬

到達目標

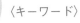

❶免疫増強薬の適応症と，主な薬物について概説できる．
❷免疫抑制薬の適応症と，主な薬物について概説できる．
❸抗アレルギー薬の適応症と，主な薬物について概説できる．

〈キーワード〉
免疫増強薬，サイトカイン，免疫抑制薬，シクロホスファミド水和物，シクロスポリン，抗アレルギー薬，抗ヒスタミン薬，ジフェンヒドラミン塩酸塩

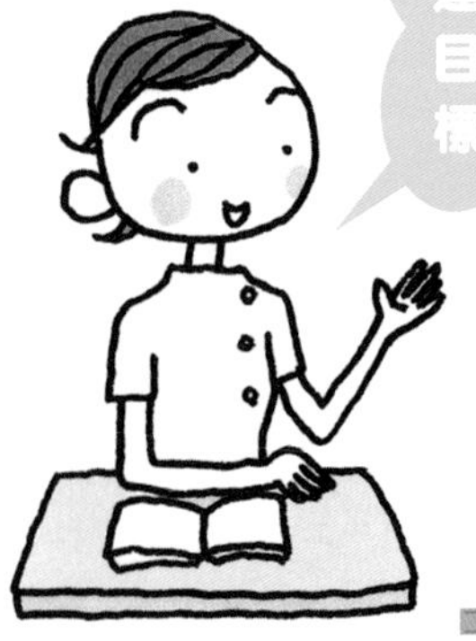

人類は種々の伝染病に脅かされていたが，その多くに対しては一度感染すると二度と感染しないか，軽症ですむ．この病原微生物を排除する機能が免疫*である．今日では，免疫は，病原微生物に限らず，自分のからだにあるもの（自己）と，そうでないもの（非自己）とを識別し，非自己を体外に排除する生体反応であると理解されている．免疫反応を引き起こす非自己成分を抗原という．免疫は生体の重要な防御反応である．

免疫機能が低下した免疫不全症には免疫増強薬が使用される．また，自己成分に対して免疫応答が起こる自己免疫疾患や，移植臓器に対する拒絶反応には，免疫抑制薬が使用される．免疫応答が生体に不利に働くアレルギーには，抗アレルギー薬が使用される．本章では，これら免疫に関連する薬物について学ぶ．

Link

免疫　免疫については，『微生物学』p.74-109「3章 宿主防御機構と免疫」および『病理学・口腔病理学』p.43-59「I編6章 炎症と免疫応答異常」に詳述されているので，本章では，薬理学に関連する事項を中心に記載します．

1―免疫応答のメカニズム

免疫担当細胞には，T細胞とB細胞からなるリンパ球，マクロファージ，樹状細胞，ナチュラルキラー(NK) 細胞などがある．抗原に対する免疫応答には，免疫担当細胞が産生する抗体が主役となる液性免疫と，免疫担当細胞が主役となる細胞性免疫がある．

液性免疫と細胞性免疫によって生体は防御され，サイトカインは両者を調節する．細胞性免疫においては，サイトカインはキラーT細胞，マクロファージやNK細胞を活性化する．

2 — 免疫に関連する薬物

1．免疫増強薬

免疫不全症には，先天的に免疫機構に異常のある先天的免疫不全症と，ヒト免疫不全ウイルス（HIV）の感染により発症する後天性免疫不全症候群（エイズ，AIDS）のような後天的免疫不全症がある．免疫不全症では，感染に対する抵抗力が低下する．また，重症感染症や，悪性腫瘍に罹患（りかん）した患者も抵抗力が低下する．

免疫増強薬は，免疫担当細胞の分化や機能に影響を及ぼし，免疫機構を刺激し調節することによって，生体の抵抗力を増強する．サイトカインや細菌由来製剤などがあり，通常は化学療法薬*と併用される．

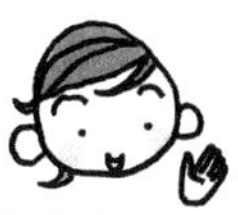

化学療法薬
抗感染症薬や抗悪性腫瘍薬のうち，化学的に合成されたものを化学療法薬といいます．ここでは，抗菌薬や抗がん薬のことです．

遺伝子組換え技術によるサイトカイン製造
大腸菌，酵母，動物細胞などにサイトカインの遺伝子を組み込んでサイトカインを産生させ，薬物として使用します．

1）サイトカイン

サイトカインとは，免疫担当細胞だけでなく，種々の細胞から産生される生理活性物質の総称である．現在はほとんどのサイトカインが遺伝子組換え技術の進展によって製造*され，薬物として使用されている．生体内物質ではあるが，多様な副作用を示すため，注意が必要である．

(1) インターフェロン（IFN）

α，β，γ の3種類に分類される．いずれもリンパ球の増殖・活性化作用を有し，抗ウイルス，抗腫瘍作用も示す．IFN-α と β はB型やC型肝炎の治療に，α，β，γ いずれも悪性腫瘍の治療に使用されている．

(2) インターロイキン-2（IL-2）

IL-2の遺伝子組換え体製剤が抗悪性腫瘍薬として使用される．

(3) コロニー刺激因子（CSF）

顆粒球（かりゅうきゅう）*コロニー刺激因子（G-CSF）やマクロファージコロニー刺激因子（M-CSF）が薬物として使用されている．G-CSFは，好中球の分化・増殖を促進し，がん化学療法後の好中球減少時や再生不良性貧血などに使用される．M-CSFは，骨髄移植後の顆粒球増加促進とがん化学療法後の顆粒球減少時に使用される．

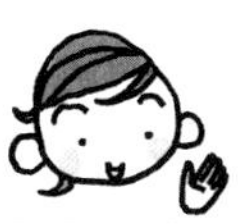

顆粒球
白血球のうち好中球，好酸球，好塩基球を顆粒球とよびます．顆粒球は細菌やウイルスを直接攻撃します．

抗悪性腫瘍溶連菌製剤（OK432）
Streptococcus hemolyticus を加熱して弱毒化させた溶連菌製剤です．マクロファージの活性化サイトカイン産生の促進，腫瘍細胞に対する免疫機能の活性化が報告されています．

2）非特異的免疫賦活薬

マクロファージの活性化やサイトカインの産生を誘導する物質として，真菌由来の多糖類，細菌由来のリポ多糖（LPS），抗悪性腫瘍溶連菌製剤（OK432）*，結核菌の細胞壁成分（ムラミルジペプチド：MDP）などが，各種の悪性腫瘍の治療に用いられている．

2. 免疫抑制薬

Link
自己免疫疾患 『病理学・口腔病理学』p.56-57「3. 自己免疫疾患」
拒絶反応 『病理学・口腔病理学』p.57-58「5. 移植免疫」

自己免疫疾患*では，自己組織に対する抗体が血液中に出現する．全身性の自己免疫疾患として全身性エリテマトーデスや関節リウマチがあり，臓器特異的な自己免疫疾患として橋本病，シェーグレン症候群などがある．

自己免疫疾患や，臓器移植（腎移植，肝移植，骨髄移植など）における拒絶反応*の予防や治療に，以下のような免疫抑制薬が使用される．

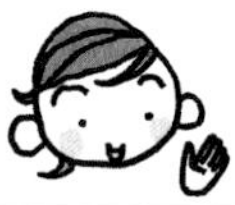

アルキル化
DNAにアルキル基（一般式がC_nH_{2n+1}で表される炭素と水素からなる基）を結合させることです．

1）アルキル化薬

DNAをアルキル化*して，DNA複製を阻害することにより作用する抗悪性腫瘍薬*であるが，骨髄系の細胞増殖も抑制するため，免疫抑制作用を示す．シクロホスファミド水和物は造血幹細胞移植の前治療や，自己免疫疾患の治療に使用される．

Link
抗悪性腫瘍薬 p.126「3）アルキル化薬」，p.125「(1) 葉酸代謝拮抗薬」

2）代謝拮抗薬

(1) アザチオプリン

プリン代謝拮抗薬として核酸合成を阻害し，リンパ系細胞の増殖を抑制する．腎移植時の拒絶反応の予防に使用される．

(2) ミゾリビン

アザチオプリンと同様に，リンパ系細胞の増殖を抑制する．腎移植時の拒絶反応の予防，原発性ネフローゼ症候群，ループス腎炎，関節リウマチなどに使用される．

(3) メトトレキサート

葉酸代謝拮抗薬として核酸合成を阻害する抗悪性腫瘍薬*であるが，低用量で関節リウマチなどの自己免疫疾患に使用される．

3）糖質コルチコイド

Link
糖質コルチコイド p.70-71「1）糖質コルチコイド」
ステロイド性抗炎症薬 p.138-140「1. ステロイド性抗炎症薬」

糖質コルチコイド*は，免疫や炎症反応の生理的な抑制因子である．免疫系に対する作用機序としては，リンパ球のアポトーシスの誘導，T細胞の活性化抑制，IL-2などのサイトカイン産生の抑制などが考えられている．

関節リウマチ，膠原病（こうげんびょう），気管支喘息，薬物アレルギー，種々の皮膚疾患などに使用されるが，ステロイド性抗炎症薬*の示す多くの副作用がある．

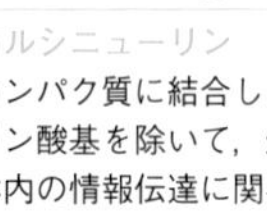

カルシニューリン
タンパク質に結合したリン酸基を除いて，生体内の情報伝達に関与する酵素です．

4）シグナル伝達阻害薬

(1) シクロスポリン

シクロスポリンは，骨髄抑制をほとんど示さずに強い免疫抑制作用を示す．作用はT細胞に特異的で，抗原刺激によるカルシニューリン*の活性化を阻害する．その結果，刺激伝達経路が遮断され，IL-2などのサイトカインの遺伝子発現が抑制される．

腎移植，肝移植，骨髄移植における拒絶反応*の抑制を目的に使用される．また，ベーチェット病や関節リウマチ，全身性エリテマトーデスなどの自己免疫疾患にも使用される．連用による副作用に歯肉増殖症*がある．

Link 歯肉増殖症 p.42「1）歯肉増殖症」

(2) タクロリムス水和物（FK506）

作用機序はシクロスポリンに類似しており，臨床適用も同様である．

3．抗アレルギー薬

Link アレルギー 『微生物学』p.103-108「❺ アレルギー（過敏症）」

免疫応答が生体に病気を引き起こす場合をアレルギー*とよび，発生機序によりⅠからⅣ型に分類される．Ⅰ型は抗原が生体に侵入してから数分から数時間で症状が発現するため，即時型アレルギーともよばれる．場合により，呼吸困難やショックなどの全身症状を伴うアナフィラキシーショックを引き起こす．

抗アレルギー薬は，主にⅠ型アレルギーの症状を抑える薬物である．ケミカルメディエーターの合成や遊離の阻害，受容体拮抗などの作用機序により効果を示す．気管支喘息(ぜんそく)，アトピー性皮膚炎，蕁麻疹(じんましん)，アレルギー性鼻炎，花粉症などのアレルギー性皮膚疾患が適応となり，これらの発症にはヒスタミンの関与が重要である．

1）抗ヒスタミン薬

ヒスタミン受容体にはH_1からH_4受容体の4種類がある．ヒスタミンによる平滑筋の収縮，血管拡張，血管透過性の亢進など，アレルギー反応に関与するのはH_1受容体である．ヒスタミンがH_1受容体に結合すると，即時型の急性炎症反応を示す．

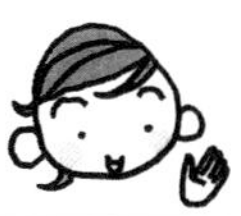

H_1受容体拮抗薬
ヒスタミンの作用である胃酸分泌促進作用はH_2受容体を介するものなので，抗ヒスタミン薬では遮断されません（p.110「2）ヒスタミンH_2受容体拮抗薬」参照）．

抗ヒスタミン薬とよぶ場合はH_1受容体拮抗薬*を指す．抗ヒスタミン薬は，H_1受容体に特異的に結合してヒスタミンの作用を競合的に拮抗する（図Ⅱ-9-1）．その結果，局所の炎症反応を抑えるため，種々のアレルギー疾患の対症療法に使用される．

Link 気管支喘息 p.107「6．抗アレルギー薬」

抗ヒスタミン薬は，血液脳関門を通過して中枢神経系作用を示す第一世代と，中枢神経系作用の少ない第二世代に分けられる．第一世代の薬物にはジフェンヒドラミン塩酸塩，クロルフェニラミンマレイン酸塩，プロメタジン塩酸塩などがある．抗コリン作用を示し痰が粘稠になるので気管支喘息*には用いられない．また，眠気の副作用が強い．

第二世代の薬物には多くの薬物があり，H_1受容体拮抗作用に加えて，各種ケミカルメディエーターの遊離抑制作用ももつ．抗コリン作用は弱いので気管支喘息にも用いられる．

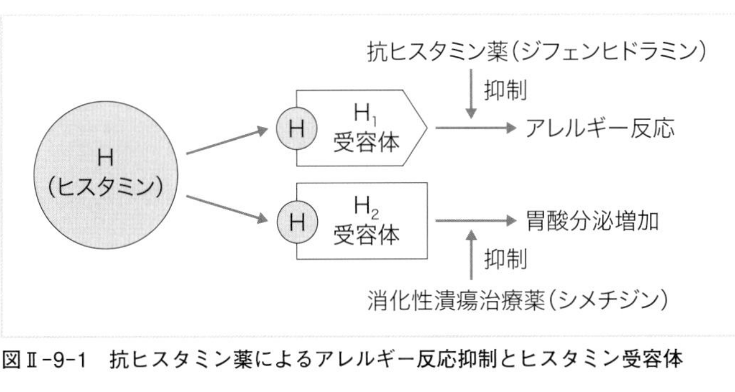

図Ⅱ-9-1　抗ヒスタミン薬によるアレルギー反応抑制とヒスタミン受容体

Link
クロモグリク酸ナトリウム　p.107「6. 抗アレルギー薬」

2）ケミカルメディエーター遊離抑制薬

クロモグリク酸ナトリウム*やトラニラストは，肥満細胞の細胞膜を安定化させ，ヒスタミンなどの炎症反応を誘発するケミカルメディエーターの遊離を抑制する．

3）トロンボキサン A_2 合成阻害薬

Link
トロンボキサン合成酵素　p.136-137「2. アラキドン酸カスケード」

オザグレル塩酸塩水和物はトロンボキサン合成酵素*阻害薬である．気管支平滑筋収縮作用をもつトロンボキサン A_2 の産生を抑制することにより，気管支喘息の治療に使用される．

Link
ロイコトリエン　p.106「3. ロイコトリエン受容体拮抗薬」，p.138「4) ロイコトリエン類」

4）ロイコトリエン受容体拮抗薬

ロイコトリエン*は気管支平滑筋を強く収縮させる．プランルカスト水和物は，ロイコトリエン受容体拮抗薬であり，気管支喘息治療に使用される．

Link
糖質コルチコイド　p.70-71「1) 糖質コルチコイド」，p.138-140「1. ステロイド性抗炎症薬」

5）糖質コルチコイド*

強力な免疫抑制作用，抗炎症作用，抗アレルギー作用により，Ⅰ型からⅣ型のすべてのアレルギー反応に有効である．

4. ワクチン

Link
ワクチン　『微生物学』p.90-91「5. ワクチン」

細菌やウイルスの感染に対する予防薬として，ワクチン*が使用される．

参考文献

1）大谷啓一 監，鈴木邦明，戸苅彰史，青木和広，兼松　隆，筑波隆幸 編：現代歯科薬理学 第6版（p.294-305「25章　免疫機能に影響する薬物」）．医歯薬出版，東京，2018．
2）全国歯科衛生士教育協議会 監：最新歯科衛生士教本　疾病の成り立ち及び回復過程の促進 2 微生物学（p.74-109「3章　宿主防御機構と免疫」）．医歯薬出版，東京，2011．
3）全国歯科衛生士教育協議会 監：最新歯科衛生士教本　疾病の成り立ち及び回復過程の促進 1 病理学・口腔病理学（p.43-59「Ⅰ編6章　炎症と免疫応答異常」）．医歯薬出版，東京，2012．

復習のポイント

- [ ] 免疫不全症，重症感染症や悪性腫瘍に罹患した抵抗力の低下には，免疫増強薬を使用する．
- [ ] 免疫増強薬には，サイトカインや非特異的免疫賦活薬がある．
- [ ] 自己免疫疾患や，臓器移植における拒絶反応の予防や治療に免疫抑制薬を使用する．
- [ ] 免疫抑制薬には，アルキル化薬，代謝拮抗薬，糖質コルチコイド，シグナル伝達阻害薬がある．
- [ ] シクロスポリンの連用による副作用に歯肉増殖症がある．
- [ ] 抗アレルギー薬には，抗ヒスタミン薬，ケミカルメディエーター遊離抑制薬，糖質コルチコイドなどがある．

10章 悪性腫瘍と薬

到達目標

❶良性腫瘍と悪性腫瘍の違いを説明できる.
❷主な抗悪性腫瘍薬をあげ，作用機序を説明できる.
❸抗悪性腫瘍薬の副作用を説明できる.

〈キーワード〉
悪性腫瘍，ピリミジン代謝拮抗薬，白金製剤，分子標的薬，副作用，粘膜炎，周術期口腔機能管理

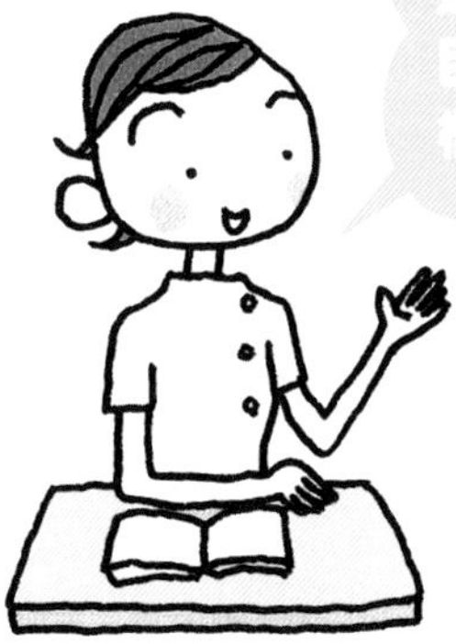

1 — 悪性腫瘍とは

1. 良性腫瘍と悪性腫瘍

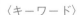

Link 腫瘍 『病理学・口腔病理学』p.60-63「❶腫瘍の発生」，p.63-66「❷腫瘍の種類と性質」，『口腔外科学・歯科麻酔学』p.97-98「❶腫瘍とは」

腫瘍*（新生物）とは，生体の制御を離れて自律的な増殖をするようになった細胞の集団をいい，その性状から良性腫瘍と悪性腫瘍に分けられる（**表Ⅱ-10-1**）．良性腫瘍は周囲組織と明瞭な境界をもったまま増殖するのに対し，悪性腫瘍（がん）は周囲組織に浸潤して増殖するため，周囲組織との境界が不明瞭で，周囲組織に触れると硬結（しこり）がみられる．

悪性腫瘍はさらに，その発生組織から癌腫と肉腫に分けられる．癌腫は上皮組織から発生したものをいい，肺癌，胃癌，大腸癌，口腔癌などがある．一方，肉腫はそれ以外の間葉組織（線維，骨など）から発生したものをいい，線維肉腫，骨肉腫などがある．

表Ⅱ-10-1　良性腫瘍と悪性腫瘍の特徴

	良性腫瘍	悪性腫瘍
発育形式	膨張性	浸潤性
発育速度	緩　慢	迅　速
転　移	な　し	多　い
再　発	ま　れ	多　い
潰瘍形成	少ない	多　い
周囲組織の硬結	少ない	多　い
知覚障害	ま　れ	多　い
細胞異型性	軽　度	著　明

（井上孝ほか編著：みてみよう口腔疾患の病因と病態 1．医歯薬出版，東京，1994．より改変）

悪性腫瘍の表記には，「歯肉癌」のように漢字によるものと，「がんセンター」のように平仮名によるものがある．「癌」は一般的に「上皮性の悪性腫瘍」を指し，「がん」は白血病，悪性リンパ腫および肉腫などの「非上皮性悪性腫瘍」と上皮性も含めたすべての悪性腫瘍の総称として使われる．

悪性腫瘍のうち，胃癌は内視鏡，肺癌はエックス線撮影などの検査を行わないと発見できないが，口腔癌，乳癌，皮膚癌は視診や触診によっても発見することが可能である．したがって，歯科医療従事者は，患者の口腔内全体を観察する習慣をもち，粘膜の異常などを早期に発見し，早期治療に結び

つけることが重要である．また，周術期の口腔衛生管理は歯科衛生士の新たな業務として位置づけられている．

2. 悪性腫瘍の治療法

頭頸部癌・口腔癌の標準的治療として，手術療法，放射線療法，抗癌化学療法（抗悪性腫瘍薬の投与）が行われている．

1）導入化学療法（Induction Chemotherapy または Neoadjuvant Chemotherapy：NAC）

手術，放射線療法の前に化学療法を施行し，手術，放射線治療の成績向上を期待する．

（1）導入化学療法の目的

①腫瘍を退縮させ，手術または放射線療法の治療成績を高める．

②導入化学療法施行後に，腫瘍がきわめて退縮した場合は放射線治療による根治（こんち）術が可能となるため，機能温存が図れる．

③存在すると推察される遠隔転移細胞に対して効果がある．

（2）主な導入化学療法

①シスプラチン（CDDP）と 5-フルオロウラシル（5-FU）

②シスプラチンと 5-フルオロウラシルおよびタキソテール®

2）化学療法・放射線同時併用療法（Concurrent Chemoradiotherapy：CCRT）

放射線治療と同時にシスプラチンなどによる化学療法を施行する．

①併用により治療効果が増加することによって，根治的効果が認められるときは機能温存につながる．

②存在すると推察される遠隔転移細胞に対して効果がある．

3）維持化学療法

手術，放射線治療などでがん根治治療が終了した後に，再発，遠隔転移を防ぐために継続する化学療法である．

2 ―抗悪性腫瘍薬

1. 抗悪性腫瘍薬の種類と細胞周期

腫瘍細胞は，正常細胞と同様に，増殖する際には細胞周期を繰り返す（**図Ⅱ-10-1**）．細胞周期は，G_1 期（DNA 合成に必要な酵素の合成），S 期（DNA 複製期），

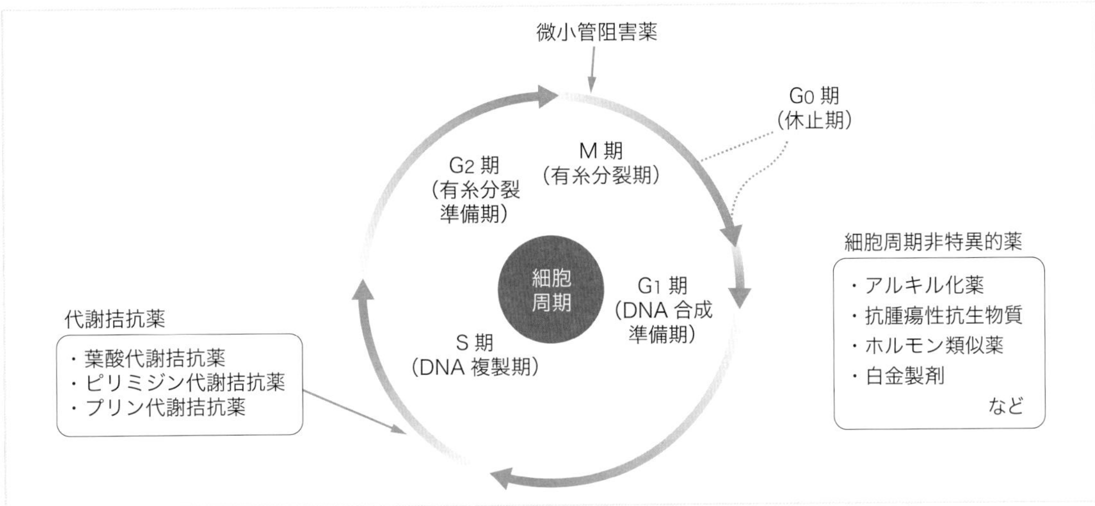

図Ⅱ-10-1　細胞周期と抗悪性腫瘍薬

表Ⅱ-10-2　主な抗悪性腫瘍薬とその分類

分　類		抗悪性腫瘍薬
細胞周期特異的	代謝拮抗薬（S 期）	フルオロウラシル，メトトレキサート
	微小管阻害薬（M 期）	ドセタキセル，ビンクリスチン
細胞周期非特異的	アルキル化薬	シクロホスファミド
	抗腫瘍性抗生物質	ペプロマイシン，ブレオマイシン
	ホルモン類似薬	タモキシフェン，フルタミド
	白金製剤	シスプラチン，カルボプラチン

G_2 期（有糸分裂のための細胞成分の合成），M 期（有糸分裂期）の 4 期に分けられ，細胞が長期間増殖を停止する際には G_1 期から G_0 期（休止期）に移行する．

抗悪性腫瘍薬には，この細胞周期に特異的に作用するものと，非特異的に作用するものがある（**表Ⅱ-10-2**）．細胞周期に特異的なものには，S 期に作用する代謝拮抗薬，M 期に作用する微小管阻害薬などがある．非特異的なものには，アルキル化薬，抗腫瘍性抗生物質，ホルモン類似薬，白金製剤などがある．抗悪性腫瘍薬は正常細胞にも作用するので，化学療法の際は副作用を減らし，臨床効果を上げるため，作用機序の異なる複数の抗悪性腫瘍薬を併用することが多い．

2．主な抗悪性腫瘍薬

1）代謝拮抗薬

細胞周期の S 期に特異的に作用し，核酸合成を阻害して細胞を傷害する．抗悪性腫瘍薬として用いられる代謝拮抗薬には，葉酸代謝拮抗薬，ピリミジン代謝拮抗薬，プリン代謝拮抗薬などがある．

(1) 葉酸代謝拮抗薬

Link
メトトレキサート
p.120「(3) メトトレキサート」

メトトレキサート*（メソトレキセート®）は，ジヒドロ葉酸レダクターゼを阻害するので，核酸合成に必要な活性型葉酸が産生されないため，ピリミジンやプリンの合成が阻害される．白血病，悪性リンパ腫などに用いられる．

(2) ピリミジン代謝拮抗薬

5-フルオロウラシル（5-FU®）は，細胞内に取り込まれた後，チミジル酸合成酵素を不可逆的に不活性化することで，DNA の前駆体であるチミジル酸が欠乏し，DNA 合成が阻害される．

テガフールはフルオロウラシルのプロドラッグで，これにフルオロウラシル分解阻害薬であるギメラシル，消化器毒性軽減化作用薬であるオテラシルが配合されたテガフール・ギメラシル・オテラシルカリウム配合剤（TS-1®）は口腔癌の外来治療に用いられることが多い．

(3) プリン代謝拮抗薬

6-メルカプトプリン水和物（ロイケリン®）は，細胞内に取り込まれた後，イノシン酸からアデニル酸やグアニル酸への合成を阻害することで，DNA や RNA 合成を阻害する．白血病に用いられる．

2）微小管阻害薬

微小管*阻害薬は作用機序によりビンカアルカロイドとタキサンに大別される．

(1) ビンカアルカロイド

植物（ツルニチニチ草）に含まれるアルカロイド（分子内に窒素を含む塩基性化合物）を抽出あるいは半合成したもので，チュブリン*の重合を抑制することにより，細胞の有糸分裂を阻害する．ビンクリスチン硫酸塩（オンコビン®）は悪性リンパ腫，白血病などの治療に使用される．

(2) タキサン

ドセタキセル水和物（タキソテール®）は，セイヨウイチイのトゲにあるアルカロイドを化学修飾して合成したものである．チュブリンの重合の促進，微小管の安定化により過剰形成を引き起こすことで，細胞の有糸分裂を阻害する．

3）アルキル化薬

アルキル化薬*は，細胞周期と無関係に作用し，DNA をアルキル化*して DNA 複製を阻害し，細胞を死滅させる．増殖が盛んな細胞に対する作用が強いため，副作用として骨髄抑制が生じやすい．シクロホスファミド水和物（エンドキサン®）は白血病，悪性リンパ腫，多発性骨髄腫，乳癌などに用いられる．

4）抗腫瘍性抗生物質

微生物によって産生される化学物質（抗生物質）で，DNA の二重鎖に入り，DNA や RNA の合成抑制，DNA 鎖切断などの作用をもつ．ブレオマイシン硫酸塩（ブレオマイシン）（ブレオ®）およびペプロマイシン硫酸塩（ペプロマイシン）（ペプレオ®）は口腔癌で多く用いられる薬物で，DNA 鎖を切断し，抗腫瘍作用を示す．ペプロマイシンは，ブレオマイシンに比べて，肺毒性（間質性肺炎，肺線維症）が少ない．ドキソルビシン塩酸塩（アドリアシン®）は，トポイソメラーゼⅡの活性

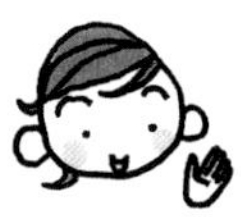

微小管
微小管はチュブリンというタンパク質が重合したものであり，細胞分裂時の紡錘体形成，細胞内小器官の配置など細胞の正常機能の維持に重要な役割を果たしています．

アルキル化
ジヒドロ葉酸レダクターゼの DNA にアルキル基（C_nH_{2n+1}）を結合させることを指します．

Link
アルキル化薬　p.120「1）アルキル化薬」

阻害作用を有し，DNA鎖の塩基対に入り込んでDNAとRNAの生合成を抑制する．悪性リンパ腫，骨肉腫，乳癌，肺癌などで使用される．

5）ホルモン類似薬

ホルモンにより増殖が促進される悪性腫瘍に対しては，そのホルモンの分泌を抑制するか，その受容体に対する拮抗薬を投与する．前立腺癌の増殖や転移には男性ホルモン*（アンドロゲン）が必要であることから，アンドロゲン受容体拮抗薬であるフルタミド（オダイン®）などを投与する．一方，女性ホルモン*依存性である乳癌に対しては，エストロゲン受容体拮抗薬であるタモキシフェンクエン酸塩（ノルバデックス®）などを投与する．

Link
男性ホルモン，女性ホルモン　p.71「6. 性ホルモン」

6）白金製剤

DNA鎖内または鎖間結合，あるいはDNAタンパク質結合を形成することで，DNA合成を阻害する．口腔癌に用いられるシスプラチン（ランダ®，ブリプラチン®）に比べて，カルボプラチン（パラプラチン®），ネダプラチン（アクプラ®）は腎臓への毒性が低い．

7）トポイソメラーゼ阻害薬

DNAを合成する酵素（トポイソメラーゼ）を阻害することによりがん細胞の分裂を阻害する

8）分子標的薬

従来の抗悪性腫瘍薬はがん細胞と正常細胞の区別なく作用していたが，がん細胞に特有な特異的分子を標的にするので，腫瘍に特異的に作用することが従来の抗悪性腫瘍薬と異なる．従来の抗悪性腫瘍薬にみられた脱毛や悪心，嘔吐などは少ないが，過敏反応（インフュージョン・リアクション*），間質性肺炎，心毒性，腎毒性，血栓など致命的な副作用をはじめとして，下痢や皮膚症状なども分子標的薬に多く認められる副作用である．分子標的薬で口腔粘膜に対する副作用の発症頻度が高いのは，腎細胞癌および乳癌に処方されるエベロリムス（アフィニトール®）である．新規抗悪性腫瘍薬の開発の大半は分子標的薬である．

頭頸部癌の適応のある分子標的薬はセツキシマブ（アービタックス®）でEGFR（上皮成長因子受容体）に対するモノクローナル抗体である．ニボルマブ（オプジーボ®*）はPD-1*に対するヒトモノクローナル抗体で，抗原特異的T細胞を活性化させることで抗腫瘍効果を発揮させる．

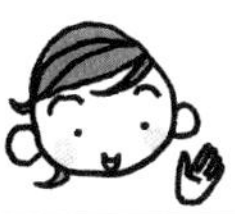

インフュージョン・リアクション
分子標的治療薬（モノクローナル抗体）の投与中または投与後に現れる過敏反応のことです．

オプジーボ®
オプジーボはPD-1を発見した本庶　佑（ほんじょ　たすく）博士の研究から生まれました．本庶博士は2018年のノーベル生理学・医学賞を受賞しました．

PD-1（programmed cell death-1）
がん細胞はPD-L1（programmed cell death-1 ligand-1）を発現し，T細胞上にあるPD-1（programmed cell death）受容体と結合して免疫を抑制します．抗PD-1抗体は，PD-1受容体とPD-L1の結合を阻止する薬剤です．

3．抗悪性腫瘍薬の副作用

副作用としては，早期から認められる悪心，嘔吐，下痢，口腔粘膜炎，骨髄抑制，

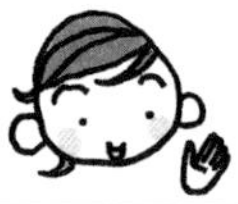

集学的医療（チーム医療）
各専門家が連携し，疼痛の緩和ケア，就労支援など，患者および家族の負担を軽減することです．

肝障害，腎障害，投与後2週間以降に現れる脱毛，貧血，色素沈着などがある．これらの副作用を軽くすることは治療の継続にもつながるため，医師，歯科医師，看護師，薬剤師，歯科衛生士，管理栄養士，臨床心理士など多くの専門職が連携して集学的医療*を行い，患者をサポートする必要がある．

1）骨髄抑制

骨髄抑制の程度は薬物により異なるが，薬物投与後7日頃から骨髄機能が低下し，白血球，血小板，赤血球の減少が認められる．多くの場合，白血球数は14日前後で最低となり，回復までにはさらに7日間程度を要する．骨髄抑制時には，血小板減少に伴う出血傾向に注意が必要である．また，易感染状態となるため感染症に対する注意も必要である．口腔内に慢性炎症がある場合は，炎症部位からの出血により菌血症や敗血症などを併発することがあるので，投与前に歯科的治療を終えるように計画する．複数の抗悪性腫瘍薬を併用した場合は骨髄抑制も強くなる．

2）口腔粘膜炎

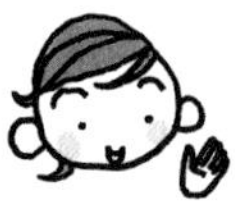

周術期口腔機能管理
悪性腫瘍の手術，放射線治療や化学療法の治療前後に口腔衛生管理を行うと，口腔粘膜炎などの副作用の発現が軽度で，回復も早いことがわかっています．そこで，平成24（2012）年度より医療保険制度に「周術期口腔機能管理」として導入されました．

エピシル® 口腔用液
グリセリンジオレートと大豆ホスファチジルコリンから作られます．

抗悪性腫瘍薬の投与から数日で，口腔粘膜に粘膜傷害や炎症が起こる．その後は骨髄抑制により易感染状態となり，粘膜に局所感染を生じる．口腔粘膜炎の改善は骨髄抑制の回復後となるため，発症から数週間かかることになる．そこで，医科における化学療法の開始前に，十分な口腔衛生管理（周術期口腔機能管理*）を実践することが必要で，口腔内に現れる副作用の抑制や在院日数の短縮にもつながる．非吸収性のエピシル® 口腔用液*を口腔粘膜保護材として用いて疼痛を緩和させる方法もある．副作用（有害事象）の程度は「有害事象共通用語基準 v4.0 日本語訳 JCOG 版」（CTCAEv4.0-JCOG）によって評価される．

参考文献

1）佐々木常雄 監：癌化学療法―副作用対策のベスト・プラクティス．照林社，東京，2004．
2）岸本裕充：ナースのための口腔ケア 実践テクニック．照林社，東京，2002．
3）共通用語基準 v4.0 日本語訳 JCOG 版（http://www.jcog.jp/doctor/tool/ctcaev4.html）

復習のポイント

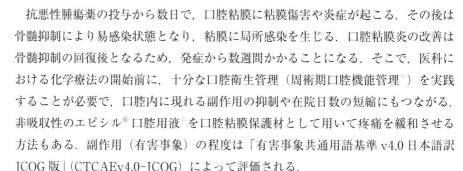

- □ 抗悪性腫瘍薬には，細胞周期に特異的に作用するものと非特異的に作用するものがある．
- □ 細胞周期に特異的なものには，代謝拮抗薬，微小管阻害薬，非特異的なものには，アルキル化薬，抗腫瘍性抗生物質，ホルモン類似薬，白金製剤などがある．
- □ 抗悪性腫瘍薬は，正常な細胞にも毒性をもつため，さまざまな副作用が認められる．
- □ 早期の副作用には口腔粘膜炎，骨髄抑制，肝障害，腎障害など，2週間以降に発現する副作用に脱毛，貧血，色素沈着などがある．

11章 代謝性疾患治療薬

到達目標

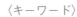

❶糖尿病治療薬の働きを説明できる．
❷骨粗鬆症治療薬の働きを説明できる．

〈キーワード〉
糖尿病治療薬，1 型糖尿病，2 型糖尿病，インスリン，骨粗鬆症治療薬，顎骨壊死〈BRONJ〉

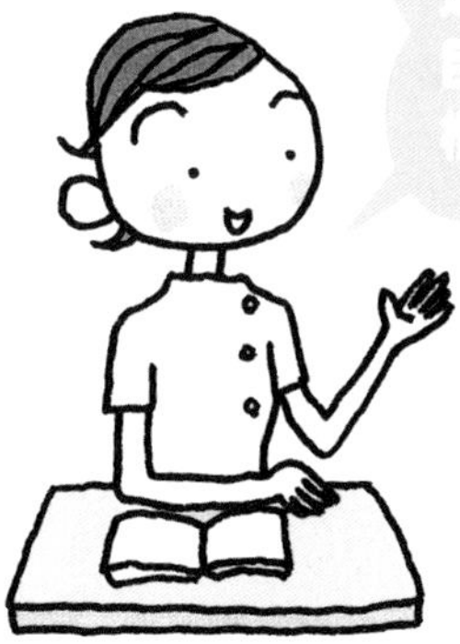

1—糖尿病治療薬

Link
糖尿病 『歯科診療補助論』p.257-258「1) 糖尿病」
インスリン p.69「1) インスリン」

糖尿病*とは，インスリン*の作用が十分ではないために慢性的に高血糖を示す疾患である．この病態を理解するためには，生体の糖代謝がインスリンの作用によって調節されていることを理解する必要がある．食後に血液中のグルコース濃度が上昇すると，膵臓のβ細胞からインスリンが血液中に分泌され，肝臓，筋肉，脂肪組織などエネルギーを貯蔵できる臓器のインスリン受容体が活性化され，グルコースをグリコーゲンや中性脂肪の形で貯蔵する．ゆえに，膵β細胞のインスリン分泌が障害されたり，インスリン抵抗性が亢進した状態（インスリンが結合してもインスリン受容体がうまく活性化されない）では，血糖値が低下せず糖尿病が発症する．糖尿病には 1 型糖尿病と 2 型糖尿病がある．

1．1 型糖尿病と 2 型糖尿病

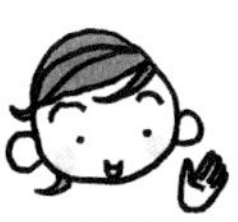

インスリン療法
インスリン製剤を自己注射して体の外からインスリンを補って，正常な血糖値変動パターンに近づけるよう血糖値をコントロールすることです．

1 型糖尿病は，何らかの引き金で自己免疫が誘導され膵β細胞が破壊される自己免疫疾患である．インスリン分泌は急速かつ不可逆的に低下する．進行すると生命維持のためにインスリン療法*が必要となる．

2 型糖尿病は，不良な生活習慣や加齢が誘因となり膵β細胞のインスリン分泌障害や末梢臓器のインスリン抵抗性の亢進が複合的に起こり，インスリンの作用不足によって発症する．

糖尿病の症状としては，高血糖を呈し血漿浸透圧が上昇するために口渇が起き多飲・多尿となる．高血糖の期間が持続すると，膵β細胞のインスリン分泌能の低下と末梢組織のインスリン抵抗性の増大によりさらに高血糖が助長されるという悪

ATP 感受性 K^+ チャネル・SU 受容体
膵 β 細胞の ATP 感受性 K^+ チャネルは，SU 受容体と K^+ チャネル（Kir6.2）の複合体で，細胞内 ATP 濃度上昇や SU 薬の結合によって K^+ チャネルは閉鎖し，膵 β 細胞からインスリンが分泌*されます．

膵 β 細胞のインスリン分泌
血糖値が高くなると，膵 β 細胞にグルコースが取り込まれて代謝を受けて ATP が産生されます．すると細胞内 ATP 濃度の上昇により，ATP 感受性 K^+ チャネルは閉じて K^+ の細胞外流出が抑制され，細胞膜は脱分極します．脱分極を感知した電位依存性 Ca^{2+} チャネル

循環を示す（糖毒性）．そして病態が進行するとエネルギーの貯蔵ができなくなり体重は減少する．

2. 糖尿病治療薬

1）インスリン分泌促進薬

インスリンの分泌能の低下に対して膵 β 細胞でのインスリン分泌*能を上げる薬物を使用する．

(1) グリニド薬，スルホニル尿素薬（SU 薬）

グリニド薬（ナテグリニドなど）やスルホニル尿素薬（グリクラジド，グリベンクラミドなど）がある．これらは膵 β 細胞の ATP 感受性 K^+ チャネル*のスルホニル尿素受容体（SU 受容体）*に結合してインスリン分泌を促進する（図 II-11-1）．

(2) インクレチン関連薬

インクレチン*（GIP*；glucose-dependent insulinotropic polypeptide；グルコース依存性インスリン分泌刺激ポリペプチド，GLP-1*；glucagon-like pep-

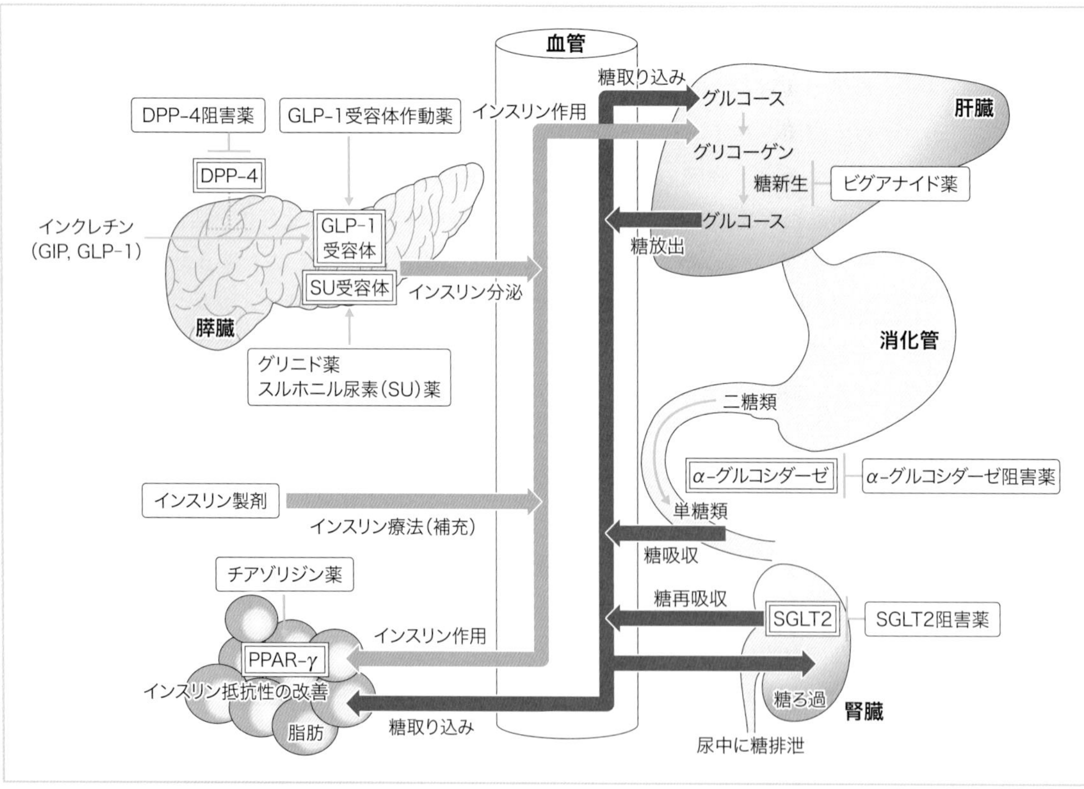

図 II-11-1 糖尿病治療薬の作用機序
インクレチン：インスリン分泌促進ホルモン
DPP-4：インクレチン分解酵素
SU 受容体：ATP 感受性 K^+ チャネル
PPAR-γ：ペルオキシソーム増殖因子活性化受容体 γ
SGLT：Na^+/グルコース共輸送体

tide-1；グルカゴン様ペプチド）は，食事摂取に対して消化管から分泌されインスリン分泌を促進するホルモンで，グルコース濃度依存的に膵β細胞からインスリン分泌を促進する．薬物としては，インクレチン分解酵素であるDPP-4（dipeptidyl peptidase Ⅳ；ジペプチジルペプチダーゼⅣ）を阻害するシタグリプチンリン酸塩水和物などがあり，インクレチンの作用を増強してインスリン分泌を高める．また，GLP-1受容体作動薬であるリラグルチドなども用いられる．これらは新しいメカニズムによる糖尿病治療薬である（**図Ⅱ-11-1**）．

2）インスリン抵抗性改善薬

インスリン抵抗性を改善して，インスリン分泌を誘導せずに血糖値を下げる．

(1) チアゾリジン薬

主に脂肪細胞のペルオキシソーム増殖因子活性化受容体γ（ガンマ）（PPAR-γ）を刺激して小型脂肪細胞への分化を促進する．その結果，相対的にアディポネクチン*の分泌が亢進（回復）してインスリン抵抗性を回復する（**図Ⅱ-11-1**）．ピオグリタゾン塩酸塩がある．

(2) ビグアナイド薬

肝臓において，糖新生にかかわる酵素発現を抑え，糖新生を抑制して血糖値を下げ，脂肪酸合成を抑制しβ酸化を亢進して，インスリン抵抗性を改善する．また，骨格筋や脂肪組織での糖取り込みを促進させる．メトホルミン塩酸塩などがある（**図Ⅱ-11-1**）．

3）α-グルコシダーゼ阻害薬（α-glucosidase inhibitor；α-GI）

二糖類を単糖に分解するα-グルコシダーゼを阻害して食後の糖吸収を穏やかにすることで食後血糖値を調整する薬である（**図Ⅱ-11-1**）．食後の高血糖が改善されると，必要なインスリン量も減り高インスリン血症の状態改善につながる．ボグリボース，アカルボースなどがある．

4）Na^+/グルコース共輸送体（sodium glucose cotransporter）阻害薬（SGLT2阻害薬）

腎尿細管におけるsodium glucose cotransporter 2（SGLT2）の糖の再吸収を抑え，尿中に糖を排泄する（**図Ⅱ-11-1**）．血糖低下作用はインスリン作用とは独立している．イプラグリフロジンなどがある．

5）インスリン製剤

インスリン療法（**図Ⅱ-11-1**）は，1型糖尿病では必須である．また，血糖コントロールが得られない2型糖尿病患者，糖尿病合併妊娠患者，糖尿病昏睡などで緊急に血糖値を下げる必要がある患者に使用される．インスリン製剤は注射投与であり，患者が自己注射を行う場合，多くはペン型注射器を使用している．

は開口しCa^{2+}が細胞内に流入します．これが引き金となり，インスリン分泌顆粒が細胞膜に融合して，膵β細胞はインスリンを分泌します．SU薬はSU受容体に作用してK^+チャネルは閉鎖するため，ATP産生が起こらなくてもインスリンを分泌することができます．

インクレチン
食事摂取で消化管から分泌され，膵β細胞を刺激してインスリン分泌を促進するホルモンの総称です．GIPとGLP-1の2つの消化管ホルモンに「インクレチン」作用が認められています．

GIP，GLP-1
ともに消化管ホルモンで，GIPは上部小腸に存在するK細胞から活性型GIP（1-42アミノ酸残基）として分泌されます．GLP-1は下部小腸や大腸のL細胞からGLP-1（1-37）として分泌され活性型GLP-1(7-37や7-36)となります．血行性に運ばれて，それぞれ膵β細胞のGIP受容体とGLP-1受容体に結合してインスリン分泌を促進します．ともに全身に分布するインクレチン分解酵素（DPP-4）で分解され短時間で活性を失うため，DPP-4阻害薬投与によるGIP，GLP-1の分解抑制はインスリン分泌を促進します．

アディポネクチン
小型の脂肪細胞が多く分泌する善玉ホルモンで，肥大化した脂肪細胞では分泌が低下します．糖尿病や動脈硬化症などを予防する効果があるといわれています．

経口血糖降下薬
インスリン分泌促進薬，インスリン抵抗性改善薬，α-グルコシダーゼ阻害薬，SGLT2阻害薬があります．

不適切な使用
薬物の過量投与，不適切な服薬のタイミング（早すぎ・遅すぎ），予定より少ない食事量などがあります．薬物療法を行っている患者にとって，薬物効果と低血糖は背中合わせです．ほかに，食前，過度な緊張や激しい運動時の低血糖にも注意が必要です．

6）糖尿病治療薬の副作用

インスリン製剤や経口血糖降下薬*の不適切な使用*でみられる代表的な副作用に，低血糖がある．高度な低血糖は，脳に不可逆的な障害を起こし生命に危険を及ぼすため，適切な対応が必要である．低血糖となった場合は警告症状としての交感神経刺激症状（頻脈，冷や汗，手指の震え，顔面蒼白）を示し，より血糖値が低い場合は重篤な中枢神経症状（頭痛，めまい，異常行動，意識障害，痙攣）を示す．

低血糖発作時には，患者の意識があればグルコース（ブドウ糖）(5～10 g) やスクロース（砂糖）(10 g) を摂取*させる．意識がない場合は応急処置として吸収されやすいようにグルコースやスクロースを口唇と歯肉の間に塗りつけ，専門医療機関を救急受診させる．

2 — 骨粗鬆症治療薬

低血糖時のグルコース（ブドウ糖）摂取
薬物治療中の患者がグルコース（ブドウ糖）（単糖類）を常備・携帯しているかを確認しておきます（特に，α-グルコシダーゼ阻害薬の服用患者ではスクロース（砂糖：二糖類）を摂取させてもなかなか血糖値が上昇しません）．また，身近にあるジュース（グルコースを含む150～200 mL）や飴などでもよいです．診療室にはこれらを準備しておきましょう．

Link
骨粗鬆症 『歯科診療補助論』p.258-259「2）骨粗鬆症」

ビスホスホネート
「ビスフォスフォネート」と表記されることもあります．

アポトーシス（apoptosis）
個体をよりよい状態に保つために引き起こされる管理・調節された細胞死のことです．アポトーシスが起こると細胞は収縮し，核が濃縮し断片化して細胞膜

骨組織は，破骨細胞による骨吸収と骨芽細胞による骨形成の繰り返しにより常にリモデリングされている．骨粗鬆症*は加齢により増加し，特に女性では閉経後のエストロゲン分泌低下のため好発する．骨粗鬆症とは，骨吸収と形成のバランスが崩れて骨吸収量が増し，骨密度の低下により骨が脆くなり骨折リスクが高まった病態である．骨粗鬆症の治療薬には，骨折リスクを軽減させることを目的に骨吸収抑制薬，骨代謝調整薬，骨形成促進薬が用いられる．

1．骨吸収抑制薬

1）ビスホスホネート*（BP 製剤）

ヒドロキシアパタイトに高親和性を示す薬物で，破骨細胞に取り込まれてアポトーシス*を誘導し骨吸収を抑制する（**図Ⅱ-11-2**）．リセドロン酸ナトリウム水和物，ミノドロン酸水和物，アレンドロン酸ナトリウム水和物などがある．これらの薬物は骨粗鬆症の第一選択薬である．

2）選択的エストロゲン受容体モジュレーター*（selective estrogen receptor modulator；SERM）

骨のエストロゲン受容体には作用薬として骨吸収抑制作用を示し（**図Ⅱ-11-2**），子宮内膜や乳腺に対しては抗エストロゲン作用を示すため子宮体癌や乳癌のリスクを減らす薬物である．閉経後の骨粗鬆症の第一選択薬である．ラロキシフェン塩酸塩，バゼドキシフェン酢酸塩がある．

3）エストロゲン製剤*

骨のエストロゲン受容体に作用して破骨細胞による骨吸収を抑制し骨芽細胞による骨形成を促進する（**図Ⅱ-11-2**）．ただし，子宮内膜を増殖させ子宮体癌や乳癌

に包まれたアポトーシス小体が形成され，食細胞により貪食されます．逆に，外傷などで起こる細胞死をネクローシス（necrosis）といいます．アポトーシスではネクローシスとは異なり原則的に炎症を起こしません．

Link
選択的エストロゲン受容体モジュレーター，エストロゲン製剤 p.71「(1) 卵胞ホルモン（エストロゲン）」

のリスクを増すため，現在では骨粗鬆症に（積極的に）は用いない．更年期障害に対するホルモン補充療法として使用されている．

4）その他

抗RANKL抗体*（デノスマブ）はRANKL*に結合して破骨細胞の成熟を抑制して骨吸収を阻害する（図Ⅱ-11-2）．カルシトニン製剤は破骨細胞のカルシトニン受容体に作用して破骨細胞活性を低下させる．中枢性鎮痛作用をもち骨粗鬆症による骨痛に対して使用される（図Ⅱ-11-2）．

2．骨代謝調整薬

1）ビタミンD*製剤

活性型ビタミンD_3は，Ca^{2+}の小腸での吸収と腎臓での再吸収を促進し，体内のCa^{2+}バランスを適正に保持してカルシウム代謝改善効果を示す．アルファカルシドール、カルシトリオール、エルデカルシトールなどがある．エルデカルシトールには破骨細胞抑制効果も認められている．

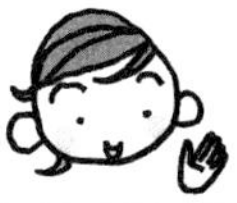

RANKL（receptor activator of NF-κB ligand）
破骨細胞前駆細胞に発現するRANK（受容体）にRANKL（リガンド）が結合すると，成熟して破骨細胞となり，骨吸収が起こります．

抗RANKL抗体
破骨細胞分化促進因子であるRANKLに結合する抗体です．

Link
ビタミンD p.67「2) ビタミンD」

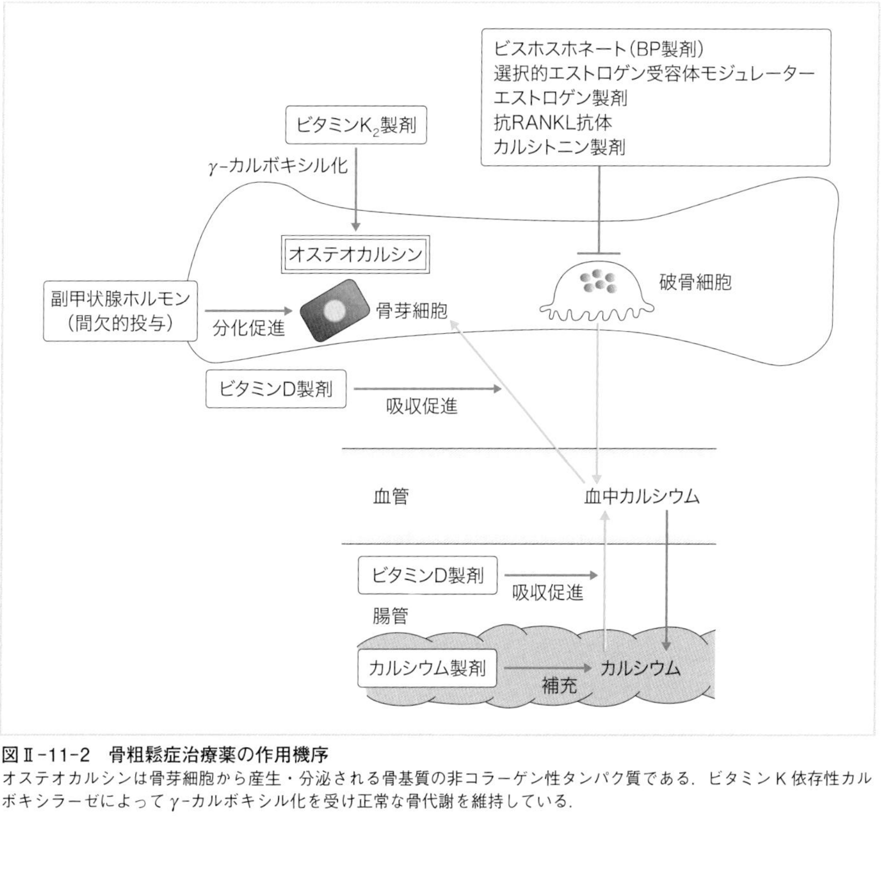

図Ⅱ-11-2 骨粗鬆症治療薬の作用機序
オステオカルシンは骨芽細胞から産生・分泌される骨基質の非コラーゲン性タンパク質である．ビタミンK依存性カルボキシラーゼによってγ-カルボキシシル化を受け正常な骨代謝を維持している．

2）その他

ビタミン K_2*製剤はオステオカルシンのγ-カルボキシル化に関与し，正常な骨代謝の維持に寄与する．カルシウム製剤はカルシウムの補充により副甲状腺ホルモン（PTH）*分泌過剰による骨吸収を是正する（**図Ⅱ-11-2**）．

Link ビタミンK p.67-68「4）ビタミンK」
副甲状腺ホルモン p.69「3．副甲状腺ホルモン（PTH，パラトルモン）」

3．骨形成促進薬

副甲状腺ホルモン（PTH）*は，生体内で持続的に作用すると骨吸収を促進する．しかしながら，PTHを間欠的に投与すると（1日1回など）骨芽細胞の分化が亢進し骨形成優位に骨代謝回転が起こる（**図Ⅱ-11-2**）．重症骨粗鬆症で使用される．テリパラチド酢酸塩がある．

4．副作用としての顎骨壊死

強力な骨吸収抑制薬であるビスホスホネート（BP製剤）の長期投与により顎骨壊死（がっこつえし）*（BP-related osteonecrosis of the jaw；BRONJ）や非定型大腿骨骨折のリスクが高まる．BP製剤のみならず抗RANKL抗体（デノスマブ）の服用においても顎骨壊死（DRONJ，denosumab-related ONJ）が同程度発生することが明らかとなっている．両者を包括してARONJ（anti-resorptive agents-related ONJ）という名称が使われるようになった．特に歯科においては抜歯などの外科的処置により顎骨壊死が誘発されることがあり，骨粗鬆症治療前に歯科治療や口腔衛生管理を行って薬物治療を開始することが必要である．

Link BP製剤と顎骨壊死『口腔外科学・歯科麻酔学』p.85 COFFEE BREAK 8「ビスフォスフォネート製剤と顎骨壊死・骨髄炎」

復習のポイント

- [ ] 1型糖尿病が進行すると生命維持のためにインスリン療法が必要となる．
- [ ] 2型糖尿病は，インスリン分泌の障害やインスリン抵抗性の亢進が複合的に生じたインスリン作用不足で発症する．
- [ ] 糖尿病治療薬のインスリン分泌促進薬には，スルホニル尿素薬（SU薬）やインクレチン関連薬がある．
- [ ] 糖尿病治療薬のインスリン抵抗性改善薬には，チアゾリジン薬やビグアナイド薬がある．
- [ ] 骨粗鬆症治療薬の骨吸収抑制薬には，ビスホスホネート（BP製剤），選択的エストロゲン受容体モジュレーター（SERM）がある．
- [ ] 骨粗鬆症治療薬の骨代謝調整薬には，ビタミンD製剤がある．
- [ ] BP製剤や抗RANKL抗体の服用により，顎骨壊死や非定型大腿骨骨折のリスクが増加する．
- [ ] 顎骨壊死を防ぐために，歯科治療や口腔衛生管理を行ってから骨粗鬆症の薬物治療を開始することが肝要である．

12章 炎症と薬

到達目標

❶炎症の五大徴候を説明できる.
❷アラキドン酸カスケードを説明できる.
❸炎症のケミカルメディエーターを説明できる.
❹ステロイド性抗炎症薬の代表的な作用機序と薬物，薬理作用と副作用を説明できる.
❺非ステロイド性抗炎症薬の代表的な作用機序と薬物，薬理作用と副作用を説明できる.
❻解熱鎮痛薬を説明できる.

〈キーワード〉
炎症の五大徴候，アラキドン酸カスケード，ホスホリパーゼ A_2，シクロオキシゲナーゼ，炎症のケミカルメディエーター，ヒスタミン，ブラジキニン，プロスタグランジン類，ロイコトリエン，ステロイド性抗炎症薬，非ステロイド性抗炎症薬，解熱鎮痛薬

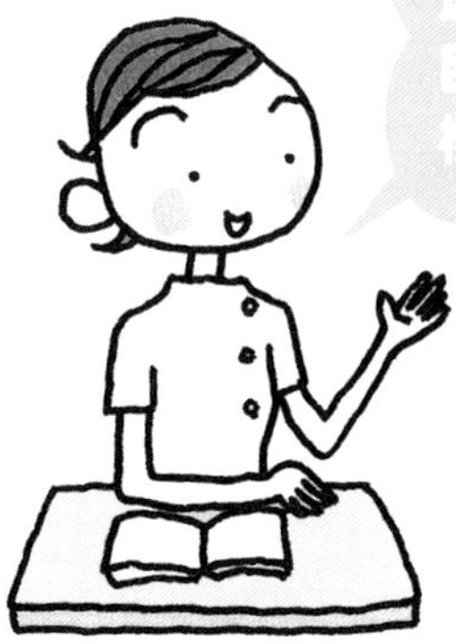

Link
炎症　炎症については，『病理学・口腔病理学』p.43-59「Ⅰ編6章 炎症と免疫応答異常」に詳述されているので，本章では，薬理学に関連する事項を中心に記載します.
対症療法　p.3「2. 対症療法」

生体は常に外部からの侵害刺激にさらされており，炎症*は，侵害刺激に対する生体の防御反応である．炎症症状は，発熱，疼痛，発赤，腫脹，機能障害の五大徴候にまとめることができる．侵害刺激の種類が，物理的刺激，化学的刺激，感染・アレルギー反応などの生物学的刺激と多岐にわたるのに対して，炎症反応が五大徴候にまとめられるのは，刺激の種類によらず，生体内で産生される炎症のケミカルメディエーターによって反応が発現するからである.

炎症は生体の防御反応であるが，発熱・疼痛をはじめ過剰な反応は生体にとって負担となり，回復を遅らせるため，対症療法*として抗炎症薬を使用する．本章では，炎症に関連する生体内物質と，抗炎症薬およびその関連薬について学ぶ.

1 ―炎症とは

1．炎症の経過（図Ⅱ-12-1，文中の①～⑥は図中の①～⑥を示す）

細胞が侵害刺激を受けて各種ケミカルメディエーターが遊離されてから，組織が修復されるまでの炎症の過程は，大きく3期に分けられる.

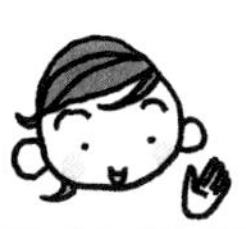

侵害受容器
皮膚の表面近くにあり痛み刺激を受け取る侵害受容器は，神経の自由終末です．神経終末が特別の構造をとらずに終了しています.

1）第1期

侵害刺激によって組織障害が起こると，組織の細胞からヒスタミン，ブラジキニン，プロスタグランジン類などのケミカルメディエーターが遊離する（①）．その刺激により血管が拡張すると発赤，局所の発熱などが起こり（②），血管の透過性が亢進すると血漿成分が血管外に滲出して腫脹を生じ（③），侵害受容器*が刺激されて疼痛を生じる（④）.

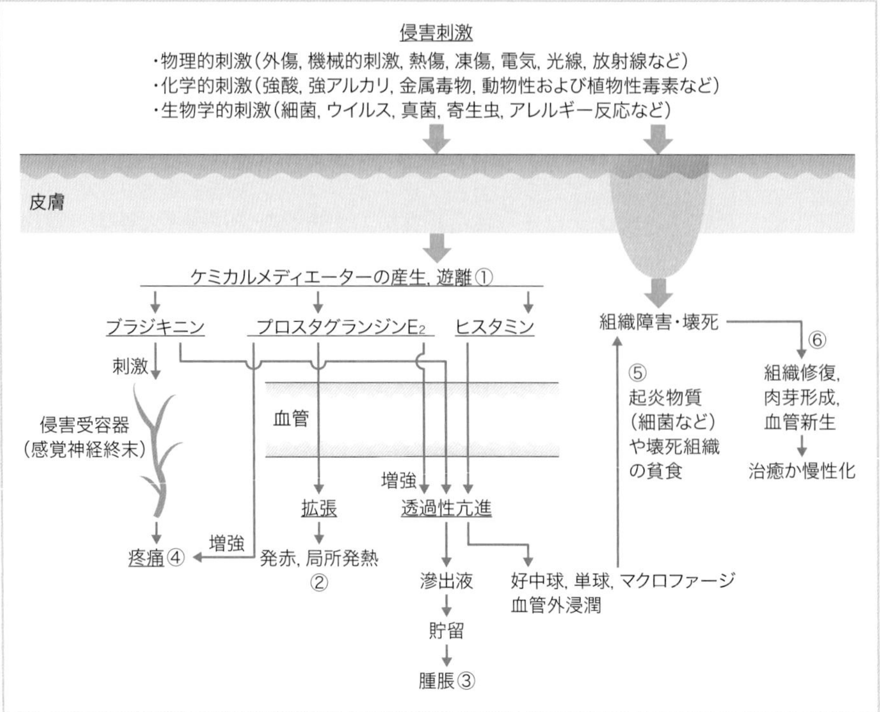

図Ⅱ-12-1　侵害刺激と炎症反応

2）第2期

好中球や単球，マクロファージが血管外へ浸潤し，細菌などの起炎(きえん)物質*や壊死(えし)組織*などを貪食(どんしょく)*する（⑤）．

3）第3期

浸潤した細胞による，障害を受けた組織の修復が進む．壊死した部位では線維芽細胞が増殖して肉芽(にくげ)*が形成され，毛細血管の新生が進むと治癒へ向かう（⑥）．炎症の原因となる侵害刺激の除去が不十分だと，慢性炎症に移行する．

2. アラキドン酸カスケード*

（図Ⅱ-12-2，文中の①～⑤は図中の①～⑤を示す）

すべての細胞は，アラキドン酸を含むリン脂質の二重層膜からなる細胞膜で囲まれている．細胞に炎症性の刺激が加わると，ホスホリパーゼ A_2*が活性化されて，細胞膜からアラキドン酸を遊離させる（①）．アラキドン酸にシクロオキシゲナーゼ（cyclooxygenase；COX）*が作用するとプロスタグランジン類（PGs）の PGG_2 や PGH_2 が産生され（②），さらに種々の異性化酵素*の働きで，PGE_2 などの PGs（③）やトロンボキサン類（TXs）（④）が生成される．

アラキドン酸にシクロオキシゲナーゼではなく，リポキシゲナーゼ*が作用する

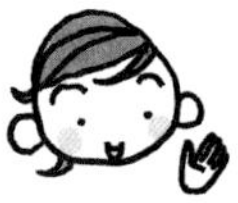

起炎物質
炎症を引き起こす物質のことです．

壊死組織
壊死とは生体の一部が死ぬことを指します．

貪食
この場合は，マクロファージなどの細胞が不要な物質を細胞内に取り込むことです．

肉芽
損傷を受けた組織が回復する過程で，赤みを帯びた結合組織が傷を覆い修復に重要な役割を果たします．この結合組織を肉芽といいます．

アラキドン酸カスケード
カスケードとは小滝のことです．アラキドン酸を出発物質として枝分かれし，連続して物質が生成されていく関係を滝のように見立て，アラキドン酸カスケードとよびます．

ホスホリパーゼ A_2
リン脂質を加水分解する酵素です．

シクロオキシゲナーゼ（COX）
ここでは，アラキドン酸からプロスタグランジン G_2 と H_2 を合成する酵素のことです．

異性化酵素
1つの化合物の原子の結合状態を変えることにより，構造や光学活性を変える反応を触媒する酵素です．

リポキシゲナーゼ
ここでは，アラキドン酸をロイコトリエンの前駆体に変える酵素のことです．

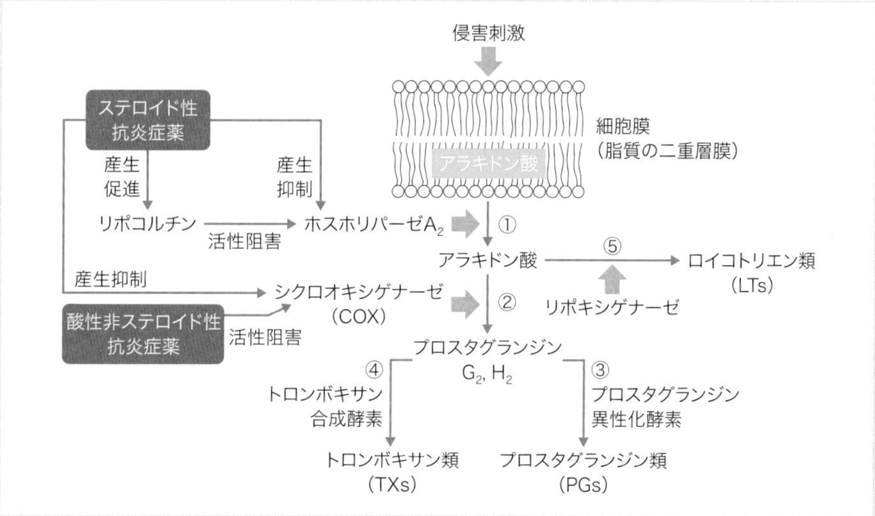

図Ⅱ-12-2 アラキドン酸カスケードと抗炎症薬の作用点

とロイコトリエン類（LTs）が生成される（⑤）．この一連の連鎖反応をアラキドン酸カスケードとよび，PGs，TXs，LTsは炎症に関与する．

3．炎症のケミカルメディエーター

生体に炎症性の刺激が加わると生成され，炎症の進展にかかわる生理活性物質を炎症のケミカルメディエーターとよぶ．代表的な炎症のケミカルメディエーターを以下に示す．

1）ヒスタミン*

Link ヒスタミン p.121「1）抗ヒスタミン薬」

血管透過性を亢進させる代表的なケミカルメディエーターであり，血管拡張，気管支や腸管の平滑筋の収縮作用も示す．また，Ⅰ型アレルギーは抗原抗体反応によってヒスタミンが放出されたときの反応である．

2）ブラジキニン

代表的な内因性発痛（はっつう）物質*であり，感覚神経終末を刺激して疼痛を生じる．また，血管透過性亢進作用，血管拡張作用を有する．

内因性発痛物質
生体内で産生される痛みを引き起こす物質のことです．

発痛閾値
痛みを引き起こすのに必要な刺激の大きさのことです．

3）プロスタグランジン類

PGsは直接の炎症症状の発現作用はそれほど強くないが，ほかのケミカルメディエーターの作用を増強する．PGE_2は血管を拡張させ，ブラジキニンやヒスタミンによる血管透過性亢進作用を増強する．また，PGE_2は感覚神経の発痛閾値（いきち）*を低下させて，ブラジキニンの発痛作用を増強させる．さらに，PGE_2は視床下部の体温調節中枢に作用して体温を上昇させる．一方，PGE_2は生体の恒常性（こうじょうせい）の維持に関与しており，胃粘膜保護作用を示す．

4）ロイコトリエン類

Link
気管支喘息 p.103「3. ロイコトリエン受容体拮抗薬」

LTsのうち，LTB_4は好中球の遊走活性を示し，LTC_4とLTD_4は気管支平滑筋を強く収縮させて気管支喘息*の原因物質となる．また，アナフィラキシーショックにも関与する．

2―抗炎症薬

抗炎症薬は，ステロイド性抗炎症薬と非ステロイド性抗炎症薬に大別される．ステロイド性抗炎症薬は，抗炎症作用が強いが，副作用も強いため一般的な炎症の全身投与には使用しない．一方，非ステロイド性抗炎症薬は抗炎症作用だけでなく，解熱（げねつ）作用や鎮痛（ちんつう）作用を目的として，広く使用されている．

1．ステロイド性抗炎症薬

Link
糖質コルチコイド p.70-71「1）糖質コルチコイド」
対症療法 p.3「2. 対症療法」

ステロイド性抗炎症薬は，本質的には，副腎皮質ホルモンである糖質コルチコイド*と同じ物質である．糖質コルチコイドは，抗炎症，免疫抑制，体成分の異化，糖新生などの作用を示すが，抗炎症作用を主作用として対症療法*に使用すると，ステロイド性抗炎症薬とよぶ．

Link
鉱質コルチコイド p.71「2）鉱質コルチコイド」

生体内に糖質コルチコイドとして存在するコルチゾルやコルチゾンを抗炎症薬として使用する場合，天然ステロイド性抗炎症薬とよぶことがある．一方，糖質コルチコイドは同じ副腎皮質ホルモンである鉱質コルチコイド*の作用も併せもち，抗炎症薬として使用する際は，その作用は副作用となる．そこで，糖質コルチコイドの構造をもとに，鉱質コルチコイドの作用を弱め，糖質コルチコイドの作用を増強した合成糖質コルチコイドが開発された．合成糖質コルチコイドであるプレドニゾロン，デキサメタゾン，トリアムシノロンなどは，合成ステロイド性抗炎症薬ともよばれる．

1）作用機序と薬理作用（図II-12-3，文中の①～④は図中の①～④を示す）

脂溶性であるステロイド性抗炎症薬は，細胞膜を容易に通過する（①）．細胞質内の受容体と複合体を形成した後（②），核内に入ってDNAと結合してmRNAの転写を調節する（③）．その結果，産生が増加あるいは減少したタンパク質の機能の変化によって，薬理作用を示す．ステロイド性抗炎症薬は，炎症の第1期から第3期までのすべての反応過程を抑制する．

(1) リポコルチンの産生促進

ステロイド性抗炎症薬は，ホスホリパーゼA_2を阻害するリポコルチンの産生を促進して，アラキドン酸の生成を抑制する（④）．また，炎症に関与する遺伝子の

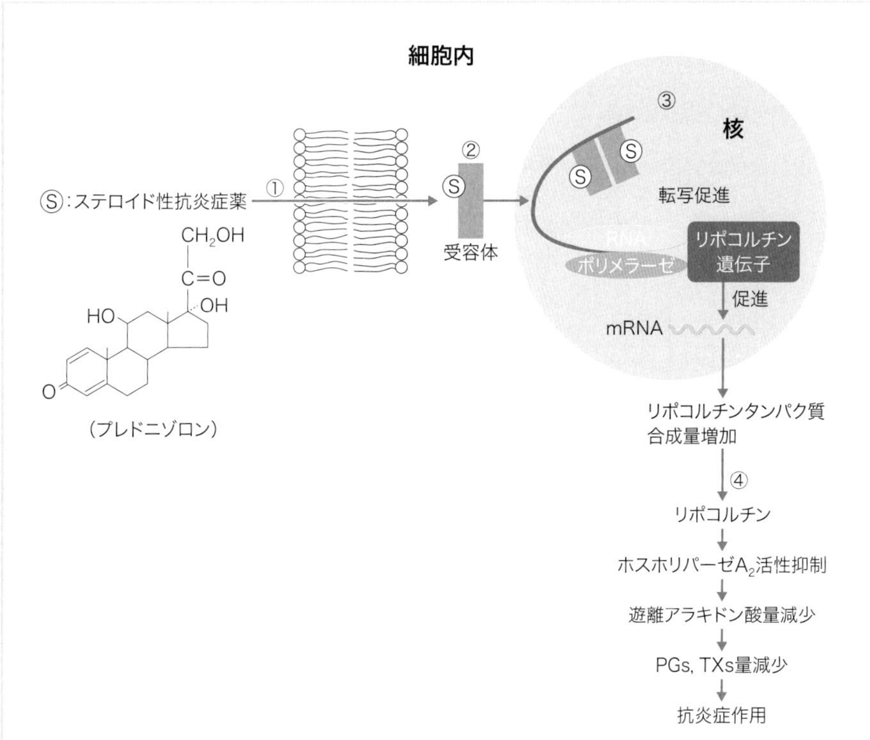

図Ⅱ-12-3　ステロイド性抗炎症薬の作用機序

合成を抑制して，ホスホリパーゼA_2や，炎症時に誘導されるシクロオキシゲナーゼ-2（COX-2）の遺伝子発現も抑制する（**図Ⅱ-12-2**）．これらの作用により，PGs，TXs，LTsなどの炎症性ケミカルメディエーターの産生が抑制されて，抗炎症作用を示す．

(2) サイトカイン*産生に対する作用

また，ステロイド性抗炎症薬は，インターロイキンやTNF-αなどの炎症性サイトカインの遺伝子発現を抑制することによって，抗炎症作用と同時に免疫抑制作用も示す．

Link
サイトカイン　p.119「1）サイトカイン」

2）臨床応用

抗炎症薬または免疫抑制薬として，関節リウマチ，シェーグレン症候群，全身性エリテマトーデスなどの自己免疫疾患*，気管支喘息，アトピー性皮膚炎などの炎症性・アレルギー性疾患*，薬物アレルギー，アナフィラキシーショック，臓器移植の拒絶反応などに広く用いられる．また，副腎皮質機能不全*に対して補充療法で用いられる．

歯科では，口腔用軟膏剤や貼付剤(ちょうふ)として，義歯性口内炎や再発性アフタなどの口腔軟組織の炎症部位に局所投与される（**表Ⅱ-12-1**）．

Link
自己免疫疾患，アレルギー性疾患　p.120「3）糖質コルチコイド」，p.122「5）糖質コルチコイド」
副腎皮質機能不全　p.70-71「1）糖質コルチコイド」

表Ⅱ-12-1　歯科で使用される抗炎症薬と関連薬

分類			薬物名（商品名）	歯科領域の効能または効果
ステロイド性抗炎症薬			プレドニゾロン（プレドニゾロン）	急性循環不全（救急薬品）
			デキサメタゾン（アフタゾロン®）	口内炎，舌炎
			トリアムシノロンアセトニド（ケナログ®）	口内炎，舌炎，歯肉炎
非ステロイド性抗炎症薬（NSAIDs）	酸性 NSAIDs	サリチル酸系	アスピリン（アスピリン，サリチゾン）	手術後・抜歯後・外傷後の消炎・鎮痛・腫脹の緩解，歯痛の鎮痛，歯髄炎・歯根膜炎の消炎・鎮痛，変形性関節症，解熱鎮痛用（薬物により多少異なる）
		アントラニル酸系	メフェナム酸（ポンタール®） フルフェナム酸アルミニウム（オパイリン®）	
		アリール酢酸系	アセメタシン（ランツジール®） インドメタシン（インダシン®，インテバン®） ジクロフェナクナトリウム（ボルタレン®） アンフェナクナトリウム水和物（フェナゾックス®） モフェゾラク（ジソペイン®）	
		プロピオン酸系	オキサプロジン（アルボ®） ナプロキセン（ナイキサン®） プラノプロフェン液（ニフラン®） イブプロフェン（ブルフェン®） フルルビプロフェン（フロベン®） ロキソプロフェンナトリウム水和物（ロキソニン®） ザルトプロフェン（ソレトン®，ペオン®） チアプロフェン酸（スルガム®）	
		オキシカム系	ロルノキシカム（ロルカム®）	
		ピラノ酢酸系	エトドラク（ハイペン®）	
		ピリミジン系	ブコローム（パラミヂン®）	
	塩基性 NSAIDs		チアラミド塩酸塩（ソランタール®）	手術後・抜歯後・外傷後の消炎・鎮痛・腫脹の緩解，歯痛の鎮痛
解熱鎮痛薬			アセトアミノフェン（カロナール®）	歯痛，歯科治療後の疼痛，がんによる疼痛

3）副作用

慢性疾患の治療を目的に，長期間，全身投与を行った場合，多くの副作用が報告されている．もともと副腎皮質ホルモン*であるため，長期投与によって副腎皮質の萎縮および機能低下を生じることがある．連用後，急に薬物投与を中止すると，症状の悪化や，急性の副腎機能不全を起こすことがあるので，薬物の投与を終了する際は，徐々に投与量を減少する漸減(ぜんげん)法がとられる．

Link
副腎皮質ホルモン
p.70-71「5. 副腎皮質ホルモン」

また，免疫抑制作用の結果としての感染症の増悪(ぞうあく)，代謝の亢進による満月様顔貌(まんげつようがんぼう)（ムーンフェイス），骨粗鬆症などが知られている．さらに，PGsの産生抑制の結果，胃粘膜保護作用が低下して消化性潰瘍を起こすことがある．

2．非ステロイド性抗炎症薬

ステロイド性以外の抗炎症薬を非ステロイド性抗炎症薬とまとめ，NSAIDs（nonsteroidal anti-inflammatory drugs）とよぶことも多い．NSAIDs は，酸性と塩基性に大別される．

1）酸性非ステロイド性抗炎症薬（酸性 NSAIDs）

(1) 作用機序と薬理作用

酸性 NSAIDs は，抗炎症作用，鎮痛作用，解熱作用を示し，抗リウマチ薬として用いられているものもある．

①抗炎症作用：炎症局所において，シクロオキシゲナーゼの酵素活性を阻害する．その結果，炎症のケミカルメディエーターである PGs や TXs の生成を抑制して，抗炎症作用を示す（図Ⅱ-12-2）．LTs を生成するリポキシゲナーゼは阻害しない．

②鎮痛作用：PGE_2 は，発痛閾値を低下させることにより疼痛を起こす．また，ブラジキニンによる発痛を増強*する．酸性 NSAIDs は，シクロオキシゲナーゼを抑制して PGE_2 の生成を抑制することにより，鎮痛作用を示す．

③解熱作用：PGE_2 は視床下部の体温調節中枢に作用して体温を上昇*させる．酸性 NSAIDs は，その生成を抑制することにより，解熱作用を示す．

(2) 副作用

酸性 NSAIDs の副作用はステロイド性抗炎症薬と比較すると少ないものの，副作用の少ない薬物とはいえない．副作用の多くは，PGs や TXs の産生抑制の結果，生理的な恒常性を維持する PGs や TXs の作用が低下することに基づく．酸性 NSAIDs に共通する副作用を以下に示す．最も頻度が高いのは胃腸障害である．

①胃腸障害*：経口投与すると，胃の細胞内に取り込まれ，胃粘膜保護作用*を示す PGI_2 や PGE_2 の生成を阻害して，胃腸障害を引き起こす．ロキソニン® のようなプロドラッグ*は，経口投与しても，胃ではシクロオキシゲナーゼ阻害作用を示さず，代謝されてから作用が発現するため，胃腸障害が少ない．

②血小板凝集抑制：シクロオキシゲナーゼ活性阻害の結果，血小板凝集作用をもつトロンボキサン A_2 の生成が抑制されて（図Ⅱ-12-2），出血傾向*を示す．この作用を利用して，酸性 NSAIDs であるアスピリンを，血栓形成の予防*のために低用量で投与することがある．

③腎障害*：腎機能が低下している患者や高齢者では，腎臓における PGs の生成抑制により，尿量が減少する．その結果，浮腫，体液量増加による血圧上昇を起こすことがある．

④喘息：酸性 NSAIDs によってシクロオキシゲナーゼ活性が阻害されると，アラキドン酸が蓄積しリポキシゲナーゼによる LTs の産生量が増加する（図Ⅱ-12-2）．その結果 LTs により引き起こされる喘息*をアスピリン喘息*とよぶ．

⑤薬物アレルギー：皮膚症状，気管支収縮，肝障害，血液障害，ショックなどを起こすことがある．

(3) 薬物相互作用

酸性 NSAIDs は血漿タンパク質との結合力が強いため，ほかの薬物の血漿タンパク質結合型を遊離型に変化させて，その作用を増強することがある．抗凝固薬のワルファリンとの併用*では，ワルファリンの作用を増強して出血傾向を示す．また，ニューキノロン系抗菌薬との併用*により痙攣が発現することがある．

Link
PGE_2 による発痛増強，体温上昇，胃粘膜保護作用 p.137-138「3) プロスタグランジン類」

Link
胃腸障害 p.110「4) プロスタグランジン誘導体」

プロドラッグ
投与された時点では薬理作用を示さず，吸収後に代謝を受けて薬理作用を発現するように作成された剤形の薬物です．

トロンボキサン A_2 生成抑制による出血傾向
止血には血小板凝集が必要です（p.112「1) 一次止血」参照）．

Link
血栓形成の予防 p.116「2) 抗血小板薬」
腎障害 p.102「1. 腎臓の機能」，p.40-41「4) 腎障害」
喘息 p.138「4) ロイコトリエン類」
アスピリン喘息 p.41 COFFEE BREAK「アスピリン喘息」
ワルファリンと酸性 NSAIDs の併用 p.34「2) 分布過程の相互作用」
ニューキノロン系抗菌薬と酸性 NSAIDs の併用 p.41「(3) その他の神経障害」

(4) 臨床応用

痛みを伴う感染性炎症の治療や，小手術前後の炎症の抑制を目的に，抗菌薬と併用して投与することが多い．また，術後の鎮痛*を目的とした頓服*の用法は多い．

(5) 主な酸性 NSAIDs とその特徴（表Ⅱ-12-1）

①アスピリン（アスピリン，サリチゾン）

100 年以上も前から使用されている代表的薬物である．抗炎症作用，解熱作用，鎮痛作用，抗リウマチ作用，血小板凝集抑制作用，尿酸排泄作用を示す．抗炎症薬，抗リウマチ薬，抗血栓薬*，痛風治療薬*として使用される．血栓症の予防には，低用量で使用される．

15 歳未満の小児が，水痘やインフルエンザなどのウイルス性疾患に罹患しているときにアスピリンを投与すると，ライ症候群*を発症するという疫学調査があるので，小児の水痘やインフルエンザには投与しないことを原則とする．

②ロキソプロフェンナトリウム水和物（ロキソニン®）

アスピリンよりも強い抗炎症作用，解熱作用，鎮痛作用を示す．急性炎症だけでなく，関節リウマチの治療などに広く使用されている．ロキソニン® はプロドラッグであり，胃腸障害は比較的少ない．

③ジクロフェナクナトリウム（ボルタレン®）

強い抗炎症作用，解熱作用，鎮痛作用を示す．抜歯後の疼痛など，鎮痛を目的として高頻度に使用されている．解熱・鎮痛を目的に坐剤で投与されることもある．アスピリンと同様に，小児のインフルエンザには投与しないことを原則とする．

④メフェナム酸（ポンタール®）

強い解熱・鎮痛作用を示す．副作用として胃腸障害があるが，一般に軽度である．歯科領域では歯痛に使用されている．

⑤インドメタシン（インダシン®，インテバン®）

PGs の産生を強く阻害し，強力な抗炎症作用，解熱作用，鎮痛作用を示すが，副作用も強い．関節リウマチ，変形性関節炎，比較的重い炎症性疼痛や術後疼痛に使用されるが，一般的な解熱作用や鎮痛作用を目的としては使用されない．小児には投与しないことを原則とする．

2）塩基性非ステロイド性抗炎症薬（塩基性 NSAIDs）

酸性 NSAIDs と比較すると，抗炎症作用，解熱作用，鎮痛作用とも弱い．PGs の産生をほとんど阻害しないので，酸性 NSAIDs とは作用機序が異なると考えられる．胃腸障害は少なく，ほかの薬物と併用しても相互作用が現れにくいので，酸性 NSAIDs を使用できない場合は便利である．チアラミド塩酸塩（ソランタール®）に歯科適応がある．

Link
鎮痛薬 p.148「❸ 非オピオイド系鎮痛薬」

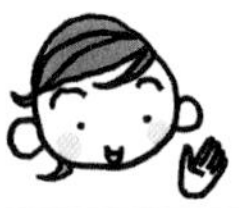

頓服
この場合は，痛みがあるときのみ鎮痛薬として服用する使い方です．

Link
抗血栓薬 p.116「2）抗血小板薬」

痛風治療薬
痛風は尿酸の蓄積が原因となり，関節の炎症と痛みを引き起こす疾患です．

ライ症候群
水痘あるいはインフルエンザが引き金となり，急速な脳浮腫と肝臓の脂肪変性を主体とする病変です．小児に好発し，嘔吐，痙攣，意識障害がみられ，高い致死率を示します．

3 ― 解熱鎮痛薬

Link
アセトアミノフェン
p.148「❸ 非オピオイド系鎮痛薬」

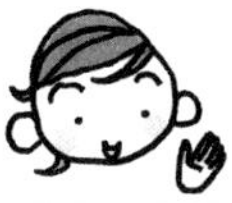

インフルエンザ脳症
インフルエンザウイルス感染に伴う発熱後に痙攣や意識障害などの脳の障害を発症します．原因は不明ですが酸性 NSAIDs との関連も指摘されています．ライ症候群をインフルエンザ脳症の1つの病型と分類することもあります．

解熱鎮痛薬は，解熱作用や鎮痛作用を示すが，抗炎症作用は非常に弱い薬物群である．シクロオキシゲナーゼ阻害による PGs 合成抑制作用はほとんどないとされているが，作用機序は不明である．解熱鎮痛薬は，ピリン系と非ピリン系に分けられる．

非ピリン系であるアセトアミノフェン*（カロナール®）が代表薬である．PGs 合成抑制作用はほとんどなく，抗炎症作用は弱いが，鎮痛薬として使用される．副作用は比較的少なく，インフルエンザ脳症*の危険性も低いとされ，酸性 NSAIDs の使用が禁忌の場合でも使用可能である．歯科領域でも鎮痛薬として頻用される．

参考文献

1）大谷啓一 監，鈴木邦明，戸苅彰史，青木和広，兼松　隆，筑波隆幸 編：現代歯科薬理学 第6版（p.246-264「23章　抗炎症薬，解熱鎮痛薬」）．医歯薬出版，東京，2018．
2）全国歯科衛生士教育協議会 監：最新歯科衛生士教本　疾病の成り立ち及び回復過程の促進 1 病理学・口腔病理学（p.43-59「I編6章　炎症と免疫応答異常」）．医歯薬出版，東京，2012．
3）日本歯科薬物療法学会 編：新版　日本歯科用医薬品集．永末書店，京都，2015．

学習のポイント

- [ ] 炎症は侵害刺激に対する生体の防御反応であり，五大徴候は発熱，疼痛，発赤，腫脹，機能障害である．
- [ ] 細胞に侵害刺激が加わると，ホスホリパーゼ A_2 によって細胞膜のアラキドン酸が遊離する．
- [ ] シクロオキシゲナーゼはアラキドン酸をプロスタグランジンに変え，さらに種々の異性化酵素によってプロスタグランジン類（PGs）やトロンボキサン類（TXs）が産生される．
- [ ] アラキドン酸はリポキシゲナーゼによってロイコトリエン類（LTs）に変わる．
- [ ] アラキドン酸から PGs，TXs，LTs などが生成される過程をアラキドン酸カスケードとよぶ．
- [ ] 炎症のケミカルメディエーターには，ヒスタミン，ブラジキニン，PGs，LTs などがある．
- [ ] ステロイド性抗炎症薬にはデキサメタゾンやプレドニゾロンがあり，リポコルチンの産生を増加してホスホリパーゼ A_2 を阻害する．
- [ ] ステロイド性抗炎症薬は抗炎症や抗免疫作用が強いが，副作用に副腎機能不全，感染症の増悪，満月様顔貌などがある．
- [ ] 酸性非ステロイド性抗炎症薬（NSAIDs）にはアスピリン，ロキソプロフェンナトリウム，ジクロフェナクナトリウム，インドメタシン，メフェナム酸などがある．
- [ ] 酸性 NSAIDs はシクロオキシゲナーゼを阻害して PGs や TXs の産生を抑制する．
- [ ] 酸性 NSAIDs は抗炎症，解熱，鎮痛，抗リウマチ作用を示し，主な副作用に胃腸障害がある．
- [ ] 解熱鎮痛薬の代表薬にアセトアミノフェンがあり，酸性 NSAIDs が禁忌の場合も使用できる．

13章 痛みと薬

到達目標

❶麻薬性鎮痛薬の働きを説明できる.
❷非麻薬性鎮痛薬の働きを説明できる.
❸麻薬拮抗薬の働きを説明できる.
❹解熱鎮痛薬の働きを説明できる.

〈キーワード〉
麻薬性鎮痛薬, オピオイド系鎮痛薬, モルヒネ, 非麻薬性鎮痛薬, NSAIDs, 解熱鎮痛薬, アセトアミノフェン, 神経障害性疼痛治療薬

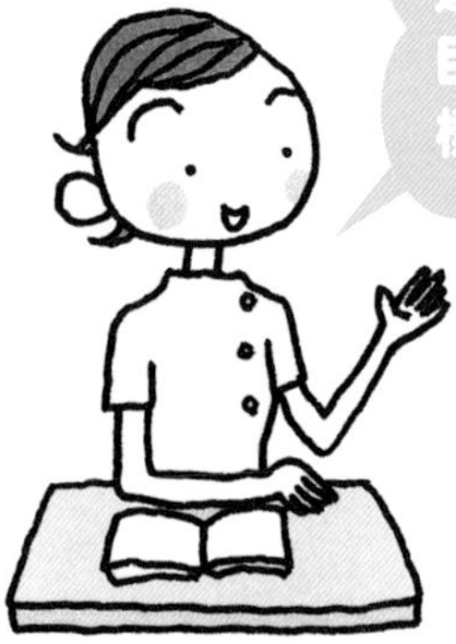

1—痛覚の発生と伝導

痛みは身体に何らかの異常が生じていることを示す不快な感覚であり, 生体の警告系としての重要な役割を担う. 痛みのコントロールにはさまざまな薬物が使われるため, 痛みの伝わる経路（痛覚伝導路）を知り, 鎮痛薬が痛覚伝導路のどこにどのように作用するかを理解することが重要である.

1. 痛覚伝導路

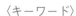

Link
上行性痛覚伝導路
『解剖学・組織発生学・生理学』p.204「1. 求心性伝導路（感覚性・上行性伝導路）」

末梢で起こった痛み刺激は, 上行性痛覚伝導路*（一次, 二次, 三次侵害受容ニューロン）により視床を介して高次中枢の大脳皮質感覚野に伝わり, 痛みの認知や痛みに伴う情動変化を生む（**図Ⅱ-13-1**）. よって, 上行性痛覚伝導路を遮断する薬物が鎮痛薬として用いられる. また, 生体には下行性疼痛抑制系が備わっており（**図Ⅱ-13-1**）, この経路を刺激する薬物もまた鎮痛薬として有用である.

2. 上行性痛覚伝導路と鎮痛薬

Link
ブラジキニン, プロスタグランジン p.137「2) ブラジキニン」, p.137-138「3) プロスタグランジン類」
侵害受容器 p.135「1) 第1期」

痛みは, 末梢組織に侵害刺激が加わったり, 組織損傷で炎症が生じて内因性発痛物質（ヒスタミン, ブラジキニン*, セロトニン, ATP, H^+, K^+）や発痛増強物質（プロスタグランジン*）が組織間隙に放出・漏出（ろうしゅつ）されたり, 間隙で産生されて始まる. これらの刺激が感覚神経の自由神経終末の侵害受容器*を興奮させ一次侵害受容ニューロンに活動電位が生じると, このシグナルが痛覚伝導路（二次, 三次侵害受容ニューロン）を上行する（**図Ⅱ-13-1**）. よって, プロスタグランジンの

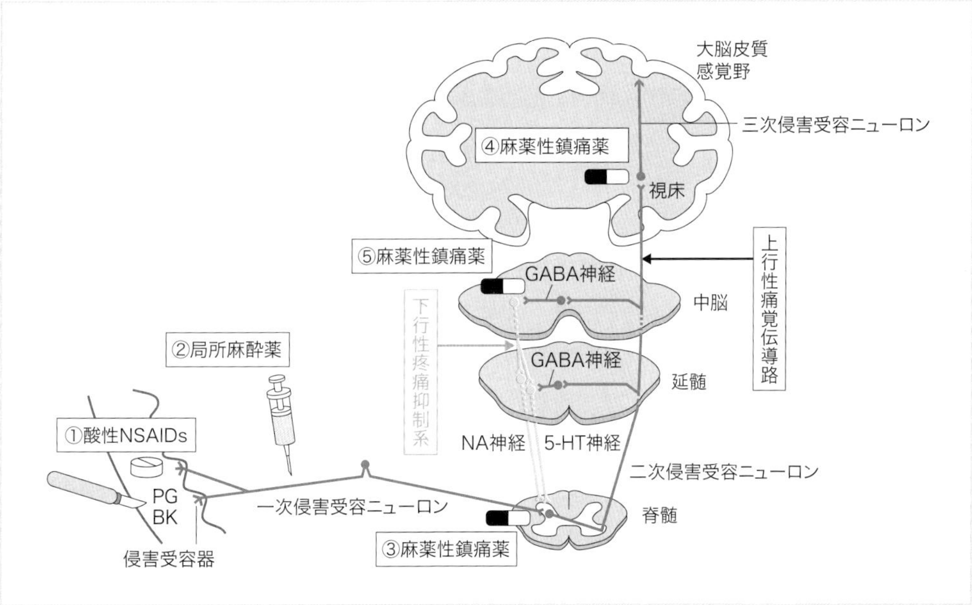

図Ⅱ-13-1 上行性痛覚伝導路と下行性疼痛抑制系
PG：プロスタグランジン，BK：ブラジキニン，NA：ノルアドレナリン，5-HT：セロトニン

表Ⅱ-13-1 感覚神経の特徴

		線維の種類	直径（μm）	髄鞘	特徴
感覚神経	痛覚	C 線維	0.4〜1.2	無髄	皮膚の鈍くうづく様な痛み（二次痛）を比較的ゆっくり脊髄へ伝達（遅い痛み）
	痛覚 温冷覚	Aδ 線維	2〜5	有髄	皮膚の刺すような鋭い痛み（一次痛）をすばやく脊髄へ伝達（速い痛み）
	触圧覚	Aβ 線維	5〜12	有髄	痛みや痒み刺激に対しては通常抑制的に作用 感作，アロディニア*発生時には促進的に作用

Link
アロディニア p.149「❹ 神経障害性疼痛治療薬」

Link
酸性非ステロイド性抗炎症薬 p.141-142「1）酸性非ステロイド性抗炎症薬」
Aδ線維とC線維 『解剖学・組織発生学・生理学』p.185 表Ⅱ-6-2「末梢神経線維の分類」
局所麻酔薬 p.150-151「❶ 局所麻酔薬の作用機構」
シナプス前抑制とシナプス後抑制 p.82 図Ⅱ-3-2「抑制性神経による興奮性神経調節」

産生を抑制する非オピオイド系鎮痛薬［酸性非ステロイド性抗炎症薬*（酸性NSAIDs）］が鎮痛薬として有用である（**図Ⅱ-13-1；①**）．

一次侵害受容ニューロンにはAδ線維*とC線維*があるが，それぞれ伝える痛みには特徴がある（**表Ⅱ-13-1**）．一次侵害受容ニューロンは，脊髄後角から脊髄に入りグルタミン酸やサブスタンスPを放出して二次侵害受容ニューロンを興奮させる（シナプス伝達）．局所麻酔薬*は，一次侵害受容ニューロンの興奮伝導を遮断（Na^+チャネルを阻害）して鎮痛作用を示す（**図Ⅱ-13-1；②**）．麻薬性鎮痛薬は，オピオイド受容体に結合して一次から二次侵害受容ニューロンへのシグナル伝達を抑制して（シナプス前抑制とシナプス後抑制*），鎮痛作用を示す（**図Ⅱ-13-1；③**）．

二次侵害受容ニューロンは，脊髄後角から視床まで痛覚刺激を伝え，三次侵害受容ニューロンを興奮させ大脳皮質感覚野に刺激が伝わると痛みとして感知される．麻薬性鎮痛薬はオピオイド受容体に結合して二次から三次侵害受容ニューロンへのシグナル伝達を抑制して鎮痛作用を示す（**図Ⅱ-13-1；④**）．

3. 下行性疼痛抑制系と鎮痛薬

下行性疼痛抑制系は脳幹から脊髄に下行するニューロンで，興奮すると脊髄後角に神経伝達物質（ノルアドレナリン，セロトニン）を放出して，一次から二次侵害受容ニューロンへのシグナル伝達を抑制する．下行性疼痛抑制系のニューロンは，中脳や延髄のGABA作動性ニューロン（GABA神経）により抑制されているが，麻薬性鎮痛薬がGABA作動性ニューロンのオピオイド受容体に結合すると下行性疼痛抑制系は活性化（脱抑制）され鎮痛作用を示す（**図Ⅱ-13-1**；⑤）．

4. 痛みの種類

痛みの種類には，心因性疼痛などの非器質的な痛み*と器質的な痛み*とがある．さらに，器質的な痛みは，侵害受容性疼痛（体性痛*と内臓痛*）と神経障害性疼痛に分けられる．

また，痛みは持続時間から急性疼痛や慢性疼痛に分けられる．一般に急性疼痛は症状の1つで，痛みの原因がなくなれば治癒する．一方，慢性疼痛は，生体の警告系の役割を越えて痛みが遷延（せんえん）した難治（なんち）性の痛みとなり，痛みそのものが疾患となることがある．

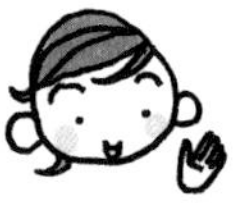

器質的な痛みと非器質的な痛み
身体の物質的，物理的な損傷が原因で起こる痛みを器質的な痛みといいます．一方，解剖学上の損傷とは関係なく，生理機能が障害されるなどして起こる痛みを非器質的な痛みといいます．

体性痛と内臓痛
皮膚，骨格筋，関節，腹膜などが物理的に刺激されて起こる痛みを体性痛といいます．一方，内臓の平滑筋の過伸展や過収縮などによって起こる痛みを内臓痛といいます．

2 — オピオイド系鎮痛薬

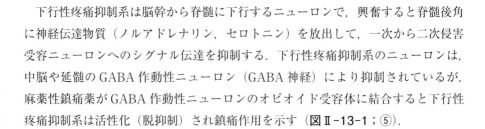

ケシ（Opium poppy）の実から採取されるアヘン（阿片）には，古代より鎮痛作用や陶酔作用があることが知られていた．アヘンに含まれるアルカロイドをオピエートとよび，その薬効成分としてモルヒネが単離精製されたのが1806年であった．その後，モルヒネ類似の作用をもつ物質の研究が進み，総称してオピオイド*とよんでいる．これらはオピオイド受容体に結合してモルヒネ様作用を示す．

オピオイド受容体のサブタイプにはμ（ミュー），κ（カッパ），δ（デルタ）受容体があり，オピオイド系の鎮痛薬には，主にμ受容体の完全作動薬*（アゴニスト）が用いられる．また，μ受容体ほどではないがκ，δ受容体も鎮痛に関与するため，その作動薬には鎮痛薬として有効なものがある．

1. 麻薬性鎮痛薬

モルヒネ塩酸塩水和物（モルヒネ）は，μオピオイド受容体に比較的高い選択性をもち強力な鎮痛作用を示す．モルヒネの薬理作用は，**図Ⅱ-13-1**の③，④，⑤の機序を介する．豊富な使用実績からがん疼痛緩和における第一選択薬である．過量投与による呼吸抑制には注意が必要である．副作用として悪心・嘔吐があり服薬アドヒアランス*を損なうため，予防薬の投与が行われる．また，多くの服用患者

オピオイド
植物由来の天然オピオイド，化学的に合成・半合成されたオピオイド，体内で産生される内因性オピオイド（βエンドルフィン，エンケファリン，ダイノルフィン）があります．

完全作動薬と部分作動薬
生体内の物質と同様に，受容体に結合して完全な生理活性を発揮する薬物を完全作動薬といいます．一方，受容体に結合しても十分に受容体を活性化できない薬物を部分作動薬といいます．完全作動薬（生体内物質）に部分作動薬を併用すると，完全作動薬の薬理作用は競合により減弱します．

Link
服薬アドヒアランス
p.48「1．服薬指導」

Link
麻薬 p.60-61「❹ 麻薬及び向精神薬取締法」

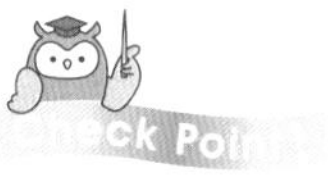

オピオイドによる副作用の改善目的や鎮痛効果が不十分なときには，投与中のオピオイドを変更するオピオイドローテーションを行います．通常は，モルヒネ，オキシコドン，フェンタニル間でローテーションが行われます．

に便秘が認められ併せて下剤が投与される．モルヒネは精神依存・身体依存を生じさせるため，麻薬及び向精神薬取締法で「麻薬(麻)」*に指定されている．しかし，痛み治療を目的にがん患者に適切に使用されれば精神依存症状は生じにくい．

その他のμオピオイド受容体に主に作用する薬物として，オキシコドン塩酸塩水和物（オキシコドン）(麻)，フェンタニルクエン酸塩（フェンタニル）(麻)，コデインリン酸塩水和物（コデイン）(麻)などがある．鎮痛作用は，コデイン＜モルヒネ＜オキシコドン＜フェンタニル＜レミフェンタニルの順に強くなる．

2．非麻薬性鎮痛薬／麻薬拮抗性鎮痛薬

トラマドール塩酸塩（トラマドール）は，μオピオイド受容体刺激作用以外にノルアドレナリンとセロトニンの再取り込み阻害作用があり，下行性疼痛抑制系の賦活化（ふかつか）も期待できる．鎮痛作用はトラマドール＜モルヒネである．

非麻薬性鎮痛薬には，ほかにμ受容体部分作動薬（拮抗薬）・κ受容体作動薬のペンタゾシン，μ受容体部分作動薬・κ受容体拮抗薬のブプレノルフィン塩酸塩（ブプレノルフィン）がある．これらは単独投与では鎮痛薬として作用するが，モルヒネと併用するとモルヒネの作用に拮抗する．鎮痛作用は，ペンタゾシン＜(モルヒネ)＜ブプレノルフィンである．ペンタゾシン，ブプレノルフィンは第二種向精神薬*である．

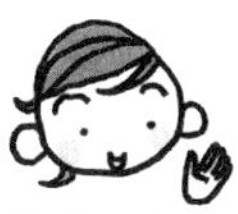

第二種向精神薬
麻薬及び向精神薬取締法では，薬物乱用の危険性と治療上の有用性から第１種，第２種，第３種向精神薬が指定されています．現在第２種向精神薬には９物質が指定され，そのなかでもペンタゾシンとブプレノルフィンを含む５種類がわが国で医薬品として市販されています．

3．がん性疼痛へのオピオイド系鎮痛薬の使用

がん性疼痛へのオピオイド系鎮痛薬の使用で精神依存を生じる可能性は非常に低く，臨床ではWHO方式がん疼痛治療法（3段階除痛ラダー）に基づきがん性疼痛のコントロールが行われている．

1）3段階除痛ラダー

少量から鎮痛薬投与を開始するが増量しても効果が不十分な場合には，効果が一段階高い鎮痛薬に切り替える．このとき痛みの程度に応じて躊躇せずに必要な鎮痛薬を選択する．

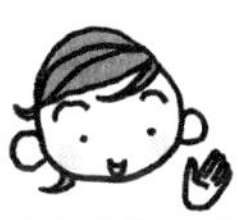

天井効果
ある用量以上に投与量を増やしても，鎮痛効果が頭打ちになることです．

第１段階：「軽度の強さの痛み」に非オピオイド系鎮痛薬（酸性NSAIDs，アセトアミノフェン）を使用するが，副作用や天井効果*があるため標準用量以上の増量は基本的に行わない．必要に応じて第一段階から鎮痛補助薬（抗痙攣薬，抗うつ薬，抗精神病薬，抗不安薬など）を併用する．

第２段階：非オピオイド系鎮痛薬が十分に奏功しない「軽度から中等度の強さの痛み」には，非オピオイド系鎮痛薬に弱オピオイド（コデイン，トラマドールなど）を追加する．また，弱オピオイドを単剤で使用したり，鎮痛補助薬の併用なども検討する．

第３段階：第２段階での痛み緩和治療が十分ではない「中等度から高度の強さの痛み」では，強オピオイド（モルヒネ，オキシコドン，フェンタニル）に変更する．非オピオイド系鎮痛薬は可能な限り併用し，必要に応じて鎮痛補助薬も使用する．

4．オピオイド系鎮痛薬の薬理作用と副作用

1）薬理作用

オピオイド系鎮痛薬は，①上行性痛覚伝導路の抑制や，②下行性疼痛抑制系の賦活化により鎮痛作用を示す（**図Ⅱ-13-1**）．また，③延髄の咳中枢を抑制するためコデイン*などは中枢性鎮咳薬として使用される．空咳に有効である．

Link
コデイン　p.107「❷鎮咳薬」

2）副作用

オピオイド系鎮痛薬の副作用で最も注意すべきは，①延髄の呼吸中枢抑制による呼吸抑制である．急性中毒により死に至る場合もある．過鎮静による舌根沈下にも注意が必要である．高度の鎮静・呼吸抑制には麻薬拮抗薬であるナロキソン塩酸塩（ナロキソン）（オピオイド受容体拮抗薬）を投与する．

別に日常生活に影響するオピオイド系鎮痛薬の副作用として，②延髄化学受容器引き金帯の刺激による悪心・嘔吐（予防に制吐薬を使用），③アセチルコリン放出抑制による腸管運動抑制による便秘（逆に止瀉薬*として使用できる：予防には緩下剤*を併用），④鎮静作用による眠気などがある．

そのほか，⑤肥満細胞からのヒスタミン遊離による掻痒感の出現や，⑥縮瞳による暗黒感がある．長期間服用後にオピオイド系鎮痛薬を減量する場合は，退薬症状（不安，いらいら感，興奮，不眠など）が生じないように徐々に減薬する．

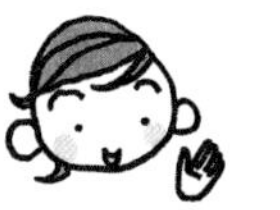

止瀉薬，緩下剤
止瀉薬とはいわゆる下痢止めのことです．緩下剤とはおだやかに作用する下剤のことです．逆に強い作用をもつ下剤は峻下剤（しゅんげざい）とよばれます．

3）麻薬拮抗薬

オピオイド系鎮痛薬の過量投与によって，高度な鎮静や呼吸抑制が起きた場合は，オピオイド受容体拮抗薬であるナロキソンを静脈内注射することで，オピオイドの作用に拮抗させて生体機能を回復させることができる．

3—非オピオイド系鎮痛薬

酸性NSAIDs*は強い鎮痛作用を示し，ロキソプロフェンナトリウム（ロキソニン®），ジクロフェナクナトリウム（ボルタレン®）が使用される．

解熱鎮痛薬*であるアセトアミノフェン（カロナール®）の鎮痛作用は，視床と大脳皮質の痛覚閾値の上昇作用によると考えられている．アセトアミノフェンの過量投与により肝障害が生じやすいので注意が必要である．

Link
酸性NSAIDs　p.141-142「1）酸性非ステロイド性抗炎症薬（酸性NSAIDs）」
解熱鎮痛薬　p.143「❸解熱鎮痛薬」

4 — 神経障害性疼痛治療薬

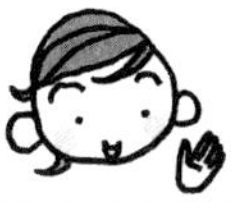

アロディニア
通常痛みと感じないごくわずかな刺激（例：衣類が触れる程度の刺激）を強い痛みとして感じる感覚異常のことで，神経障害性疼痛の代表的症状です．

Link
ガバペンチン　p.89「(1) ガバペンチン」
カルバマゼピン　p.89「(1) カルバマゼピン」
抗うつ薬　p.90「2. 抗うつ薬」

神経障害性疼痛とは，末梢神経や中枢神経の直接的損傷に伴って発生する痛みで，灼熱(しゃくねつ)痛，電撃痛，痛覚過敏，アロディニア*などを伴う難治性の痛みである．帯状疱疹(たいじょうほうしん)後神経痛，有痛性糖尿病性神経障害，三叉神経痛などがある．

プレガバリン（リリカ®）はこうした神経障害性疼痛の第一選択薬である．プレガバリンは，中枢神経系において電位依存性 Ca^{2+} チャネルに結合してチャネル開口を抑制し，グルタミン酸（興奮性神経伝達物質）の放出を抑制して（シナプス前抑制）疼痛伝導路を遮断する．作用機序は抗てんかん薬のガバペンチン*の電位依存性 Ca^{2+} チャネル阻害機構に類似している．また，鎮痛補助薬として，抗てんかん薬のカルバマゼピン*（テグレトール®）には三叉神経痛の適応がある．抗うつ薬*のアミトリプチリン塩酸塩，SNRI のデュロキセチンなどは，下行性疼痛抑制系に作用して鎮痛作用を示し，神経障害性疼痛の治療に用いられている．

学習のポイント

- □ 痛みは上行性痛覚伝導路（一次，二次，三次侵害受容ニューロン）により視床を介して大脳皮質感覚野に伝わる．
- □ 下行性疼痛抑制系を強化する薬物は鎮痛作用を示す．
- □ オピオイド系鎮痛薬は，上行性痛覚伝導路を抑制したり，下行性疼痛抑制系を活性化して鎮痛作用を示す．
- □ オピオイド系鎮痛薬の代表的な薬物にモルヒネがある．
- □ がん性疼痛のコントロールは，WHO 方式がん疼痛治療法（三段階除痛ラダー）に基づき行われる．
- □ オピオイド系鎮痛薬の副作用には呼吸中枢抑制（急性中毒），悪心・嘔吐，便秘，眠気，掻痒感，縮瞳（暗黒感）などがある．
- □ 非オピオイド系鎮痛薬には，酸性 NSAIDs や解熱鎮痛薬がある．
- □ 神経障害性疼痛の治療には，プレガバリンが第一選択薬として用いられる．

14章 局所麻酔薬

到達目標

❶局所麻酔薬の作用機序を説明できる.
❷局所麻酔薬の効果に影響を与える因子について説明できる.
❸局所麻酔薬に血管収縮薬を含有させる目的について説明できる.
❹局所麻酔薬を化学構造に基づいて分類し，代表薬をあげることができる.
❺局所麻酔薬の適用法を説明できる.
❻局所麻酔薬の副作用を説明できる.

〈キーワード〉
局所麻酔，Na^+チャネル，血管収縮薬，アミド型，エステル型，リドカイン，プロピトカイン，表面麻酔，浸潤麻酔，伝達麻酔

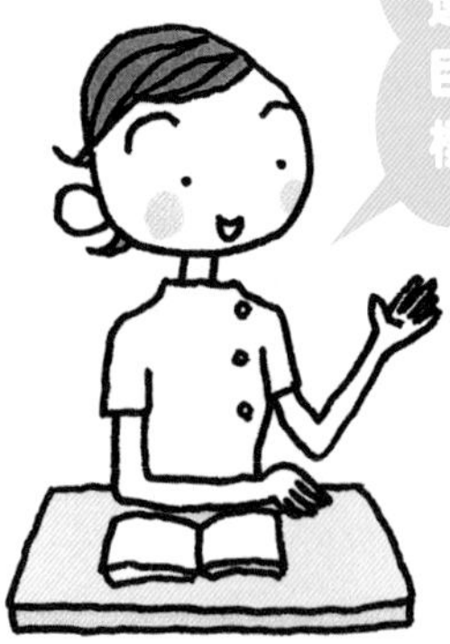

Link 『口腔外科学・歯科麻酔学』p.185-193「Ⅱ編２章 局所麻酔」，p.218-260「Ⅲ編 口腔外科・歯科麻酔の臨床における歯科衛生士のかかわり」

局所麻酔（local anesthesia）は，適用した局所周辺で麻酔薬を作用させ，感覚神経の刺激伝導を可逆的*に遮断して痛みを抑制する．中枢神経系の機能全般を抑制する全身麻酔*とは異なり，意識は保持されている．歯科診療において，歯髄処置，抜歯，小手術など疼痛の抑制を必要とする場合に，歯科医師が日常的に行う処置の1つである．

可逆的
時間が経過すると元に戻る（回復する）ことです．不可逆的だと麻酔事故になってしまいます．

Link
全身麻酔　p.81-85「❷全身麻酔薬」

1—局所麻酔薬の作用機構

1．痛覚伝導*

Link
痛覚伝導　p.144-146「❶痛覚の発生と伝導」

感覚神経の細胞内ではK^+濃度が高く，Na^+とCa^{2+}濃度は低い．一方，細胞外ではK^+濃度は低く，Na^+とCa^{2+}濃度が高い．その結果，細胞膜を介して細胞内の電位は外に比べて約70 mV低い分極*した状態にある．そこに痛みを引き起こす刺激が加わると，細胞膜に存在する電位依存性のNa^+チャネル**が開き細胞外のNa^+が細胞内に流入して脱分極し，引き続き細胞内のK^+が細胞外に流出して再分極する（図Ⅱ-14-1A）．この疼痛刺激により発生した神経の興奮が隣接部位に伝導されて活動電流*が生じ，感覚神経を経由して大脳皮質感覚野に到達することにより痛みとして認識される．

分極
細胞膜を隔てて電位差が存在する状態を分極といい，この場合の電位差は膜電位とよばれます．膜電位の差が小さくなる方向に変化することを脱分極，大きくなる方向に変化することを過分極といいます．

Na^+チャネル
細胞膜に存在し，膜電位に反応して開閉しNa^+を通過させるタンパク質です．

Link
Na^+チャネル　p.96「1）Na^+チャネル遮断薬」

2．局所麻酔薬による痛覚伝導の遮断*（図Ⅱ-14-1B）

投与された局所麻酔薬は非イオン型が神経細胞内に入り，細胞の内側からイオン

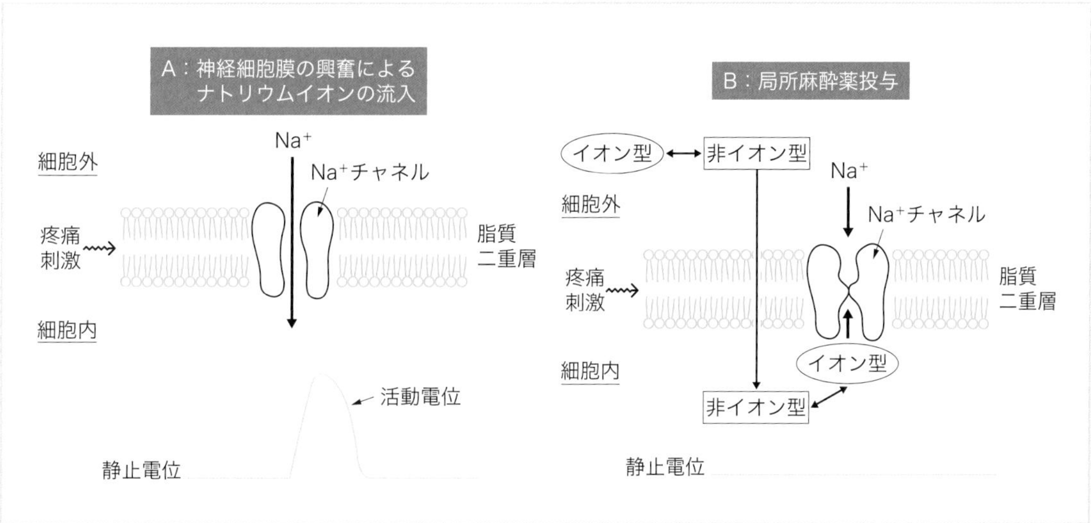

図Ⅱ-14-1　局所麻酔薬の作用機構

型がNa^+チャネルに結合してNa^+の流入を抑制する．その結果，痛みの刺激が生じても活動電位の発生は抑制される．痛覚の伝導が遮断されて無痛下での処置ができる．

活動電流
膜電位の一時的な変化が活動電位であり，活動電位が隣接部に移動する結果流れる電流が活動電流です．活動電流により神経の興奮は軸索を伝わります．

2 ―局所麻酔薬の効果に影響を与える因子

1．炎症などの局所の状態と作用部位の pH

投与された局所麻酔薬は受動拡散*によって神経細胞内に入り，Na^+チャネルを抑制して麻酔作用を現す．現在使用されている局所麻酔薬は，いずれも弱塩基性の電解質であるため，周囲の pH が低くなるとイオン型*の割合が増加する．イオン型は受動拡散を受けにくいので，細胞内に入りにくく，麻酔作用が弱くなる．

炎症があるとその部位は酸性に傾き，pH 値が低くなる．したがって，細胞膜を通過しにくいイオン型の局所麻酔薬が増加して麻酔が効きにくくなる

Link
痛覚伝導の遮断　p.144-145「2．上行性痛覚伝導路と鎮痛薬」
受動拡散　p.12「1）受動拡散」
イオン型と非イオン型　p.13「1）薬物のイオン型と非イオン型」，p.13 Clinical Point「炎症部位で局所麻酔薬が効きにくい理由」

2．局所の血管分布

局所投与された薬液の一部は，投与部位から血管内へ吸収されて血流に入り，局所から消失する．

血管の分布が多い投与部位や，血管が拡張して血流量が増加すると，局所麻酔薬の血管への吸収が速く，局所からの消失が早くなるため，麻酔作用の強度も低下し持続時間も短くなる．さらに，全身的な中毒の危険性が増加する．

3—血管収縮薬の併用

コカイン以外の局所麻酔薬は血管拡張作用を示すため，投与すると局所の血管の血流量が増加して局所麻酔薬の吸収が促進される．その欠点を補うために，局所からの麻酔薬の吸収遅延を目的として，血管収縮薬を含有した製剤が多い．

血管収縮薬としては，交感神経作動薬*であるアドレナリン，ノルアドレナリン，フェニレフリン塩酸塩などが使用される．α_1受容体を介した血管収縮作用の結果，麻酔薬の吸収が遅延して麻酔持続時間が長くなり，効果が増強される．また，血中への移行速度が低下して全身的な中毒の危険性が低下する．さらに，止血効果や出血量の減少によって手術部位が見やすくなる効果も期待される．

しかし，一方では，血管収縮薬の含有により生じる欠点もある．交感神経作動薬*としての血管収縮および心機能亢進は，血圧を上昇させ，心臓への負担を増加する．これらは，高血圧*や狭心症(きょうしんしょう)*，動脈硬化，心不全などの疾患に対する増悪(ぞうあく)因子となる．また，代謝の亢進作用は，甲状腺機能亢進や糖尿病の悪化の原因となる．さらに，抗うつ薬*などアドレナリン機能を高める薬物を投与されている患者にとっては，投与が危険因子となる．

これらの危険が予測される場合には，血管収縮薬を含有していない製剤を選択することもある．また，局所の血管収縮作用のみで，その他の交感神経系促進効果を示さない，フェリプレシン*などのペプチド性血管収縮薬を含有する製剤*を選択することも可能である．

Link
交感神経作動薬 p.77「1）α_1作用薬」
高血圧 p.93-96「❶高血圧治療薬」
狭心症 p.98-99「❹狭心症治療薬」
抗うつ薬 p.90「2.抗うつ薬」

フェリプレシン
抗利尿ホルモンであるバソプレシンから合成されたポリペプチドです．アドレナリンと比較して注射部位の血管収縮作用は弱いとされますが，交感神経亢進作用はありません．

ペプチド性血管収縮薬を含有する製剤
プロピトカインにフェリプレシンを配合した「歯科用シタネスト-オクタプレシン®カートリッジ」があります（表Ⅱ-14-1）．

4—局所麻酔薬の化学構造と分類

1．基本的化学構造と分類

局所麻酔薬の構造は，脂溶性(しようせい)部分*である芳香族残基*と水溶性部分であるアミノ基，およびその間をつなぐアルキル鎖*である中間鎖からなる（図Ⅱ-14-2）．芳香族は薬物に神経細胞膜を通過しやすい性質を与え，アミノ基は水溶液中で解離して薬物に親水性を与える．芳香族とアミノ基部分の構造はさまざまであり，基本構造の官能基*の置換により，種々の麻酔薬が開発されている．

中間鎖の構造はエステル結合をもつものとアミド結合をもつものに分かれることから，局所麻酔薬は一般にエステル型とアミド型の２つに分類される．現在，わが国において歯科で使用されているものの多くはアミド型である．

局所麻酔薬の重篤(じゅうとく)な副作用である過敏症（アレルギー反応）は，アミド型よりエステル型において多いとされている．また，ある局所麻酔薬に過敏症を示す場合には，同じ型のほかの薬物にも過敏症を示す交叉感受性が知られており，分類は臨床上でも重要である．エステル型で過敏症の経験がある場合は，アミド型を選択する

脂溶性
水分子と親和性が低く溶けにくいことで，芳香族化合物などが該当します．脂溶性の反対が「水溶性」です．

芳香族
ベンゼンを代表とする環状の化学構造です．

アルキル鎖
炭素と水素からなる構造で一般式はC_nH_{2n+1}となります．

官能基
有機化合物の分子構造中の機能性原子団のことです．化合物が異なっても基本的に同じ反応性を示します．

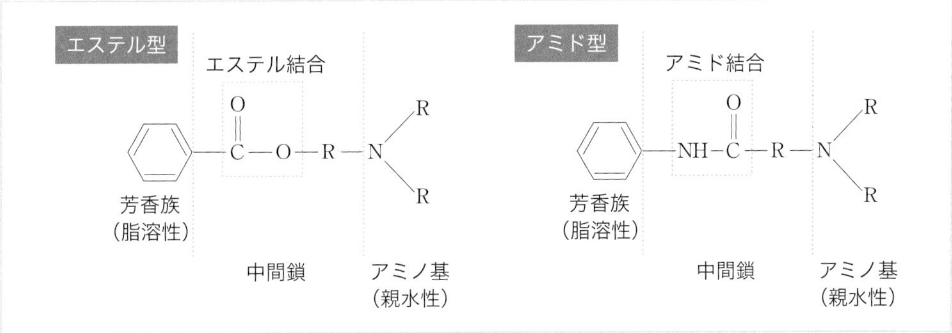

図Ⅱ-14-2　局所麻酔薬の基本構造

ことにより危険を避ける必要がある．ただし，局所麻酔薬への添加物が過敏症の原因となる場合もあるので注意を要する．

2．主なエステル型局所麻酔薬（表Ⅱ-14-1）

1）コカイン塩酸塩（コカイン）

コカの葉の成分であり，最初に臨床応用された局所麻酔薬であるが，麻薬である．眼科の表面麻酔などに使用は限られる．合成局所麻酔薬の原型となった．

2）プロカイン塩酸塩（プロカイン）（プロカニン®，塩酸プロカイン注® など）

エステル型局所麻酔薬の代表薬である．浸潤麻酔，伝達麻酔に使用されるが，表面麻酔には使用できない．現在はリドカインなどのアミド型に代わられ使用頻度は低い．

3）テトラカイン塩酸塩（テトラカイン）

テトラカインは効力，毒性ともプロカインの10倍と強力である．歯科では表面麻酔でのみ使用される．

4）アミノ安息香酸エチル（ハリケインリキッド歯科用20%など）

水に難溶性であるため吸収が遅く，長時間作用が持続する．表面麻酔に使用される．

3．主なアミド型局所麻酔薬（表Ⅱ-14-1）

1）リドカイン塩酸塩（リドカイン）（キシロカイン® など）

現在臨床で最もよく使用されている．作用発現が迅速で作用も強く，持続的な麻酔効果が期待でき，確実である．過量では眠気，めまい，感覚異常，昏睡（こんすい）などの中

表Ⅱ-14-1 歯科で使用される主な局所麻酔薬

分類		局所麻酔薬・一般名	商品名	組成
アミド型	浸潤・伝達麻酔	リドカイン塩酸塩・アドレナリン注（歯科用）	歯科用キシロカイン® カートリッジ	2%リドカイン，0.00125%アドレナリン
			キシレステシン™ A 注射液（カートリッジ）	
			キシロカイン® 注射液「2%」エピレナミン	
			オーラ® 注歯科用カートリッジ	2%リドカイン，0.0025%アドレナリン酒石酸水素塩
		プロピトカイン塩酸塩・フェリプレシン注（歯科用）	歯科用シタネスト-オクタプレシン® カートリッジ	3%プロピトカイン，0.03 単位フェリプレシン
		メピバカイン塩酸塩注（歯科用）	スキャンドネスト® カートリッジ 3%	3%メピバカイン
	表面麻酔	リドカイン塩酸塩	キシロカイン® ゼリー 2%	2%リドカイン
			キシロカイン® ポンプスプレー 8%	8%リドカイン
エステル型		アミノ安息香酸エチル（ベンゾカイン）製剤	ハリケインゲル歯科用 20% ジンジカインゲル 20% ハリケインリキッド歯科用 20% ビーゾカイン歯科用ゼリー 20%	20%アミノ安息香酸エチル
		アミノ安息香酸エチルを含む合剤	ネオザロカイン® パスタ（軟膏剤）	25%アミノ安息香酸エチル，5%塩酸パラブチルアミノ安息香酸ジエチルアミノエチル
			プロネスパスタアロマ（軟膏剤）	10%アミノ安息香酸エチル，1%テトラカイン，1%ジブカイン，2%ホモスルファミン
		テトラカイン塩酸塩®	コーパロン® 歯科用表面麻酔液 6%	6%テトラカイン

枢神経系に対する副作用が起こる．また，妊婦への安全性は確立されていない．

2）メピバカイン塩酸塩（メピバカイン）（スキャンドネスト®，カルボカイン® など）

構造も薬理作用もリドカインに類似している．

3）プロピトカイン塩酸塩（プロピトカイン）（シタネスト-オクタプレシン®）

プリロカインともよばれる．薬理作用はリドカインに類似している．

プロピトカイン-フェリプレシン注射液（歯科用シタネスト-オクタプレシン®）が歯科領域では高血圧症患者などに好んで用いられる傾向があるが，高血圧症患者への使用が推奨されているわけではない．妊婦・小児への安全性は確立されていない．メトヘモグロビン血症*の患者には禁忌である．

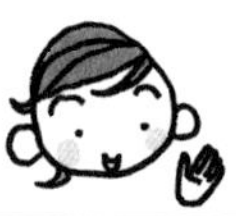

メトヘモグロビン血症
ヘモグロビンのヘム鉄が3価に酸化されたものがメトヘモグロビンであり，酸素を結合することができません．プロピトカインの代謝物であるオルトトルイジンは，ヘモグロビンと結合するとチアノーゼを引き起こします．

4）ブピバカイン塩酸塩水和物（マーカイン®）

メピバカインと類似構造で作用発現は早く，長時間作用が持続する強力な薬物である．

5）ジブカイン塩酸塩（ジブカイン）

中間鎖の構造からはアミド型に分類されるが，環の部分の構造からキノリン型とよばれることもある．効力，毒性とも最強とされ，主に表面麻酔に用いられる．

5—局所麻酔薬の適用法（図Ⅱ-14-3）

1. 表面麻酔

表面麻酔は口腔，咽頭などの粘膜表面に適用して作用させる方法であり，スプレー，軟膏，液剤，経口液剤，ゼリーなどの剤形*で使用される．一般に局所麻酔薬は健康な皮膚面からはほとんど吸収されないが，粘膜表面に適用すると浸透して感覚神経終末に作用する．麻酔効果は数分でピークに達し，約30〜45分持続する．

Link
剤形　p.51-52「❶ 医薬品の剤形」

リドカイン，テトラカイン，ジブカイン，アミノ安息香酸エチル，コカインなどが表面麻酔に使用可能であるが，プロカインは粘膜透過性が低いため表面麻酔には使用できない．

歯科における表面麻酔は，①局所麻酔の注射を行う前の注射針刺入時の疼痛抑制，②表在性で小範囲の切開部位の麻酔，③歯石除去，または歯周ポケット搔爬（そうは）*時のポケット内壁の麻酔，④印象採得時の嘔吐（おうと）反射の抑制などに使用されている．他科では，眼科，耳鼻科の小手術や，胃カメラ挿入時の嘔吐反射の抑制にも使用される．

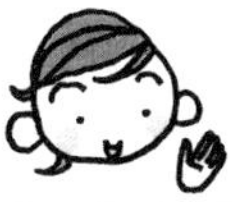

搔爬
かき取る操作のことです．

注射に比べて安易に考えられがちだが，粘膜は血管が多く薬物の吸収が速いので全身作用の危険性があり，注意が必要である．

2. 浸潤麻酔

歯科では最も使用頻度の高い麻酔法である．歯髄処置や抜歯などを無痛状態で行うために歯肉下，骨膜下への注射を行い，歯髄，歯根膜の感覚神経を麻痺させる．アドレナリン含有により浸潤麻酔の持続時間は約2倍に延長し，血中でのピーク濃度を低下させることができるため，血管収縮薬を含有する局所麻酔薬を使用することが多い．

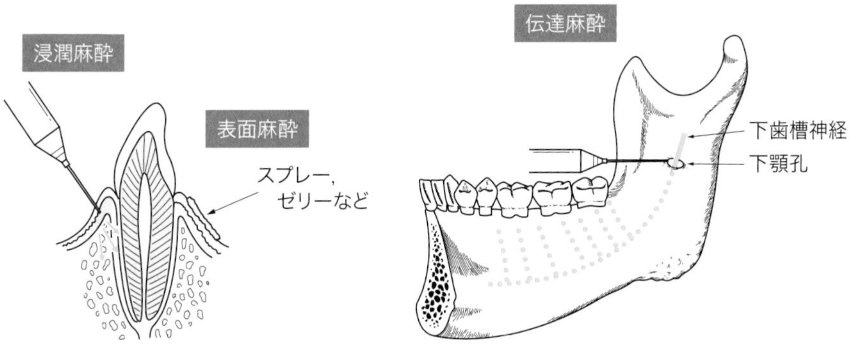

図Ⅱ-14-3　局所麻酔薬の適用法

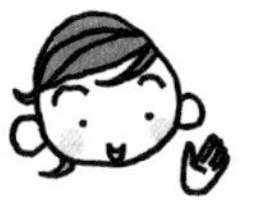

神経叢
神経線維が多数の枝を出し合って網状の構造を形成している部位です．

3．伝達麻酔

神経幹，神経叢(しんけいそう)*などの周囲に薬液を注入することにより，神経支配領域を広範囲に麻酔する方法である．歯科では，抜歯・口腔内小手術などにおいて上顎神経，下顎神経支配部位の麻酔に使用される．特に，下顎の大臼歯部の歯槽骨は骨質が厚く緻密(ちみつ)であり，麻酔薬の浸透性が低く浸潤麻酔が効きにくいため，大臼歯の処置において下顎孔伝達麻酔が使用される．

6 ―局所麻酔薬の生体に対する作用

1．局所麻酔薬の一般的性質

局所麻酔薬は感覚神経だけでなく自律神経や運動神経にも非選択的に作用する．さらに神経以外の心筋，平滑筋，骨格筋を含むすべての細胞膜を安定化してその機能を抑制する．全身的な有害作用の危険もあるので，薬物の血中濃度が急速に上昇することがないように，過量投与や血管内への注入を避ける必要がある．

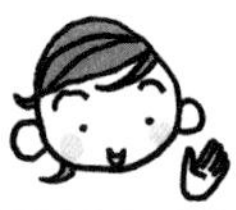

エステラーゼ
エステル結合を分解する酵素です．

Link
代謝　p.16-17「❹ 代謝」

Link
血液脳関門　p.15「1）血液脳関門」

2．薬物動態

エステル型局所麻酔薬は血中へ移行した後，血漿や肝臓のエステラーゼ*により分解される．エステラーゼは生体に広く存在するため，エステル結合をもつ薬物は容易に分解される．アミド型は，肝臓の薬物代謝酵素であるCYPによる代謝*を受けた後に分解される．

3．全身作用

1）中枢神経系

局所麻酔薬は血液脳関門*を容易に通過するため，血中濃度が上昇すると中枢作用を示す．自覚症状としては，眠気，めまい，頭部の拍動感，耳鳴り，目のかすみ，手足のしびれなどを生じる．また，他覚症状としては，顔面蒼白(そうはく)，呼吸抑制を生じ，痙攣発作へと進展することもある．

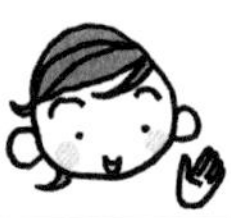

キニジン様作用
キニジンによる心筋の興奮性の低下，収縮力の減弱，刺激伝導度の低下，不応期の延長などの作用です．

Link
不整脈　p.96「1）Na^+ チャネル遮断薬」

2）循環系

局所麻酔薬にはキニジン様作用*があり，心筋に対して抑制的に作用する．アミド型の局所麻酔薬であるリドカインは抗不整脈作用*を示し，心室性不整脈の治療薬として使用される．

3）その他

神経筋接合部に対して抑制的に作用し，筋弛緩作用を示す．また，平滑筋弛緩作用を示し，血管平滑筋の弛緩による血管拡張作用を示す．

4．副作用・有害作用

1）局所的為害作用

刺入部に潰瘍，壊死を生じることがあり，歯科では歯肉部で発生することが多い．強圧による注射，注射による感染，血管収縮薬による循環障害などが原因となる．

Link
血管迷走神経反射　p.75「3．アセチルコリン受容体，表Ⅱ-2-3」

2）血管迷走神経反射* ［疼痛性（神経性）ショック］

治療，麻酔に対する恐怖が精神的ストレスとなって交感神経が緊張している状態に，麻酔注射による疼痛刺激が加わると迷走神経反射*が起こる．顔面蒼白，冷汗，頻脈などの前駆症状から始まり，迷走神経反射の進展とともに血圧低下，意識消失，呼吸抑制，徐脈などのショック症状を呈する．数分以内に回復することが多いが，心疾患患者などでは注意が必要となる．

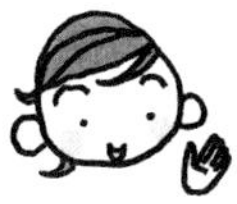

迷走神経反射
反射経路が副交感神経（コリン作動性神経）を経る反射です．種々の刺激によって起こり，不整脈，徐脈，血圧下降，心停止などをきたします．

過換気
呼吸数の急速な増加のことです．

3）過換気*症候群

精神的不安が原因で発作的過換気が起こると，浅く速い呼吸となり呼吸困難を訴える．四肢末端のしびれや知覚異常を伴い，重篤だと意識を消失することもある．安静にさせ，紙袋を用いて呼気を再吸入させる．症状の改善がみられない場合は，ベンゾジアゼピン系薬物*の静脈内投与が行われる．

Link
ベンゾジアゼピン系薬物　p.87「3．ベンゾジアゼピン系薬物」

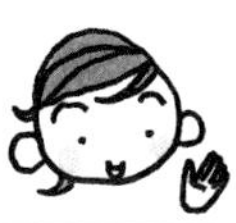

4）局所麻酔薬中毒

過量投与あるいは誤って血管内へ注入することによる，血中濃度の増加による中毒である．初期には悪心*，嘔吐，興奮，不安，振戦*，口周囲の知覚麻痺，舌のしびれなどが起き，進行すると痙攣，昏睡，血圧低下などが起こり，呼吸麻痺で死亡することもある．中毒の先駆症状として頭痛が知られており，投与後の頭痛には注意を要する．

悪心
吐き気がするほどの気持ちの悪さのことです．

振戦
「ふるえ」のことです．

Link
過敏症　p.38「3）薬物アレルギー」

5）過敏症*（アレルギー）

以前に投与した局所麻酔薬，血管収縮薬あるいは防腐剤などが抗原となる抗原抗体反応により，過敏症を引き起こす危険性もある．アレルギー性皮膚炎や喘息発作として現れるが，極端な場合，アナフィラキシーショックを引き起こす可能性がある．初期には蕁麻疹様発疹，喉頭・眼瞼浮腫*から始まり，意識消失，呼吸，心停止へと進行することもあり生命に関わる．頻度は少ないが，最も危険である．薬物に対するアレルギーの有無を投与前に問診，検査などで確認することが大切である．

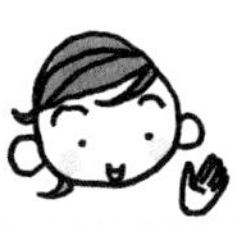

眼瞼浮腫
まぶたの浮腫，むくみのことです．

Link
揮発性麻酔薬 p.84-85「3. 吸入麻酔薬」
筋弛緩薬 p.78-79「5. 筋弛緩薬」

6）悪性高熱症

揮発性麻酔薬*，局所麻酔薬，筋弛緩薬*などの投与によって，急速に体温が上昇する致死率の高い症候群である．

参考文献

1）大谷啓一 監，鈴木邦明，戸苅彰史，青木和広，兼松 隆，筑波隆幸 編：現代歯科薬理学 第6版（p.232-240「21章 局所麻酔薬」）．医歯薬出版，東京，2018．
2）全国歯科衛生士教育協議会 監：最新歯科衛生士教本 顎・口腔粘膜疾患 口腔外科・歯科麻酔（p.185-193「II編2章 局所麻酔」）．医歯薬出版，東京，2011．
3）日本歯科薬物療法学会編：新版日本歯科用医薬品集．永末書店，京都，2015．pp 2-17．

復習のポイント

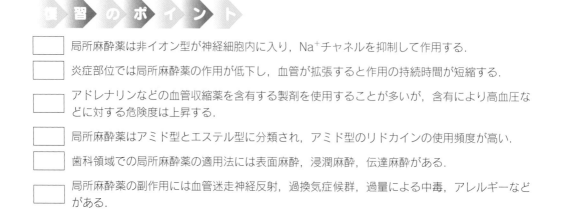

- [ ] 局所麻酔薬は非イオン型が神経細胞内に入り，Na^+チャネルを抑制して作用する．
- [ ] 炎症部位では局所麻酔薬の作用が低下し，血管が拡張すると作用の持続時間が短縮する．
- [ ] アドレナリンなどの血管収縮薬を含有する製剤を使用することが多いが，含有により高血圧などに対する危険度は上昇する．
- [ ] 局所麻酔薬はアミド型とエステル型に分類され，アミド型のリドカインの使用頻度が高い．
- [ ] 歯科領域での局所麻酔薬の適用法には表面麻酔，浸潤麻酔，伝達麻酔がある．
- [ ] 局所麻酔薬の副作用には血管迷走神経反射，過換気症候群，過量による中毒，アレルギーなどがある．

15章 抗感染症薬

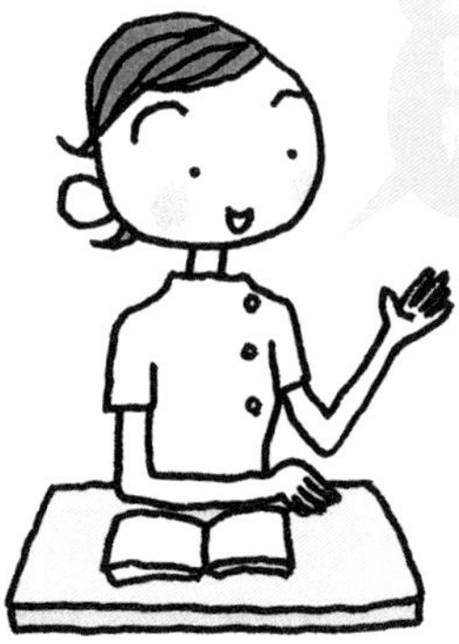

到達目標

❶抗感染症薬の作用機序を説明できる.
❷抗感染症薬の副作用を説明できる.
❸主なペニシリン系抗菌薬をあげ，作用機序と副作用を説明できる.
❹主なセフェム系抗菌薬をあげ，作用機序と副作用を説明できる.
❺主なアミノグリコシド系抗菌薬をあげ，作用機序と副作用を説明できる.
❻主なマクロライド系抗菌薬をあげ，作用機序と副作用を説明できる.
❼クロラムフェニコールの作用機序と副作用を説明できる.
❽主なテトラサイクリン系抗菌薬をあげ，作用機序と副作用を説明できる.
❾主なニューキノロン系抗菌薬をあげ，作用機序と副作用を説明できる.

〈キーワード〉
抗感染症薬，抗生物質，選択毒性，ペニシリン系抗菌薬，セフェム系抗菌薬，アミノグリコシド系抗菌薬，マクロライド系抗菌薬，クロラムフェニコール，テトラサイクリン系抗菌薬，ニューキノロン系抗菌薬，抗真菌薬，抗ウイルス薬

Link 『微生物学』p.144-154「6章 化学療法」

1―感染症と抗感染症薬

Link
感染症 『微生物学』p.1-12「1章 疾病と微生物」，p.13-73「2章 微生物の病原性」

感染症*とは病原微生物が体内に侵入，増殖した結果起こる障害であり，感染症の治療に用いられるのが抗感染症薬である．抗菌薬は抗感染症薬と同じ意味で用いられるが，特に細菌を標的とする場合に用いられることが多い．抗感染症薬は生体に対して毒性がなく，病原微生物に対しては高い選択毒性を示すことが期待される．

Check Point
抗感染症薬の標的は，細菌，ウイルス，真菌のような感染性微生物であり，それぞれペニシリン，アシクロビル（ヘルペスウイルスの治療薬），アムホテリシンBが代表的です．これらには厳しい選択毒性が要求されます．すなわち，抗感染症薬は微生物にのみ効くべきです．がん細胞も，個体からはみだした異物と考えて，がんの化学療法といわれます．しかし，もともと私たちのからだを構成する細胞に由来するものなので，がんの化学療法という言い方は必ずしも適切ではありません．

1．抗菌スペクトル

病原微生物には，細菌，リケッチア，原虫，真菌，ウイルスなどがあり，細菌にも好気性菌，嫌気性菌，グラム陽性菌，グラム陰性菌とさまざまな種類がある．抗菌スペクトルとは，各種の病原微生物に対する抗感染症薬（p.164-169「❸ 主な抗感染症薬」参照）の有効な適応菌種の範囲を示したものである（**表Ⅱ-15-1**）．

2．化学療法薬

化学療法薬は，病原微生物に対して作用する抗感染症薬（抗菌薬）と抗悪性腫瘍薬に分類できる．抗悪性腫瘍薬についてはⅡ編10章（p.123-128）に記載した．

表II-15-1 主な抗菌薬の抗菌スペクトル

	真菌	結核菌	グラム陰性	グラム陽性	クラミジア	リケッチア
ペニシリン系			○	○		
セフェム系			○	○		
アミノグリコシド系		○	○	○		
マクロライド系				○	○	○
テトラサイクリン系			○	○	○	○
ニューキノロン系		○	○	○	○	○
ポリエン系	○					
アゾール系	○					

3. 抗菌薬と抗生物質

微生物によってつくられ，ほかの微生物の発育を阻止するものを抗生物質とよぶ．天然ペニシリン*は微生物である青カビによって作られる抗生物質である．一方，化学合成され，微生物の発育を阻止するものは合成抗菌薬とよばれる．抗菌薬は抗生物質と合成抗菌薬に分類される．

Link
天然ペニシリン p.164「(1) 天然ペニシリン」

4. 選択毒性

抗菌薬は病原微生物のみに作用し，宿主の細胞には有害作用を示さないことが望ましい．この「選択毒性」は抗菌薬がもつべき最も基本的な特徴である．たとえばペニシリン系は，細菌のみがもつ細胞壁*に作用して，その選択毒性を発揮する．

Link
細胞壁 p.162「1) 細胞壁合成阻害」

5. 殺菌性抗菌薬と静菌性抗菌薬

抗菌薬には細菌に対し，殺滅するよう働くもの（殺菌性）と，増殖を抑えるように働くもの（静菌性）がある．細菌を完全に殺さなくても，増殖を抑えれば，生体の防御機構である免疫系によって細菌は除去されて，治癒が可能になる．殺菌性抗菌薬のペニシリン系やセフェム系は分裂中の細菌に最も効果的なので，静菌性抗菌薬（クリンダマイシン*など）と併用すると効力が落ちる．

Link
クリンダマイシン p.167「8. リンコマイシン系」

6. 有効血中濃度

細菌の増殖を抑制するために必要な最小の薬物濃度をMIC（最小発育阻止濃度）という．

抗菌薬には細菌に対し，濃度依存性に作用するものと，時間依存性に作用するものがある．濃度依存性の抗菌薬においては，薬物の血中濃度がどれだけ高くなったかが重要である（**図II-15-1左**）．時間依存性の抗菌薬においては，MICより高い

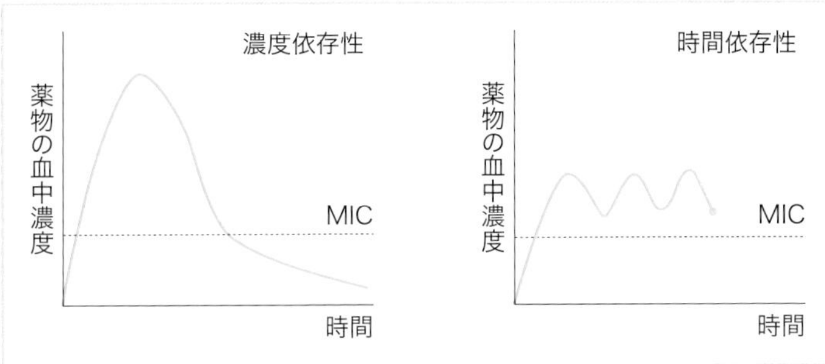

図Ⅱ-15-1 濃度依存性および時間依存性抗菌薬

Link
耐性 p.30「2. 耐性」

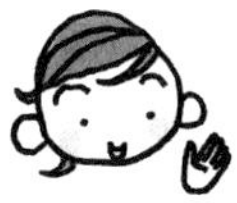

MRSA
メチシリンが効かなくなった黄色ブドウ球菌のことです．実際には，メチシリンだけではなく多くの抗菌薬に耐性を示す多剤耐性菌です．MRSAは普通の黄色ブドウ球菌と同様，病原性の低い常在菌で，健康なヒトではほとんど発症しませんが，未熟児，高齢者，入院患者など抵抗力の衰えたヒトでは発病しやすいです．

Link
β-ラクタム環 p.164-166「1. β-ラクタム系」
β-ラクタマーゼ p.165「(2) その他のペニシリン」

濃度でどれだけ長い時間推移したかが重要である（**図Ⅱ-15-1右**）．β-ラクタム系は代表的な時間依存性抗菌薬であり，アミノグリコシド系やニューキノロン系は濃度依存性に作用する．

7. 耐 性*

抗感染症薬は，使用当初に効果を発揮しても，長期間使用するうちに効果が減弱し，最終的に効果を発揮しなくなることがある．この場合，抗感染症薬に耐性が生じたという．ある薬物に対して耐性を示す細菌が，それと化学構造が類似したほかの薬物に対しても耐性を示すことがあり，これを交叉耐性という．また，多くの薬物に対しても耐性を示すことがあり，これを多剤耐性という．メチシリン耐性黄色ブドウ球菌（MRSA）*は，代表的な多剤耐性菌である．

病原微生物が耐性を獲得する機序の代表的なものに，薬物を不活性化する酵素の獲得がある．たとえば，β-ラクタム環*を分解する酵素であるβ-ラクタマーゼ*を産生する細菌は，β-ラクタム系抗菌薬に対し，耐性を示す．

Clinical Point 耐性菌を生じさせないための対策

抗菌薬の使いすぎや不適切な使用によって，これらの薬物に対する耐性を獲得した細菌が世界的に増えています．特に，医療が整備されている日本では，耐性菌の拡大が深刻な問題となりつつあります．皆さんも細菌を殺す目的で抗菌薬を使用する際に，抗菌スペクトルの広い抗菌薬を使用しておけば別に問題はない，と考えていませんでしたか？

歯科においても，これまで非常によく使われてきた第3世代セフェム系抗菌薬の使用を減らす取り組みが広がっており，現在では抜歯後の感染予防などにはペニシリン系のアモキシシリンの使用が推奨されています．これらの内容は「薬剤耐性（AMR）対策アクションプラン」として国が推進している内容に沿ったものです．

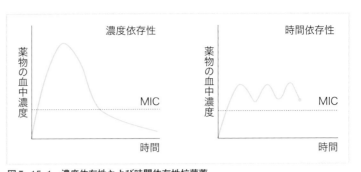

2—抗感染症薬の作用と副作用

1．抗感染症薬の作用機序（図II-15-2）

1）細胞壁合成阻害

細胞壁を構成するペプチドグリカンの網目構造をつくる架橋酵素トランスペプチダーゼは動物細胞にはなく，細胞壁に作用する薬物は人体に影響しない．細菌でトランスペプチダーゼが抑制されると，細菌の形と固さを保っているペプチドグリカンがほころび，細菌が破裂して死滅する．

2）タンパク質合成阻害

タンパク質の合成はリボソームで行われるが，細菌のリボソームと動物細胞のリボソームは異なっている．クロラムフェニコール，テトラサイクリン系，アミノグリコシド系，マクロライド系などの抗菌薬はこの違いを区別し，細菌のリボソームのみに結合するため選択毒性に優れている．

3）核酸合成阻害

細菌のDNAあるいはRNA合成に関与する酵素を阻害することにより抗菌力を発揮する．ニューキノロン系などがある．

4）細胞膜障害

抗真菌薬のポリエン系は真菌の細胞膜の構成成分であるステロールに作用して，細胞膜に障害を与える．真菌は膜のステロール成分としてエルゴステロールを有するが，動物も細胞膜にコレステロールを有するので選択毒性は低い．

5）葉酸合成阻害

ある種の微生物は，細胞分裂に必須な葉酸を合成するのに，パラアミノ安息香酸

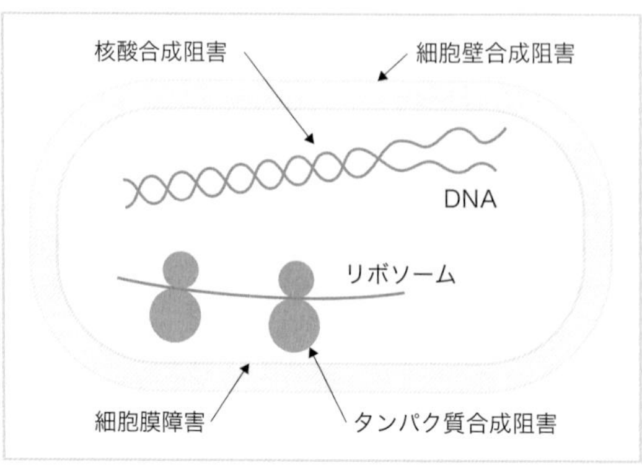

図II-15-2　抗感染症薬の作用機序

を必要とする．スルホンアミド（サルファ薬）はパラアミノ安息香酸と類似した構造をもつためその拮抗薬として働き，葉酸の合成を阻害して細胞の分裂を阻害する．

2. 抗感染症薬の副作用

Link
アレルギー反応 p.38「3）薬物アレルギー」

1）アレルギー反応*

薬疹など軽度のものから，アナフィラキシーショックなどの重症のものまである．特にペニシリン系で頻度が高い．β-ラクタム系抗菌薬間では交叉アレルギーが起こりやすい．

Link
造血器障害 p.39-40「1）血液障害」

2）造血器障害*

クロラムフェニコールは骨髄抑制による再生不良性貧血を引き起こすことがある．

Link
消化器障害 p.40「(2) 腸管障害」
偽膜性大腸炎 p.165 Clinical Point「菌交代現象と偽膜性大腸炎」

3）消化器障害*

抗菌スペクトルの広いセフェム系などの使用により，正常細菌叢が減少し，それに代わってカンジダなどの真菌が異常に増殖する菌交代症が起こって，下痢などの消化器症状を起こすことがある．また，セフェム系などでは偽膜性大腸炎*が起こることがある．

Link
肝障害 p.40「3）肝障害」

4）肝障害*

マクロライド系などで起こることがある．

Link
腎障害 p.40-41「4）腎障害」

5）腎障害*

腎毒性の強い抗菌薬としてアミノグリコシド系抗菌薬がある．アミノグリコシド系は大部分が代謝されずに腎臓より排泄され，この過程で腎障害を起こす．また，抗真菌薬のアムホテリシンBも腎毒性が強い．

Link
神経障害 p.41「6）中枢神経障害」

6）神経障害*

アミノグリコシド系抗菌薬により，聴覚障害（第Ⅷ脳神経障害）が起こることがある．ニューキノロン系抗菌薬は，酸性非ステロイド性抗炎症薬（酸性NSAIDs）との併用で痙攣発作を起こすことがある．

Link
ビタミン欠乏症 p.40「(3) 血液凝固障害」，p.42「7）口内炎」，p.66 Clinical Point「抗菌薬の副作用としてのビタミン欠乏症」

7）ビタミン欠乏症*

抗菌薬の投与により，ビタミン産生能をもつ腸内細菌が死滅し，ビタミン欠乏症を引き起こすことがある．

Link
エナメル質形成不全 p.42「4）歯の形成障害と着色」
グルクロン酸抱合 p.16「2）第2相」

グルクロン酸抱合
グルクロン酸は高い水溶性をもち，薬物と化学反応して，体外に排出しやすい物質をつくります．この反応をグルクロン酸抱合とよびます．

8）その他の副作用

テトラサイクリン系は母体から胎児に移行すると，あるいは8歳未満の小児が服用すると，胎児および小児に対する歯の着色やエナメル質形成不全*を引き起こすことがある．

肝機能の未熟な新生児では，グルクロン酸抱合能**が低いため，クロラムフェニコールの血中濃度が高くなり，重篤な循環不全を伴うグレイ症候群を起こすことがある．皮膚が灰白色になることから命名された．

3—主な抗感染症薬

主な抗菌薬には，β-ラクタム系，アミノグリコシド系，マクロライド系，クロラムフェニコール，テトラサイクリン系，ニューキノロン系などがある（**表Ⅱ-15-2**）．

1．β-ラクタム系

基本骨格にβ-ラクタム環をもつ薬物の総称で，ペニシリン系，セフェム系などに分類される．細胞壁の合成を阻害することにより殺菌性に作用し，腎臓で排泄される．ペニシリン系の副作用には薬物アレルギーがあり，まれに重篤なアナフィラキシーショックにより死に至ることがある．殺菌性のペニシリン系は同じく殺菌性のアミノグリコシド系と相乗作用*を示す．

Link
相乗作用 p.31「1．協力作用」

1）ペニシリン系

(1) 天然ペニシリン

フレミングにより青カビの産生物として発見されたベンジルペニシリンカリウム（ベンジルペニシリン，ペニシリンG）は，胃酸によって分解されるため経口投与はできない．また細菌外膜を通過することができず，グラム陰性桿菌に無効である．

表Ⅱ-15-2 抗菌薬の主な性質

分類	作用機序	副作用	排泄	殺菌，静菌	依存性
ペニシリン系	細胞壁合成阻害	アレルギー	腎臓	殺菌性	時間
セフェム系	細胞壁合成阻害	菌交代症	腎臓	殺菌性	時間
アミノグリコシド系	タンパク質合成阻害	聴覚障害，腎障害	腎臓	殺菌性	濃度
マクロライド系	タンパク質合成阻害	肝障害（長期連用により）	肝臓	静菌性	
クロラムフェニコール	タンパク質合成阻害	再生不良性貧血，グレイ症候群	肝臓	静菌性	
テトラサイクリン系	タンパク質合成阻害	歯の着色，形成不全，菌交代症	肝臓	静菌性	
ニューキノロン系	核酸合成阻害	酸性 NSAIDs との併用で痙攣発作	腎臓	殺菌性	濃度

(2) その他のペニシリン

アンピシリン水和物（アンピシリン），アモキシシリン水和物（アモキシシリン）などグラム陰性桿菌にも作用する広域性ペニシリンや，アンピシリンのプロドラッグ*であるバカンピシリンなどがある．広域性ペニシリンはβ-ラクタマーゼによる分解を受けやすい．β-ラクタマーゼに対して安定なペニシリンにメチシリンがある．

Link
プロドラッグ　p.16-17「❹ 代謝」

2）セフェム系

細胞壁の合成を阻害することにより殺菌性に作用する．

第一世代はグラム陽性菌からグラム陰性菌まで幅広い抗菌スペクトルを有するが緑膿菌には無効である．セファレキシン，セファクロルなどがある．

第二世代はグラム陰性菌に対する抗菌力は増したが，グラム陽性菌に対する抗菌力はやや低下した．緑膿菌には第一世代同様，効力がみられない．セフロキシムアキセチル，セフォチアムヘキセチル塩酸塩などがある．

第三世代はグラム陰性菌に対して，第二世代よりもさらに抗菌活性が強化され，緑膿菌にも効果がある．しかし，グラム陽性菌に対しては第一世代や第二世代のセフェム系より抗菌力は劣る．乱用により，耐性菌，特にMRSA（メチシリン耐性黄色ブドウ球菌）が出現しやすいので，使用は最低限度にするべきである．セフテラムピボキシル，セフポドキシムプロキセチル，セフジトレンピボキシル，セフカペンピボキシル塩酸塩水和物などがある．

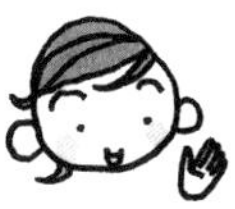

ジスルフィラム
アルコールを代謝するアルデヒドデヒドロゲナーゼを阻害するため，飲酒によりアセトアルデヒドが蓄積して飲酒が不快なものとなります．酒量抑制薬です．

第三世代セフェムはジスルフィラム*様症状を起こすことがある．これは，アルコール飲用により生成されるアセトアルデヒドが分解されなくなるためで，これらの薬物服用時には飲酒は禁忌である．

広域スペクトルの抗菌薬であるので，菌交代症や偽膜性大腸炎に気をつける．腸内細菌に対する抑制作用によりビタミンK*産生が減少することから出血傾向がみられることがある．同様に出血傾向に注意が必要なワルファリンカリウム*との併用の際には，特に注意が必要である．

Link
ビタミンK　p.115「(1) ビタミンK」
ワルファリンカリウム　p.116「(2) ワルファリンカリウム」

Clinical Point 菌交代現象と偽膜性大腸炎

健康なヒトの大腸内には，さまざまな細菌がバランスを保って生息していて健康維持に役立っていますが，抗菌薬の服用により，正常な腸内細菌のバランスが崩れてある種の細菌が異常に増え（菌交代現象），大腸に炎症を起こすことがあります．

偽膜性大腸炎とは，内視鏡検査で大腸の壁に小さい円形の膜（偽膜）がみられる病態で，そのほとんどがクロストリジウム・ディフィシル菌による感染性大腸炎の一種です．この細菌の産生する毒素により，粘膜が傷害されて起こります．この細菌の芽胞は胃酸にも強く，院内感染のうち最も頻度の高い疾患とも考えられています．

3）カルバペネム系

ペニシリン系，セフェム系と同様に細胞壁合成を阻害するため，殺菌性に作用する．グラム陽性，陰性菌のいずれにも作用する広域抗菌スペクトルを有している．

2. アミノグリコシド系

アミノ基をもつ糖で構成される抗菌薬である．殺菌性に働き，腎臓で排泄される．作用機序はタンパク質合成阻害である．副作用として聴覚障害（第Ⅷ脳神経障害）と腎障害がある．

抗菌スペクトルは広く，緑膿菌や結核菌などのグラム陰性桿菌にも有効である．

消化管から吸収されないので，通常非経口的に投与される．ストレプトマイシン硫酸塩（ストレプトマイシン），カナマイシン硫酸塩（カナマイシン），ゲンタマイシン硫酸塩（ゲンタマイシン）などが用いられる．

3. マクロライド系

巨大環状ラクトン環をもつためにマクロライドとよばれる．初期に開発されたエリスロマイシンは酸に不安定で，胃酸で分解されるが，その後開発されたクラリスロマイシンなどは酸による分解を受けず，消化管吸収は良好で，主に経口投与で用いられる．

タンパク質の合成を阻害し，静菌性に働く．副作用は少ないが，長期の連用により肝障害が生じる．

β-ラクタム系やアミノグリコシド系の抗菌作用が弱いマイコプラズマ，クラミジアに対して第一選択薬として用いる．エリスロマイシンは細胞内移行性がよいので肺内濃度は高い場合が多く，呼吸器感染に有効性を示す．び漫性汎細気管支炎に対するマクロライド少量長期療法は，わが国で開発された治療法である．

クラリスロマイシンはヘリコバクター・ピロリ*にも他薬との併用で有効である．

Link
ヘリコバクター・ピロリ p.110「5）ヘリコバクター・ピロリ除菌薬」

4. クロラムフェニコール

作用機序はタンパク質合成阻害で，静菌作用を示す．副作用として再生不良性貧血が出現することがある．また，新生児ではグレイ症候群が現れることがある．このような重篤な副作用のため，チフスにほぼ限定して使用される．

5. テトラサイクリン系

ドキシサイクリン塩酸塩水和物（ドキシサイクリン），ミノサイクリン塩酸塩（ミノサイクリン）が多く用いられる．転移RNAがリボソームに結合するのを阻害することによりタンパク質合成を阻害し，静菌性に作用する．抗菌スペクトルは大変広く，グラム陽性菌，グラム陰性菌，リケッチア，クラミジアなどに有効である．肝臓で排泄される．

テトラサイクリンはカルシウム，マグネシウム，アルミニウム，鉄イオンを含む制酸薬*などの薬物および食品と難溶性のキレートを形成し，吸収が低下*するので，牛乳，制酸薬，鉄剤*などと併用することは控えるべきである．

母体から胎児への移行または8歳未満での服用により，テトラサイクリン系の硬組織への沈着による副作用として歯の黄染やエナメル質形成不全がみられる．

歯周疾患治療*において，歯周基本治療後に残存する歯周ポケットに用いられる．

Link
制酸薬　p.110「1）制酸薬」
吸収低下・吸収阻害　p.33「（1）複合体の形成」
鉄剤　p.117「3. 抗貧血薬」
歯周疾患治療　p.192「2）局所薬物配送システム」

6. ニューキノロン系

抗生物質ではなく，合成抗菌薬に分類される．ピリドンカルボン酸系のオールドキノロンが最初に開発され，その後構造にフッ素を導入したニューキノロンが臨床で使用されている．オフロキサシン，レボフロキサシン水和物がある．核酸合成に関与する酵素の阻害による殺菌性の抗菌作用を示し，腎臓で排泄される．酸性非ステロイド性抗炎症薬との併用で痙攣発作を起こすことがある．アルミニウムやマグネシウムを含む制酸薬*，鉄剤*，カルシウム製剤との併用で吸収が阻害される．小児や妊婦には禁忌である．

7. グリコペプチド系

バンコマイシン塩酸塩（バンコマイシン）は細胞壁の合成を阻害し，MRSAに対し優れた抗菌力を示す．

8. リンコマイシン系

クリンダマイシン塩酸塩（クリンダマイシン）*などのリンコマイシン系はタンパク質合成を阻害し，静菌性に作用する．嫌気性菌の感染症に有効である．

Link
クリンダマイシン　p.193-194「（2）タンパク質合成阻害薬」

9. スルホンアミド類（サルファ薬）

抗感染症薬として，最初に使用された歴史をもつ．細菌の増殖に必要な葉酸合成を抑制することで作用する．ヒトでは葉酸の生合成経路を欠いているため，病原微生物に対して選択毒性を示す．かつては広く用いられたが，現在での使用は限られている．

表Ⅱ-15-3 抗真菌薬の分類

ポリエン系	アムホテリシンB	
アゾール系	イミダゾール系	ミコナゾール，ケトコナゾール
	トリアゾール系	フルコナゾール

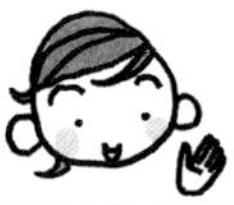

口腔カンジダ症
口腔カンジダ症は *Candida albicans* という真菌により発症します．*Candida albicans* は病原性が乏しい口腔常在菌であり，健常なヒトが口腔カンジダ症を発症することはまれです．抵抗力が低下した場合などに日和見（ひよりみ）感染を起こし，舌に白い苔状の口腔症状が現れることがあります．

10．抗真菌薬（表Ⅱ-15-3）

真菌の基本構造は動物細胞と同じである．選択毒性をもった抗真菌薬は少なく，副作用が強い．

真菌である口腔カンジダ症*に抗真菌薬のアムホテリシンBやミコナゾールの塗布，含嗽（がんそう）が行われる．

1）ポリエン系

(1) アムホテリシンB

真菌の細胞膜を傷害して，作用を現す．経口投与した場合，消化管からはほとんど吸収されない．注射の際の副作用として腎障害があり，腎機能の低下に合わせて用量を調節する必要がある

2）アゾール系

ポリエン系と異なり，真菌の細胞膜の構成成分であるエルゴステロールの合成を阻害することで抗真菌作用を発揮する．CYP阻害作用があるので薬物相互作用*に注意が必要である．イミダゾール系のミコナゾール硝酸塩（ミコナゾール）やケトコナゾール，トリアゾール系のフルコナゾールがある．

Link
CYP阻害による薬物相互作用 p.35「(2) 酵素阻害による相互作用」

11．抗ウイルス薬

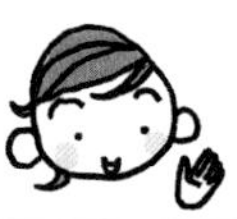

ヘルペス
単純疱疹と帯状疱疹があります．単純疱疹は，単純ヘルペスの感染により発症します．単純ヘルペスウイルスには HSV-1 と HSV-2 があり，HSV-1 は口唇に好発し，HSV-2 は性器に好発します．水痘・帯状疱疹ウイルス（VZV）の初感染では水痘（みずぼうそう）になりますが，VZV が神経節に潜伏してから，再活性化して発症するのが帯状疱疹です．片側の三叉神経領域に一致した水泡と痛みが起こります．

1）アシクロビル

単純ヘルペスウイルス*および水痘（すいとう）・帯状疱疹（たいじょうほうしん）ウイルスに起因する感染症に対して用いられる．バラシクロビル塩酸塩は体内でアシクロビルになるプロドラッグである．

2）ビダラビン（アデニンアラビノシド，Ara-A）

アシクロビルの効果が不十分なときなどに投与する．

3）オセルタミビルリン酸塩（タミフル®），ザナミビル水和物（リレンザ®）

インフルエンザウイルスの治療に使用される．増殖したウイルスが感染細胞から遊離するときにウイルスの表面にある突起で働く酵素を阻害することで，ウイルス

の出芽過程を抑制する.

4) ジドブジン

ヒト免疫不全ウイルス（HIV）に有効である．ウイルスがもつ逆転写酵素を阻害することで抗ウイルス作用を示す.

参考文献

1）田中千賀子，加藤隆一 編：NEW 薬理学 改訂第 6 版．南江堂，東京，2011.
2）野村隆英，石川直久 編：シンプル薬理学 改訂第 5 版．南江堂，東京，2014.
3）岩田健太郎：抗菌薬の考え方，使い方 Ver.3．中外医学社，東京，2012.
4）石田甫，大浦清，上崎善規，土肥敏博 編：歯科薬理学 第 5 版．医歯薬出版，東京，2005.
5）大谷啓一 監，鈴木邦明，戸苅彰史，青木和広，兼松　隆，筑波隆幸 編：現代歯科薬理学 第 6 版．医歯薬出版，東京，2018.

学習のポイント

- [ ] 病原微生物のみに作用し，宿主の細胞には有害作用をもたない性質を選択毒性とよぶ.
- [ ] 抗菌薬はさまざまな作用機序により抗菌作用を示す.
- [ ] ペニシリン系にはアンピシリンやアモキシシリンがあり，細胞壁合成を阻害し殺菌性に作用する.
- [ ] セフェム系は細胞壁合成を阻害し殺菌性に作用する.
- [ ] アミノグリコシド系にはストレプトマイシンやカナマイシンがあり，タンパク質合成を阻害し殺菌性に作用する.
- [ ] マクロライド系にはエリスロマイシンやクラリスロマイシンがあり，タンパク質合成を阻害し静菌性に作用する.
- [ ] クロラムフェニコールはタンパク質合成を阻害し静菌性に作用する.
- [ ] テトラサイクリン系はタンパク質合成を阻害し静菌性に作用する.
- [ ] ニューキノロン系は核酸合成を阻害し殺菌性に作用する.
- [ ] 抗真菌薬として，アムホテリシン B などのポリエン系やミコナゾールなどのアゾール系が用いられる.
- [ ] ヘルペスウイルスに対する抗ウイルス薬として，アシクロビルなどが用いられる.

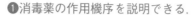

16章 消毒に使用する薬

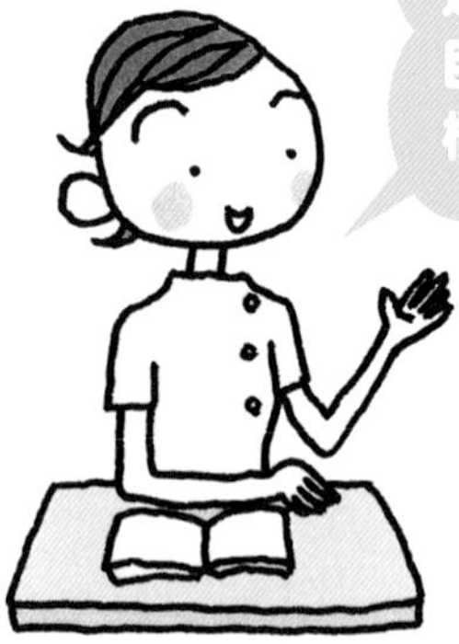

到達目標

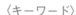

❶消毒薬の作用機序を説明できる．
❷消毒薬の効果に影響を与える因子を説明できる．
❸消毒薬を作用の強度から３種に分類し代表薬をあげることができる．
❹消毒薬を化学的な性質から分類し，代表薬と作用機序および主な用途を説明できる．
❺Ｂ型肝炎ウイルスとヒト免疫不全ウイルスの消毒薬を説明できる．

〈キーワード〉
作用機序，影響を与える因子，フェノール係数，高水準消毒薬，中水準消毒薬，低水準消毒薬，酸化剤，過酸化水素，ハロゲン化合物，次亜塩素酸ナトリウム，クロルヘキシジングルコン酸塩，ポビドンヨード，ヨードチンキ，エタノール，パラホルムアルデヒド，グルタラール，フェノール，ベンザルコニウム塩化物，ユージノール，HBV と HIV に対する消毒

Link

消毒と感染予防　院内感染対策と滅菌・消毒については『微生物学』p.155-166「7 章 院内感染対策と滅菌・消毒」において，歯科医療における感染予防対策については『歯科診療補助論』p.18-43「❷ 感染予防」において詳述されています．本章では，薬理学に関連する事項を中心に記載します．

歯科医療従事者は，歯科治療時の患者からの感染，患者への二次感染に注意する必要がある．感染を予防するためには，消毒薬の正しい使用方法を理解して，手指，器具，手術野などの消毒を徹底することが大事である．

消毒とは，生体に対して有害な微生物を殺滅(さつめつ)することをいい，感染が起こらない程度まで微生物の数を減少させることを目的とした処置である．一方，滅菌(めっきん)とは，病原性に関係なくすべての微生物を殺滅し，無菌状態にすることをいう．

消毒薬は，手指や器具の消毒だけでなく，歯内療法薬，歯周疾患治療薬，顎・口腔粘膜疾患治療薬としても使用される．これらの治療薬の作用機序を理解するためには，消毒薬の作用機序の理解が必要である．本章では，基本的な消毒薬の作用機序と主な消毒薬について学ぶ．

1 — 消毒薬の作用

1．消毒薬の作用機序（図Ⅱ-16-1）

1）タンパク質の凝固(ぎょうこ)・変性

微生物のタンパク質と結合して凝固・変性させ，微生物を死滅させる．

2）細胞膜の破壊・透過性亢進

細胞膜に作用して膜の透過性を亢進し，細胞内成分を漏出(ろうしゅつ)させ，微生物を破壊する．

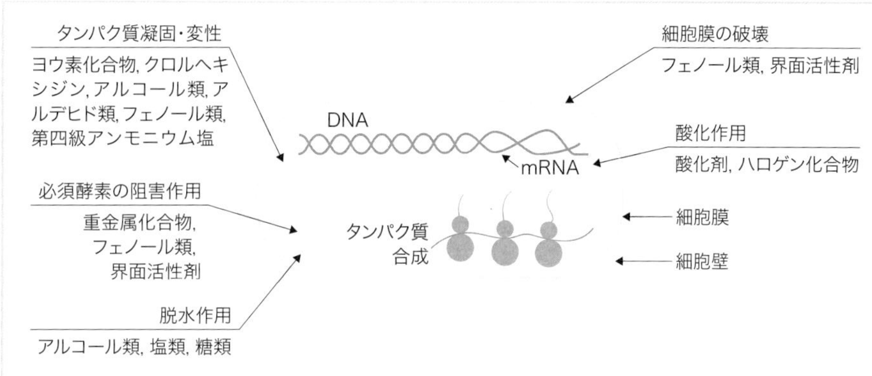

図Ⅱ-16-1　消毒薬の作用機序

3）酸化作用

微生物の細胞質や核を障害し，微生物を殺滅する．

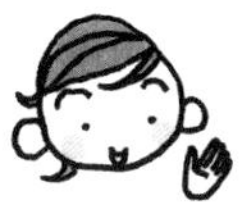

SH酵素
活性の発現にSH基（スルフヒドリル基，チオール基）を必要とする酵素です．

4）必須酵素の阻害作用

微生物の細胞機能維持に必須の代謝酵素を阻害することにより，増殖を抑制する．微量の重金属化合物は，細菌のSH酵素*を阻害して静菌作用を示す．

5）脱水作用

高濃度のアルコール類，浸透圧が高い塩類や糖類の溶液は，微生物から水分を奪い，発育を阻止する．

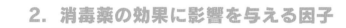

2．消毒薬の効果に影響を与える因子

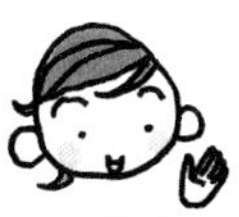

芽胞
細菌の休止形であり，熱や乾燥，化学物質にも強い抵抗性を示し，長期の生存が可能です．

1）微生物の種類（表Ⅱ-16-1）

消毒薬の効果は微生物の種類によって異なる．また，芽胞（がほう）*やウイルスに対して効果のある消毒薬は少ない．

2）作用濃度

アルコール類を除いて，濃度が高いほど効果は強くなるが，生体組織に使用する場合は障害も強くなるので，適切な濃度で使用する．

3）作用時間

作用時間が長いほど効果は強くなるが，生体組織に使用する場合は障害も強くなるので，適切な作用時間で使用する．

4）作用温度

一般に温度が高くなるほど殺菌力が強くなる．室温で使用する消毒薬を冷蔵保存

表Ⅱ-16-1 歯科で使用される消毒薬

	分類（商品名）	グラム陽性菌	グラム陰性菌	真菌	結核菌	ウイルス				芽胞	効能または効果
						エンベロープ有	エンベロープ無	HIV（エンベロープ有）	HBV（エンベロープ有）		
高水準	グルタラール（ステリハイド®，デントハイド®）	○	○	○	○	○	○	○	○	○	医療器具の化学的滅菌または殺菌・消毒
	フタラール（ディスオーパ®）	○	○	○	○	○	○	○	○	○	
	過酢酸（アセサイド）	○	○	○	○	○	○	○	○	○	
中水準	次亜塩素酸ナトリウム（次亜塩6%「ヨシダ」など）	○	○	○	△	○	○	○	○	△	医療用具・器具・手術室の消毒
	ポビドンヨード（イソジン®，イソジン®ガーグル）	○	○	○	○	○	○	○	△	△	手術部位の皮膚粘膜の消毒，口腔の感染予防・消毒
	ヨードチンキ（ヨードチンキ，希ヨードチンキ）	○	○	○	○	○	○	○	△	△	皮膚表面・創傷の消毒，歯肉・口腔粘膜の消毒，根管の消毒
	エタノール（消毒用エタノール）	○	○	△	○	○	△	○	×	×	手指・皮膚の消毒，手術野の皮膚・医療用具の消毒
	イソプロパノール（イソプロパノール）	○	○	△	○	○	△	○	×	×	手指・皮膚の消毒，医療用具の消毒
	イソプロパノール添加エタノール液（消毒用エタプロコール®）	○	○	△	○	○	△	○	×	×	手指・皮膚の消毒，医療用具の消毒
	0.5%クロルヘキシジン・エタノール液（マスキン® W・エタノール液）	○	○	△	○	○	△	○	×	×	手術野の皮膚・医療用具の消毒
	0.2%クロルヘキシジン・エタノール（ヒビソフト®消毒液0.2%，ヒビスコールSジェル1）	○	○	△	○	○	△	○	×	×	手指の消毒
	0.2%ベンザルコニウム・エタノール（ウエルパス®手指消毒液0.2%）	○	○	△	○	○	△	○	×	×	医療施設における医療従事者の手指消毒
	0.5%ポビドンヨード・エタノール（イソジン®パーム液0.5%）	○	○	△	○	○	△	○	△	×	手指の消毒
	フェノール（フェノール，消毒用フェノールなど）	○	○	△	○	△	×	×	×	×	手指・皮膚の消毒，医療用具・手術室の消毒
	クレゾール（クレゾール石けん液）	○	○	△	○	△	×	×	×	×	手指・皮膚・手術部位の消毒，医療用具・手術室の消毒
低水準	クロルヘキシジングルコン酸塩（ヒビテン®）	○	○	△	×	△	×	×	×	×	手指・皮膚・手術部位の消毒，医療用具の消毒
	ベンザルコニウム塩化物（オスバン®）	○	○	△	×	△	×	×	×	×	
	ベンゼトニウム塩化物（ハイアミン®）	○	○	△	×	△	×	×	×	×	
	アルキルジアミノエチルグリシン塩酸塩（テゴー51®）	○	○	△	△	△	×	×	×	×	
その他	オキシドール（オキシドール）	○	○	○	△	○	○	△	×	△	創傷・潰瘍の消毒，口腔粘膜の消毒，う窩・根管の清掃・消毒，歯の清掃，口内炎の洗口

○：有効，△：十分な効果を得られない場合がある，×：無効，－：効果を確認した報告がない
（『現代歯科薬理学　第6版』（p.352 表31-1）および『最新歯科衛生士教本　微生物学』（p.164 表7-2）をもとに作成）

していた場合は，室温に戻してから使用する．

5）環境のpH

消毒薬の作用はpHによって大きな影響を受けるものが多い．混合することによ

って pH の変化がないように注意する．

6）有機物の存在

多くの消毒薬は，血液，唾液，膿（うみ）などの有機物が存在すると効力が低下する．消毒薬の中に有機物を持ちこまないように，水洗してから消毒薬につけるなどの注意が必要である．一方，グルタラールやクレゾール石けん液は有機物の存在下でも効力の低下は少ない．

3．消毒薬の効力の比較

フェノール係数により，消毒薬の殺菌作用の強弱を比較することができる．チフス菌あるいはブドウ球菌を使用し，同一条件下で，5 分間では死滅しないが，10 分間で完全に死滅するフェノールおよび被検消毒薬の最大希釈倍数を求める．

フェノール係数は，被検消毒薬の最大希釈倍数／フェノールの最大希釈倍数となる．この値が大きいほど殺菌作用は強い．

上記の条件で，使用した細菌を 10 分間で死滅させる最大希釈倍数を測定した結果，消毒薬 A は 20 倍希釈，消毒薬 B は 10 倍希釈，フェノールは 5 倍希釈であったとする．この場合，消毒薬 A と B のフェノール係数はそれぞれ 4 と 2 となり，A の作用は B の 2 倍強い．

2 ― 消毒薬の分類

消毒薬は殺滅可能な微生物の種類によって 3 種に分類する（**表Ⅱ-16-1**）．

1．高水準消毒薬

タンパク質変性作用が強く，真菌，芽胞も含むすべての細菌，ウイルスを殺滅できる．病室や医療器械，器具などに対して安定した消毒効果を示す．刺激が強いので，人体には使用できない．グルタラール，フタラール，過酢酸がある．

2．中水準消毒薬

結核菌を含むほとんどの細菌に有効である．ウイルスの種類により有効なものもあるが，芽胞には無効なものが多い．人体にも使用でき，用途の広い消毒薬である．次亜塩素酸ナトリウム，ポビドンヨード，ヨードチンキ，エタノール，イソプロパノール，エタノールにほかの消毒薬を添加した製剤，フェノール，クレゾールなどがある．

Clinical Point 速乾性擦式消毒薬（表Ⅱ-16-1）

エタノールにクロルヘキシジン，ポビドンヨード，ベンザルコニウムを配合した消毒薬を，速乾性擦式（そっかんせいさつしき）消毒薬といいます．一定量取り，手指にすり込むように使用します．消毒作用とともに，エタノールが揮発して速やかに乾燥状態になります．優れた消毒作用を示し，臨床現場で広く使用されています．

3．低水準消毒薬

多くの細菌と一部のウイルスおよび真菌に有効だが，芽胞には無効である．人体にも使用でき，安全性も高い．クロルヘキシジン，ベンザルコニウム，ベンゼトニウム，アルキルジアミノエチルグリシンなどがある．

3―主な消毒薬（表Ⅱ-16-1）

1．酸化剤

1）過酸化水素

2.5～3.5％の過酸化水素（H_2O_2）を含む水溶液をオキシドール*とよび，創傷の消毒に使用する．オキシドールは，血液，膿，細菌などに存在するカタラーゼ*により分解されて発生期の酸素*を生じ，その強い酸化力により殺菌作用を示す．また発生期の酸素は，漂白作用や脱臭作用も有し，発泡（はっぽう）作用により創傷面を機械的に洗浄する．

オキシドールは，カタラーゼを含まない器具などの消毒に用いた場合は，ウイルスや芽胞の殺滅も期待できる．歯科領域*では抜歯窩や，歯肉炎や口内炎などの洗浄・消毒に使用される．また，根管清掃薬としても使用される．

過酸化水素は高水準消毒薬に分類されることもあり，高濃度の過酸化水素水はグルタラールに匹敵する殺菌作用と抗微生物スペクトルを示す．欧米では，6％以上の安定化過酸化水素水が医療機器の高水準消毒に利用されている．

2）過酢酸

高水準消毒薬に分類され，芽胞を含むすべての微生物に有効である．刺激臭があり，皮膚を刺激するので取り扱いには注意が必要である．

オキシドール
過酸化水素は不安定で放置しても分解が進行します．そのため日本薬局方では，オキシドールは「2.5～3.5％の過酸化水素を含む」と濃度に幅をもたせています．しかし製剤としては，オキシドールは「3％過酸化水素水」と表記されることが多いです．

カタラーゼ
過酸化水素分解酵素のことです．

発生期の酸素
過酸化水素が分解されて生じる原子状の酸素（O）を発生期の酸素とよびます．強い酸化力を示します．

Link
歯科領域におけるオキシドールの使用 p.184-190「Ⅱ編18章 歯内療法薬」，p.191-198「Ⅱ編19章 歯周疾患治療薬」，p.199-203「Ⅱ編20章 顎・口腔粘膜疾患と薬」

2. ハロゲン化合物

ハロゲンとは，フッ素，塩素，ヨウ素，臭素，アスタチンの5元素の総称であり，そのうち塩素またはヨウ素化合物が消毒薬に用いられる．

1）塩素化合物

消毒作用は，塩素が水に溶解したときに生じる次亜塩素酸（HClO）の作用に基づくと考えられている．

(1) 次亜塩素酸ナトリウム（NaClO）

中水準消毒薬に分類される．水と反応すると次亜塩素酸と水酸化ナトリウムを生じ，殺菌，漂白，有機質溶解作用を示す．芽胞やウイルスを含めすべての微生物に対して効果があり，B型肝炎ウイルス（HBV）やエイズウイルス（HIV）の消毒薬として重要である．

金属を腐食させるため，金属器具にはグルタラールを使用する．また，酸性物質が混入すると有害な塩素ガスが発生するので混入させない．歯科領域では，根管清掃薬*として使用される．

Link
根管清掃薬　p.187「① 0.5～10%次亜塩素酸ナトリウム」

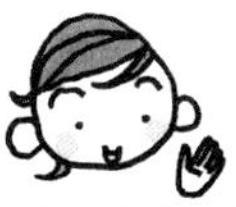

ビグアナイド
窒素を含む有機化合物をビグアナイドあるいはビグアニドといいます．

Link
口腔粘膜への適用　p.195「1）クロルヘキシジングルコン酸塩」

(2) クロルヘキシジングルコン酸塩
（グルコン酸クロルヘキシジン，クロルヘキシジン）（ヒビテン®）

低水準消毒薬である．クロルヘキシジンは水に溶けにくいため，グルコン酸塩として水溶性にした薬物である．ビグアナイド系消毒薬*とよばれ，作用の主体は塩素である．グラム陽性菌・陰性菌に対して強力な殺菌作用を示すが，芽胞や多くのウイルスに対しては無効である．皮膚に対する刺激が少なく臭気もほとんどないので，生体の消毒に適している．手指や皮膚，手術野，器具などの消毒に広く使用されているが，粘膜への使用でショックを起こした報告があり，口腔粘膜への適用*は禁忌とされている．

(3) 強酸性電解水

薄い食塩水あるいは水道水を電気分解して生成される電解水のうち，陽極側から得られるのが電解酸性水である．電解酸性水のうちpH 2.3から2.7以下のものが強酸性電解水である．有効成分は次亜塩素酸と考えられているが，安定性が低いため，生成直後のものを洗浄を目的に使用する．

2）ヨウ素化合物

ヨウ素の殺菌作用は，I_2による強力なタンパク質変性・沈殿作用に基づく．ウイルスや芽胞を含め広範囲の微生物に殺菌作用を示す．副作用として薬物アレルギーがあるため，局所に発赤（ほっせき），腫脹（しゅちょう），発疹，発熱などの症状が発現した場合には，適用を中止する．衣服などにヨウ素がつくと褐色に着色するので，注意が必要である．チオ硫酸ナトリウム（ハイポ®）を用いて脱色することができる．また，金属に対する腐食作用が強いため，金属器具の消毒には用いない．

Link
口腔粘膜の消毒
p.200-201「1. 含嗽薬・トローチ剤」

(1) ポビドンヨード（イソジン®）

中水準消毒薬である．ヨウ素を界面活性剤であるポリビニルピロリドンに結合させた水溶性の複合体であり，徐々にヨウ素を遊離して殺菌作用を示す．生体への刺激が弱く，副作用も比較的少ないため生体の消毒に用いられる．手術野の皮膚や粘膜の消毒，口腔粘膜の洗浄や消毒*，含嗽薬*として使用される．

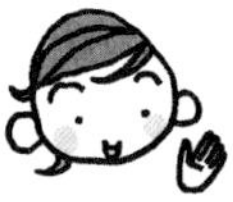

含嗽薬
うがい薬のことです．

(2) ヨードチンキ，希ヨードチンキ，ヨードグリセリン

ヨードチンキは，ヨウ素（I）にヨウ化カリウム（KI）を加えてエタノール液とした製剤であり，中水準消毒薬である．ヨウ素およびエタノールによる揮発作用，殺菌作用，局所刺激作用を示し，主に皮膚に対する外用消毒薬として用いられる．歯科では，根管消毒薬としても使用される．

ヨードチンキは粘膜や創傷面への刺激が強いため，同量の70%のエタノールで希釈したものが希ヨードチンキであり，創傷部位の消毒に使用される．

ヨードチンキがエタノール溶液であるのに対して，硫酸亜鉛水和物を加えて収斂作用*をもたせ，グリセリンを加えて局所刺激を緩和した製剤がヨードグリセリンである．歯肉や口腔粘膜の消毒に使用される．

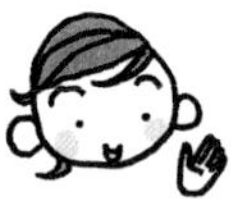

収斂作用
タンパク質を変性させて組織や血管を引き締める作用のことです．

(3) ヨードホルム

ヨードホルムは結晶性粉末であり殺菌作用はないが，創傷面や潰瘍面の組織液や血液に触れると徐々にヨウ素を遊離し，殺菌作用を示す．歯科では根管充填材に配合される．

3. アルコール類

エタノールとイソプロパノール*が消毒薬として使用され，中水準消毒薬である．アルコール類は，細菌のタンパク質の凝固・変性と，脱水作用により殺菌作用を示す．

濃度が上昇すると作用も強くなるが，高濃度ではタンパク質凝固作用による被膜形成や脱水作用により，浸透性が低下するため，殺菌力は低下する．エタノールは70～80%，イソプロパノールは50～70%の濃度で用いられ，イソプロパノールはエタノールの2倍の効力がある．手指や手術野，器具の消毒に使用されるが，刺激性が強いので粘膜や創傷面には使用できない．グラム陽性・陰性菌およびHIVに対して有効であるが，芽胞やHBVには無効である．

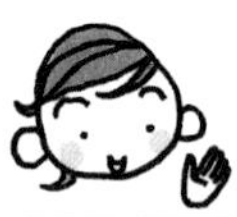

エタノールとイソプロパノール
エタノールはエチルアルコール，イソプロパノールはイソプロピルアルコールともいいます．

4. アルデヒド類

アルデヒド基（CHO）をもつ化合物の総称であり，強い還元性によりタンパク質を凝固・変性させて，殺菌作用や刺激作用を示す．

1）ホルムアルデヒド

ホルムアルデヒドは強い刺激臭のある気体である．その35～38％水溶液がホルマリンで，中水準消毒薬である．ホルマリンは殺菌作用が強く，ほとんどの微生物に有効であるが，刺激が強いため生体の消毒には適さず，器具や室内の消毒に用いられる．歯科領域では，ホルマリンにクレゾールを配合したホルマリンクレゾール（ホルムクレゾール，FC）が，根管消毒薬*として使用される．

Link
根管消毒薬 p.187-188「2. 根管消毒薬」

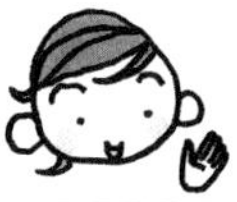

重合体
簡単な化合物が2つ以上結合して，大きな分子量の化合物を形成する反応を重合といい，生成された化合物を重合体といいます．

2）パラホルムアルデヒド

ホルムアルデヒドの重合体*で，粉末である．徐々にホルムアルデヒドガスを放出して持続的な殺菌作用を示す．歯科領域では，根管消毒薬*として使用される．

3）グルタラール（グルタルアルデヒド）

消毒薬のなかでは最も強い殺菌作用を有し，高水準消毒薬である．すべての微生物に効果があり，B型およびC型肝炎ウイルスに対する重要な消毒薬である．毒性が強いため取り扱いには注意を要し，人体には使用できない．通常，2％水溶液（ステリハイド®，サイデックス®）が器具や装置の消毒に使用される．

4）フタラール

高水準消毒薬に分類され，グルタラールとほぼ同等の作用を有する．取り扱いにはグルタラールと同様の注意が必要である．

5．フェノール類

フェノール類は，細菌細胞への浸透性に優れ，タンパク質変性による抗微生物作用を示す．高濃度では殺菌作用，低濃度では静菌作用を示す．独特の臭いと環境問題から消毒薬としての使用は限定されているが，歯科領域では消毒作用，鎮痛・消炎作用を利用して，フェノール，クレゾール，パラモノクロロフェノール，グアヤコールが歯内療法薬*に配合されている．

Link
歯内療法薬 p.184-190「Ⅱ編18章 歯内療法薬」

1）フェノール

フェノールは，中水準消毒薬であり，フェノール係数の基準となっている．高濃度ではタンパク質と結合して凝固させ，細胞を破壊することにより殺菌作用を示す．低濃度ではタンパク質の変性と，必須酵素系の阻害により静菌作用を示す．ほとんどの細菌と真菌には有効であるが，芽胞やウイルスには無効である．

フェノールは腐食作用を有するため，皮膚に触れると，最初は疼痛を生じ，その後，局所の麻痺と知覚消失を起こす．これを疼痛性知覚麻痺という．

フェノールは歯質への浸透性がよいことから，う窩消毒薬，歯髄鎮痛消炎薬，根管消毒薬などに使用される．歯髄への為害性を軽減するために，フェノールにカンフルを配合したフェノールカンフルとして用いることも多い．

2）クレゾール石けん液

クレゾールの薬理作用と毒性の強さはフェノールと同程度であるが，殺菌作用は2～3倍強い．クレゾールは水に溶けにくいため，石けんと混和したクレゾール石けん液を殺菌薬や防腐薬として用い，中水準消毒薬に分類されている．有機物の存在下でも効力の低下が少なく優れているが，特異な臭いがあるので使用は限定されている．ホルマリンクレゾールは根管消毒薬として使用されている．

6．界面活性剤

界面活性剤は液体の表面張力*を著しく低下させる物質であり，洗浄，乳化*，分散*，発泡などの作用がある．界面活性剤は，水溶液中の電荷によって陰イオン，陽イオン，両性，非イオン界面活性剤の4種類に分類される．これらのうち，陰イオン界面活性剤は普通石けんとして，一般に使用されている石けんや中性洗剤の主要成分である．洗浄力は強いが殺菌作用は期待できない．非イオン界面活性剤も洗浄力は強いが殺菌作用はほとんどなく，陽イオン界面活性剤や両性界面活性剤に配合されている．

1）第四級アンモニウム塩（陽イオン界面活性剤，逆性石けん）

水溶液中で陽イオンを生じる界面活性剤で，第四級アンモニウム塩*である．タンパク質の変性，細胞膜の破壊，必須酵素系の阻害により，殺菌作用を示す．陰イオン性の普通石けんとは逆に荷電するので，逆性石けんとよばれる．

(1) ベンザルコニウム塩化物
（塩化ベンザルコニウム，ベンザルコニウム）（オスバン®）

低水準消毒薬である．グラム陽性菌，グラム陰性菌，真菌の一部，エンベロープ*を有するウイルスの一部には有効だが，結核菌や，多くのウイルスと芽胞には無効である．生体組織に対する障害性は少なく，金属に対する腐食性もないので，手指や器具の消毒に広く使用されている．しかし，有機物の存在，アルカリ性のpH環境下，普通石けんとの併用によって殺菌作用が著しく低下するので，混合しないなどの注意が必要である．

(2) ベンゼトニウム塩化物
（塩化ベンゼトニウム，ベンゼトニウム）（ハイアミン®）

低水準消毒薬である．特徴や作用機序はベンザルコニウムと同様である．

2）両性界面活性剤

同一分子の中に陽イオンとなる基と陰イオンとなる基を両方もつことから，両性界面活性剤とよばれる．陰イオンの洗浄作用と，陽イオンの殺菌作用を併せもつ．

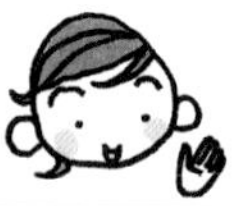

表面張力
液体分子間に働く力により，液体の表面をできるだけ小さくしようとする力のことです．水滴が丸い粒になるのはこの力によるものです．

乳化
界面活性剤などの作用により，互いに溶け合わない2種類の液体が分散して均一な液体（エマルション）になることです．

分散
ある物質が，別の均一な物質の中に微粒子として一様に散在することです．

第四級アンモニウム塩
アンモニウムイオンのすべての水素が別の原子団に置き換わった構造をしています．

エンベロープ
一部のウイルス粒子の最外側にみられる膜状の構造のことです．大部分が脂質からなるため，エンベロープをもつウイルスはもたないウイルスと比較して，エタノールや界面活性剤によって破壊されやすいです．

低水準消毒薬であるが，殺菌力は強い．しかし，芽胞や多くのウイルスには無効である．殺菌作用の機序は，第四級アンモニウム塩と同じく，陽イオンによると考えられる．アルキルジアミノエチルグリシン塩酸塩（塩酸アルキルジアミノエチルグリシン，アルキルジアミノエチルグリシン）（テゴー51®）が手指の消毒や，リーマーやファイルなどの器具の洗浄に使用される．

7．精油（揮発油）類

植物由来の芳香（ほうこう）をもつ揮発性の油であり，ユージノール，チモール，メントール，カンフルなどがある．いずれも脂溶性で細胞膜を容易に通過して細胞内に入り，殺菌作用や静菌作用を示す．高濃度では鎮痛作用，疼痛性知覚麻痺作用を示し，低濃度では芳香性と制臭作用を示すので，歯科領域では，口腔内洗浄薬*，含嗽薬，歯磨剤などに配合されている．しかし，一般の消毒薬としては使用されなくなった．

Link
口腔内洗浄薬 p.195「4）シネオール，チモール，メントール，サリチル酸メチル含有洗口薬」

8．色素類

色素類には微生物の細胞表面に高濃度で蓄積して，抗菌作用を発揮するものがある．アクリノール水和物は各種の細菌に対して静菌作用や殺菌作用を示す．生体組織に対する刺激性は少なく，口腔領域の化膿部位の消毒に使用される．皮膚や衣服につくと黄染するのが欠点である．

9．重金属化合物

重金属イオンはごく微量であっても，タンパク質沈殿作用，必須酵素の阻害作用により，細菌に対して殺菌作用または静菌作用を示す．水銀化合物や銀化合物は古くから防腐・消毒を目的に使用されてきたが，現在では使用頻度は低い．歯科臨床に関連するものとしては，フッ化ジアンミン銀（サホライド®）が，う蝕進行抑制薬*として使用される．

Link
う蝕進行抑制薬 『小児歯科学』p.149-152「⓫ フッ化ジアンミン銀塗布」

4―HBVおよびHIVに対する消毒薬

歯科医療では観血的処置が多いので，血液感染に対する適切な感染予防処置を講じることが必要である．血中ウイルスとしては，B型肝炎ウイルス（HBV），C型肝炎ウイルス（HCV），ヒト免疫不全ウイルス（HIV）の感染予防が重要である．

1．HBVやHCVに対する消毒薬

HBVやHCVには，オートクレーブ処理や乾熱滅菌法が確実である．加熱でき

ない器具に対しては，次亜塩素酸ナトリウムやグルタラールによる薬液消毒が有効である．

2. HIVに対する消毒薬

HIVもオートクレーブ処理，乾熱滅菌法や煮沸(しゃふつ)消毒が確実である．薬液消毒では，次亜塩素酸ナトリウム，グルタラール，6％過酸化水素水などが有効である．

参考文献

1）大谷啓一 監，鈴木邦明，戸苅彰史，青木和広，兼松 隆，筑波隆幸 編：現代歯科薬理学 第6版（p.350-367「31章 消毒に用いられる薬物」）．医歯薬出版，東京，2018．
2）金子明寛，椎木一雄，天笠光雄，佐野公人，川辺良一 編：歯科におけるくすりの使い方 2011－2014．デンタルダイヤモンド社，東京，2010．
3）日本歯科薬物療法学会 編：新版 日本歯科用医薬品集．永末書店，京都，2015．
4）全国歯科衛生士教育協議会 監：最新歯科衛生士教本 疾病の成り立ち及び回復過程の促進2 微生物学（p.163-166「3）薬剤消毒法」）．医歯薬出版，東京，2011．

復習のポイント

- □ 消毒薬の作用機序には，タンパク質の凝固・変性，細胞膜の破壊，酸化作用，必須酵素の阻害作用，脱水作用などがある．
- □ 消毒薬の効果に影響を与える因子には，微生物の種類，濃度，時間，温度，pH，有機物の存在などがある．
- □ 消毒薬を作用の強度から高水準，中水準，低水準消毒薬に分類することができる．
- □ 高水準消毒薬にはグルタラールなど，中水準消毒薬には次亜塩素酸ナトリウム，ヨードチンキ，エタノール，フェノールなどがある．
- □ 低水準消毒薬にはクロルヘキシジン，ベンザルコニウムなどが含まれる．
- □ 過酸化水素は酸化剤であり，2.5～3.5％の過酸化水素水はオキシドールとよばれる．
- □ オキシドールは，カタラーゼによって分解されると発生期の酸素を生じ，酸化作用により殺菌作用を発揮する．
- □ 次亜塩素酸ナトリウムはハロゲンに属する塩素化合物であり，次亜塩素酸が殺菌，漂白，有機質溶解作用を示す．根管清掃薬やB型肝炎ウイルス（HBV）の消毒薬として重要である．
- □ 手指の消毒には，クロルヘキシジンやベンザルコニウムがよく使用される．
- □ エタノールはアルコール類であり，脱水作用により殺菌作用を示す．
- □ アルデヒド類，フェノール類，精油類は歯内療法薬として使用されている．
- □ HBVやヒト免疫不全ウイルス（HIV）の薬液消毒には，グルタラールや次亜塩素酸ナトリウムが有効である．

17章 う蝕予防薬

到達目標

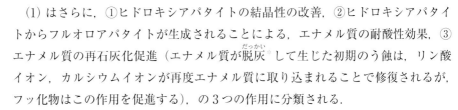

❶フッ化物のう蝕抑制機序を説明できる．
❷フッ化物の歯面塗布に使用するフッ化物を説明できる．
❸フッ化物洗口に使用するフッ化物を説明できる．
❹フッ化物配合歯磨剤に用いられるフッ化物の種類とその基材を説明できる．

〈キーワード〉
フッ化物，フッ化ナトリウム，フッ化物歯面塗布，フッ化物洗口，フッ化物配合歯磨剤

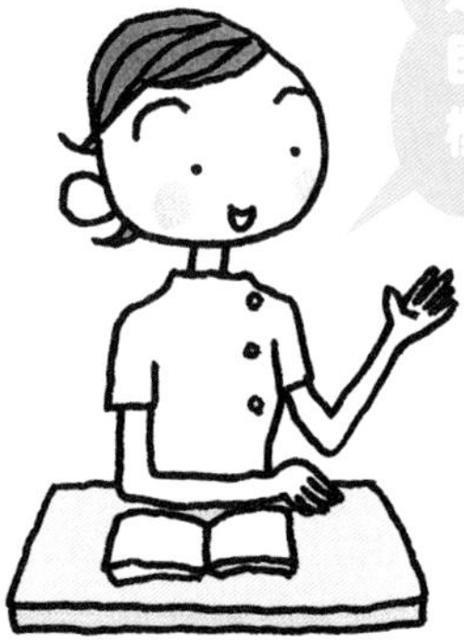

Link 『小児歯科学』p.175-181「❷ フッ化物の応用」

1—フッ化物の臨床応用

フッ化物のう蝕抑制機序としては，(1) 歯質への作用と (2) プラーク（口腔内）への作用の2つが考えられる．

(1) はさらに，①ヒドロキシアパタイトの結晶性の改善，②ヒドロキシアパタイトからフルオロアパタイトが生成されることによる，エナメル質の耐酸性効果，③エナメル質の再石灰化促進（エナメル質が脱灰(だっかい)*して生じた初期のう蝕は，リン酸イオン，カルシウムイオンが再度エナメル質に取り込まれることで修復されるが，フッ化物はこの作用を促進する），の3つの作用に分類される．

(2) としては，細菌に対する抗酵素作用があげられる．その機序としては，細菌の糖代謝に関与する酵素エノラーゼが比較的フッ化物に感受性が高いことから，その阻害作用などが考えられている．

フッ化物の歯面塗布やフッ化物洗口の場合のように，局所作用で高濃度のフッ化物が歯面に供給されると，大量のフッ化カルシウムが歯面上に形成される．このフッ化カルシウムは唾液によって徐々に溶解され，フルオロアパタイト形成のためのフッ化物イオンを供給する．酸によって脱灰が起こり，pHが下がってくるとフッ化カルシウムも溶解されやすくなるので，フッ化カルシウムは脱灰を受けた際のフッ化物供給源として有用である．

フッ化物を応用する方法は，水道水や食品へのフッ化物添加およびサプリメントによる全身応用とフッ化物歯面塗布，フッ化物洗口，フッ化物配合歯磨剤の使用などによる局所応用に大別される．現在わが国では水道水へのフッ化物添加などの全身応用は行われていない．

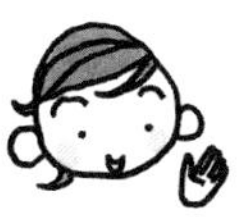

脱灰
酸によりヒドロキシアパタイト（リン酸カルシウムの結晶）が溶解する現象です．食事のたびに脱灰が起こりますが，唾液の働きで酸が中和されると元に戻ります．これを再石灰化といいます．

1．フッ化物の歯面塗布

フッ化物の歯面塗布は，歯に直接フッ化物を作用させる方法である．歯科医師や歯科衛生士が直接実施するフッ化物局所応用法であり，安全管理面に優れる．実施対象が限られるという難点はあるが，年1～2回の実施でも確実なう蝕予防効果が期待できる．また，フッ化物洗口の応用が難しい幼児に対する予防法として有用である．歯は萌出後の数年間が最もう蝕感受性が高く，萌出直後の乳歯，永久歯を対象として行うのが効果的である．乳前歯が萌出する1歳頃から第二大臼歯の萌出が終わる13歳頃までの間に行われる．近年では，高齢者の歯根面う蝕の予防にも応用されるようになった．

歯面塗布の方法には，綿球法，トレー法，イオン導入法，歯ブラシ法などがある．またフッ化物の種類としては，①フッ化ナトリウム（2%），②フッ化第一スズ（8%），③2%フッ化ナトリウム溶液にリン酸溶液を加えてpHを3.6と低くした，リン酸酸性フッ化ナトリウム溶液（Acidulated Phosphate Fluoride Solution，APF溶液）が用いられる．剤形として，溶液，ゲル状，泡状（フォーム状）のものが市販されている．わが国ではフッ化物イオン濃度9,000 ppmのものが用いられている．

綿球法の術式は，①歯面清掃，②簡易防湿，③歯面乾燥，④フッ化物塗布の手順で行う．歯面清掃は歯面にフッ化物を十分に作用させるために，プラークを可及的に除去することを目的として行う．通常，ロールワッテを用いて歯面と唾液が接触しないようにする簡易防湿を行う．対象歯が1，2歯の場合にはラバーダム防湿を行うこともある．塗布の際は3～4分間歯面が湿潤状態を保つようにする．

2．フッ化物洗口

0.05%～0.1%（225，250および450 ppm）のフッ化ナトリウム溶液で毎日，あるいは0.2%（900 ppm）溶液で週1回洗口する方法がとられる．洗口ができる年齢を考えると，萌出直後の永久歯に対する洗口が効果的であるが，成人や高齢者の隣接面および歯根面う蝕にも効果がある．

厚生労働省の「フッ化物洗口ガイドライン」［平成15（2003）年］では，「4歳児から15歳児までの期間に実施することがう蝕予防対策として最も大きな効果をもたらすことが示されている．また，成人の歯頸部う蝕や歯根面う蝕の予防にも効果があることが示されている」とされている．

3．フッ化物配合歯磨剤

Link
医薬部外品　p.58「2. 医薬部外品」

わが国では，フッ化物配合歯磨剤は医薬部外品*として位置づけられ，配合フッ化物はフッ化ナトリウム，フッ化第一スズ，モノフルオロリン酸ナトリウムの3種類が承認されている．フッ化物イオン濃度はこれまでいずれの場合も1,000 ppm

以下と規定されていたが，フッ化ナトリウムとモノフルオロリン酸ナトリウムについては，2017年3月に1,500 ppmの製品が承認された．わが国の歯磨剤の約91%（2015年）にフッ化物が配合されている．

フッ化物を歯磨剤に配合するとき問題となるのは，歯磨剤の基材（研磨剤）として用いられる成分とフッ素の反応性である．カルシウム化合物のなかではフッ素との反応性が低いピロリン酸カルシウムや，カルシウムを含まない不溶性メタリン酸ナトリウムなどが，研磨剤として用いられる．モノフルオロリン酸ナトリウムはカルシウムとの反応性が低いため，フッ化カルシウムをほとんど形成せず，フッ化ナトリウムよりも歯の深層へ浸透しやすい．

参考文献

1）石田甫，大浦清，上崎善規，土肥敏博 編：歯科薬理学 第5版．医歯薬出版，東京，2005.
2）大谷啓一 監，鈴木邦明，戸苅彰史，青木和広，兼松　隆，筑波隆幸 編：現代歯科薬理学 第6版．医歯薬出版，東京，2018.
3）厚生労働省：フッ化物洗口ガイドライン．2003.
4）日本口腔衛生学会フッ化物応用委員会 編：う蝕予防の実際 フッ化物局所応用実施マニュアル．社会保険研究所，東京，2017.
5）日本歯科保存学会 編：う蝕治療ガイドライン 第2版．永末書店，京都，2015.

復習のポイント

- [ ] フッ化物のう蝕抑制機序には耐酸性効果，再石灰化の促進，抗酵素作用がある．
- [ ] フッ化物の局所応用には，フッ化物歯面塗布，フッ化物洗口，フッ化物配合歯磨剤の使用などがある．
- [ ] フッ化物歯面塗布法には綿球法，トレー法，イオン導入法，歯ブラシ法などがある．
- [ ] フッ化物の歯面塗布に用いる薬物にはフッ化ナトリウム，フッ化第一スズ，リン酸酸性フッ化ナトリウム溶液などがある．

18章 歯内療法薬

到達目標

❶歯髄の保存療法に用いる薬物について説明できる.
❷感染根管治療に用いる薬物について説明できる.
❸象牙質知覚過敏症に用いる薬物について説明できる.

〈キーワード〉

歯髄，鎮静，消炎，覆髄，根管治療，根管充塡，象牙質知覚過敏，フェノール，ホルムアルデヒド，ヨード，酸化亜鉛ユージノール，水酸化カルシウム，HY 剤，グラスアイオノマーセメント，MTA セメント，次亜塩素酸ナトリウム，過酸化水素水，EDTA，ガッタパーチャ，シュウ酸カリウム，フッ化ジアンミン銀，塩化ストロンチウム，フッ化ナトリウム

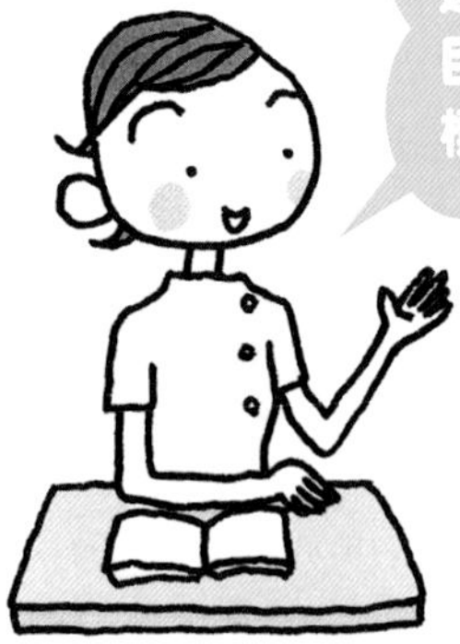

Link 『最新歯科衛生士教本　保存修復・歯内療法』p.114-216「Ⅲ編 歯内療法」

1—歯髄の保存に用いる薬物

1．歯髄鎮痛消炎薬*

Link 歯髄鎮痛消炎薬 『最新歯科衛生士教本　保存修復・歯内療法』p.128-130「❶歯髄鎮痛消炎療法と歯髄鎮痛消炎薬」

う蝕や外傷などで，歯髄が象牙細管を介した細菌刺激により歯髄充血や急性単純性歯髄炎になると，三叉神経終末枝が刺激を受けて痛覚の亢進状態となる．歯髄鎮痛消炎療法は，歯髄の刺激原因を除去し，歯髄鎮痛消炎薬の貼付により歯髄の充血や炎症を鎮静させ，三叉神経終末枝の痛覚亢進状態を正常に戻すことを目的とする．

歯髄鎮痛消炎療法は，歯髄が健康に戻る可能性のある歯髄充血や歯髄炎を対象とする歯髄保存療法である．しかし，痛みを伴い歯髄が保存できない症例においても適用し，後日の歯髄除去療法を前提として，痛みの消失や炎症の軽減を目的としても実施する．

歯髄鎮痛消炎薬は以下のものがある．

Link フェノール製剤 p.177-178「5. フェノール類」

①フェノール製剤*：強力な殺菌作用と歯髄鎮静作用を有するが，腐食作用による組織障害性をもつ．フェノールカンフル（フェノール 30%，カンフル 60%，エタノール 10%），クレオドン®（グアヤコール 100%），メトコール®（グアヤコール 70%，パラモノクロロフェノール 30%）などがある．

Link 植物性揮発油類 p.179「7. 精油（揮発油）類」

②植物性揮発油類*：酸化亜鉛ユージノールセメント（ネオダイン®，ユージダイン®）が使用される．ユージノールには，歯髄鎮静・鎮痛作用，消毒作用がある．

2. 覆髄薬

覆髄法は，歯髄が感染していない場合に用いる保存療法で，①間接覆髄法，②直接覆髄法，③暫間的間接覆髄法に分けられる．

Link 間接覆髄薬『最新歯科衛生士教本 保存修復・歯内療法』p.130-132「1. 間接覆髄法」

1）間接覆髄薬*

間接覆髄法は，う蝕や外傷などにより歯髄を被覆する健康象牙質が菲薄になった場合に用いる方法で，菲薄な象牙質の上に間接覆髄薬を応用することにより，物理的または化学的刺激を遮断し，第三（修復）象牙質*の形成を促進させ，歯髄を健康に維持する目的で行う（図Ⅱ-18-1）．

間接覆髄薬には，以下のものがある．

①酸化亜鉛ユージノールセメント
②水酸化カルシウム製剤
③HY剤（タンニン・フッ化物合剤）配合カルボキシレートセメント

仮封材としてグラスアイオノマーセメントを用いる．経過観察し，予後良好である場合，グラスアイオノマーセメントで裏層後，レジン充填，インレー修復などを行う．

第三象牙質
歯髄に対する侵襲（う蝕，咬耗，外傷，切削，化学刺激など）に反応し，歯の萌出後に形成された象牙質で，修復象牙質ともいいます．一方，歯の萌出後に，生理的刺激によって形成される象牙質を第二象牙質とよびます．

Link 直接覆髄薬『最新歯科衛生士教本 保存修復・歯内療法』p.132-134「2. 直接覆髄法」

2）直接覆髄薬*

直接覆髄法は，窩洞形成や外傷などにより歯髄が露出した場合に，直接覆髄薬で露髄面を被覆し，歯髄を保護し第三象牙質（被蓋硬組織）を形成させて歯髄を健康に維持する治療法である（図Ⅱ-18-2）．

直接覆髄薬には，以下のものがある．

①水酸化カルシウム製剤：象牙質の殺菌作用，被蓋硬組織*の形成促進作用がある．製剤には，2種類のペーストを練和するタイプ，粉末と溶液を練和するタイプなどがある．

②MTA（Mineral Trioxide Aggregate）セメント：成分はポルトランドセメント*に類似し，酸化カルシウム，酸化ビスマス，二酸化ケイ素，酸化アルミニウムで構成されている．封鎖性と組織親和性が良好である．

被蓋硬組織
直接覆髄法または生活断髄法に際し，水酸化カルシウム製剤を貼付した部位に，表在性凝固壊死層が生じ，その下層に形成された硬組織の被蓋を被蓋硬組織（デンティンブリッジ）といいます．被蓋硬組織は2層性で，表層は骨様象牙質，下層は象牙細管をもつ象牙質層からなります．

ポルトランドセメント
セメント生産量の90％を占める最も代表的な水硬性セメントです．主成分としてシリカ，アルミナ，酸化鉄および石灰を含む原料（石灰石，ケイ石，シェールなど）を混ぜ，溶解するまで焼成した焼塊（クリンカー）に石膏を加え，粉砕し粉末にした製品です．

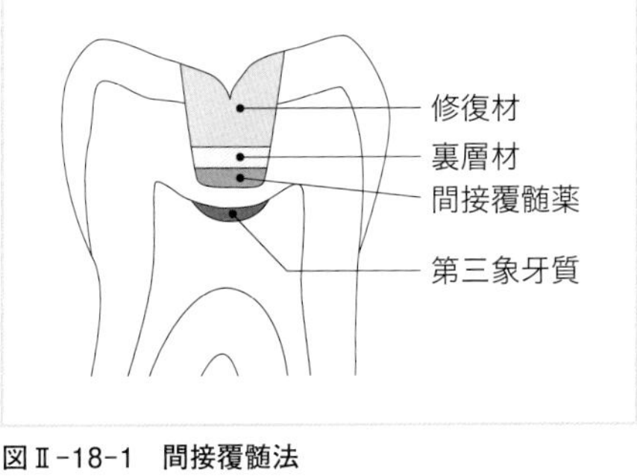

図Ⅱ-18-1 間接覆髄法

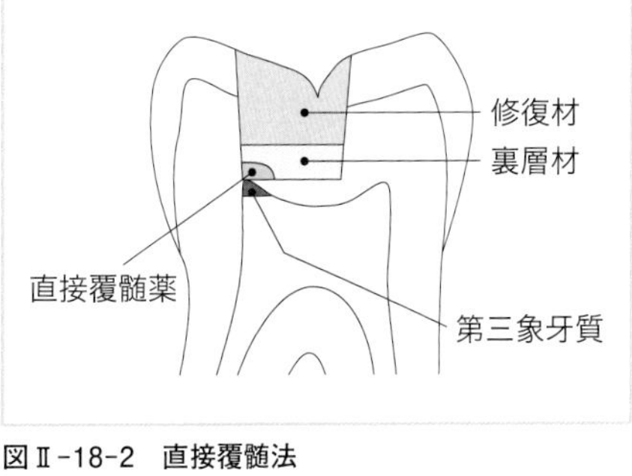

図Ⅱ-18-2 直接覆髄法

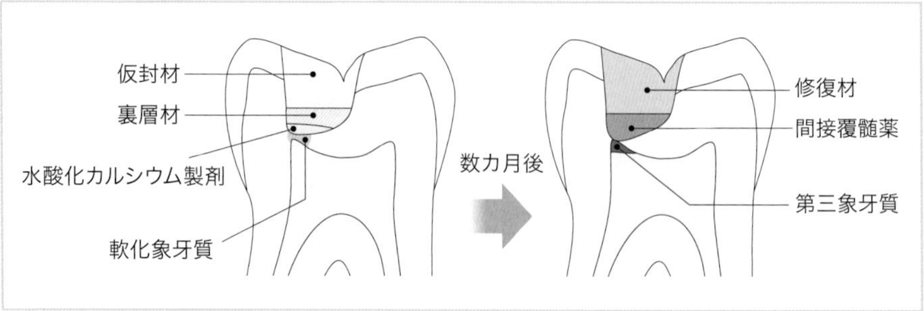

図Ⅱ-18-3 暫間的間接覆髄法

仮封材としてグラスアイオノマーセメントを用いる．経過観察し，臨床症状が消失した場合，グラスアイオノマーセメントで裏層後，レジン充填，インレー修復などを行う．

3）暫間的間接覆髄法*（IPC：Indirect Pulp Capping 法）に用いる薬物

Link 暫間的間接覆髄薬 『最新歯科衛生士教本 保存修復・歯内療法』p.134-136「3. 暫間的間接覆髄法（IPC 法）」

う蝕病変が非常に深い位置まで存在し，軟化象牙質をすべて除去すると露髄する可能性がある症例においては，再石灰化が可能な軟化象牙質（う蝕象牙質第 2 層：う蝕検知液で淡いピンク染色）を残し，殺菌作用および再石灰化促進作用を有する薬物を貼付して，感染歯質の無菌化や再石灰化，第三象牙質の形成を促進して，歯髄を保護する治療法である（**図Ⅱ-18-3**）．

暫間的間接覆髄法に用いる薬物には以下のものがある．

①水酸化カルシウム製剤（ダイカル®，ライフ® など）：殺菌作用，第三象牙質の形成促進作用を有する．

② HY 剤配合カルボキシレートセメント（ハイ-ボンドテンポラリーセメント®，ハイ-ボンドカルボセメント®）：殺菌作用，再石灰化促進作用を有する．

3．生活断髄薬*（生活断髄法に用いる薬物）

Link 生活断髄薬 『最新歯科衛生士教本 保存修復・歯内療法』p.137-140「1. 生活断髄法（生活歯髄切断法）」

生活断髄（だんずい）法（生活歯髄切断法）は，歯冠部歯髄に限局する病変を取り除き，歯根部歯髄を生活したまま残して生活断髄薬で被覆し，断髄面に第三象牙質（被蓋硬組

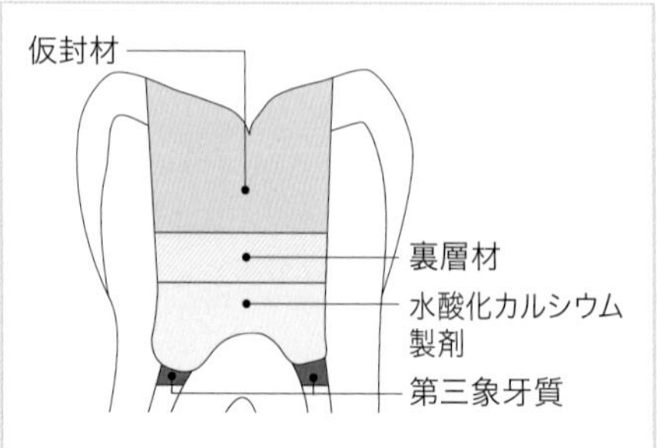

図Ⅱ-18-4 生活断髄法

織）を形成させて被覆しようとする方法である（図Ⅱ-18-4）．その後は，グラスアイオノマーセメントを使用して裏層を行うことが多い．生活断髄薬としては，直接覆髄薬と同様の水酸化カルシウム製剤を用いる．

2—根管治療に用いる薬物

細菌が根管内に侵入して，根管壁および象牙細管内が細菌感染している根管を感染根管という．感染根管の成因としては，う蝕に起因するもの，歯周疾患に起因する歯内－歯周病変によるもの，過去の根管治療の予後不良によるもの，外傷に起因するものなどがある．感染根管治療の術式は，根管清掃（機械的清掃および化学的清掃），根管消毒，根管充填の順に行う．

1．根管の化学的清掃薬

機械的な根管清掃は，歯髄を摘出後，回転切削器具やリーマー，ファイルを用いて行うが，根管の形態は複雑であることから，機械的清掃だけでは根管内の有機物および汚染物質を除去することは困難である．そのため，根管内の有機成分を溶解する有機質溶解剤と無機成分を脱灰する無機質溶解剤を使用する．

Link
根管清掃薬 『最新歯科衛生士教本 保存修復・歯内療法』p.156「(2) 根管の化学的清掃薬，洗浄用器材」
次亜塩素酸ナトリウム p.175「(1) 次亜塩素酸ナトリウム」
過酸化水素水 p.174「1) 過酸化水素」

根管清掃薬*としては以下のものを使用することが多い．

① 0.5～10％次亜塩素酸ナトリウム*：有機質溶解作用，殺菌作用を有する．2.5～3.5％過酸化水素水と交互に使用すると，酸素を発生し，その発泡作用により根管内を機械的に清掃することができる．この場合，発泡作用による気腫*などの偶発症を避けるために，最後の洗浄は次亜塩素酸ナトリウムで行う．

② 2.5～3.5％過酸化水素水*：次亜塩素酸ナトリウムと交互に使用すると，発泡作用により洗浄効果が高まる．

③ EDTA（ethylenediaminetetraacetic acid）製剤：無機質溶解作用，EDTAはカルシウムとキレートを形成し脱灰作用を示すため，根管拡大時の切削片やスミヤー層の除去，石灰化根管の拡大などに用いる．pHが中性で，また組織傷害性もほとんどないため，安全な根管清掃薬である．

④塩素化合物：クロラミンは，組織液や分泌液により分解されて次亜塩素酸ナトリウムを生成する．消毒作用は強いが，有機物が存在すると作用は持続しない．根管清掃には2％以下の溶液を使用する．

その他，生理食塩水，滅菌精製水などが根管洗浄に使用されることもある．

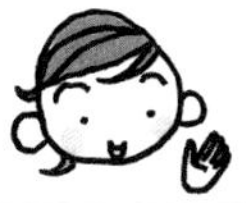

気腫
多量の気体が組織間隙や皮下の結合組織中に入り，貯留することで生じます．気体の貯留部分は腫脹し，触診で捻髪音（ねんぱつおん）を認めます．感染防止のため，抗菌薬を投与することが多いです．

2．根管消毒薬*

Link
根管消毒薬 『最新歯科衛生士教本 保存修復・歯内療法』p.158-159「8．根管消毒」

根管の複雑な形態や細菌の残存の可能性から，根管消毒薬の使用が必要になるが，根尖周囲組織への為害作用の少ない消毒薬の使用が望ましい．根管消毒薬は，殺菌性，深達性があり，薬効の持続性と歯質の変色などがないことが条件となる．

根管消毒薬には以下のものがある．

Link
フェノール製剤 p.177-178「5. フェノール類」
ホルムアルデヒド製剤 p.177「1）ホルムアルデヒド」

①フェノール製剤：歯髄鎮痛消炎療法に用いられるフェノール製剤*は，根管消毒薬としても用いることができる．フェノールカンフル（CC），キャンホフェニック（CP），パラモノクロロフェノールカンフル（CMCP）などがある．

②ホルムアルデヒド製剤*：ホルムアルデヒドは，タンパク質凝固作用により強力な殺菌作用を示す．ホルムアルデヒド製剤としては，ホルムクレゾール（FC）やホルマリングアヤコール（FG）などがある．

③水酸化カルシウム製剤：水酸化カルシウムの強アルカリ性により殺菌作用を示す．

Link
ヨード製剤 p.175-176「2）ヨウ素化合物」
根管充塡材 『最新歯科衛生士教本 保存修復・歯内療法』p.162-165「4. 根管充塡材の種類」

④ヨード製剤*：ヨードチンキ，ヨードホルム，ヨードグリセリンなどが使用される．

3. 根管充塡材*

根管清掃，根管消毒により無菌になった根管は，生体に無害な物質で根管の空隙を満たし，根管と根尖周囲組織間の交通を遮断して，根管からの刺激から根尖および歯周組織を保護する目的で根管充塡を行う．

1）半固形充塡材（ガッタパーチャ系根管充塡材）

①ガッタパーチャポイント：成分はガッタパーチャを基材とし，酸化亜鉛，ワックス，エックス線不透過性を与えるために重金属硫酸塩が含有されている．生物学的に不活性で，為害性がない．ガッタパーチャポイントには，拡大した根管のサイズに適合させて使用するマスターポイントと，スプレッダーの挿入によりつくられたスペースに挿入して使用するアクセサリーポイントがある．

2）固形充塡材

①プラスチックポイント：ポリプロピレン樹脂製のポイントで，彎曲した根管や細い根管に折れ曲がらずに挿入できる利点がある．また，オートクレーブによる滅菌も可能である．

②銀ポイント（シルバーポイント）：純銀性のポイントで，銀イオンの作用で細菌を抑制するが，緊密な充塡ができないことから，最近ではほとんど使用されていない．

3）根管用シーラー（根管用セメント）

ガッタパーチャ系根管充塡材や固形充塡材と併用して充塡材を根管内に固定し，根管内の空隙を埋めて緊密に封鎖する目的で使用される．

①酸化亜鉛ユージノール系シーラー：粉末には酸化亜鉛，ロジン，次炭酸ビスマス，硫酸バリウムなどが含有され，液剤はユージノールからなる．粉末と液を練板で練和するもの，2つのシリンジに入ったペースト剤を混和して使用するものがある．

②非ユージノール系シーラー：粉末成分は酸化亜鉛ユージノール系と同様であるが，液剤にユージノールの代わりに脂肪酸を使用し，組織に対し低刺激である．

③水酸化カルシウム系シーラー：水酸化カルシウムが配合されたシーラーである．

④その他：ヒドロキシアパタイト系，グラスアイオノマー系，レジン系，シリコーン系などがある．

4）糊剤（こざい）

糊剤に含有されている成分の薬理作用を期待した根管充填材で，吸収性のものが多い．水酸化カルシウム，パラホルムアルデヒド，ヨードホルムを含有するものがあり，近年あまり使用されない．

3―象牙質知覚過敏症に用いる薬物

Link 象牙質知覚過敏症『最新歯科衛生士教本 保存修復・歯内療法』p.114-115「1. 象牙質知覚過敏症」

象牙質知覚過敏症*とは，露出した象牙質に外来刺激（温熱刺激，食物や歯ブラシなどの機械的刺激）が加わることで一過性の疼痛を生じる，知覚過敏状態をいう．象牙質知覚過敏症による疼痛から歯ブラシが十分に当てられず，歯根面う蝕の誘因となることが多い．

表Ⅱ-18-1　象牙質知覚過敏症に用いる薬物

	一般名	成分，濃度（%）	薬理作用の特徴
象牙細管封鎖	シュウ酸カリウム〔$(COOK)_2$〕	$(COOK)_2$ 20～30%溶液	不溶性のシュウ酸カリウム塩を形成し，象牙細管を封鎖する
	フッ化ジアンミン銀〔$Ag(NH_3)_2F$〕	$Ag(NH_3)_2F$ 38%溶液	不溶性のフッ化カルシウムの形成，Ag^+によるタンパク質凝固作用により象牙細管の封鎖が期待できる．しかし，歯質を黒変する
	塩化ストロンチウム〔$SrCl_2$〕	$SrCl_2$　25%パスタ（親水軟膏，粘着剤を含む）	ストロンチウム・カルシウム塩を沈着させる
	接着性レジン	4-META，Phenyl-P など	細管開口部をレジンにより封鎖する．即効性があり，除痛効果が確実である
	フッ化ナトリウム〔NaF〕	NaF 1～5%溶液またはペースト	フッ化カルシウムの沈着が期待できるが，効果は不確実である
	ケイフッ化ナトリウム〔$SiNaF_6$〕	$SiNaF_6$ 0.7～0.9%溶液	フッ化カルシウムの形成による石灰化促進効果が期待される
	塩化亜鉛〔$ZnCl_2$〕	$ZnCl_2$ 8～50%溶液	象牙細管内に亜鉛を沈着させる
露出象牙質被覆	パラホルムアルデヒド〔HCHO〕	パラホルムアルデヒド粉末と酢酸アミル溶液	局所でホルムアルデヒドが徐々に産生されてタンパク質凝固作用を示すほか，露出した象牙質表面を機械的に被覆し，外来刺激を遮断する
	タンニン・フッ化物含有セメント	タンニン，ZnF_2，SrF_2，ZnO	被覆効果のほかに，タンニンによるタンパク質凝固作用も期待できる
歯髄鎮静	硝酸カリウム〔KNO_3〕	KNO_3 3～10%溶液	K^+による歯髄の知覚閾値の上昇効果がある
	ユージノール	ユージノール 20～30%溶液	鎮痛作用があるほか，フェノールと同程度の殺菌効果がある

（石田甫ほか編：歯科薬理学．第5版，2005より改変）

Link

象牙質知覚過敏症の治療に用いる薬物 『最新歯科衛生士教本 保存修復・歯内療法』p.195「3) 象牙質知覚過敏症治療薬」, p.223「付表-2 歯内療法用薬剤の用途別分類 3. 象牙質知覚過敏症治療薬」

象牙質知覚過敏症の治療に用いる薬物*の作用は，①象牙細管の封鎖，②露出象牙質の被覆，③歯髄鎮静の３つに分けることができる（**表Ⅱ-18-1**）．

参考文献

1）全国歯科衛生士教育協議会 監：最新歯科衛生士教本　歯の硬組織・歯髄疾患　保存修復・歯内療法　医歯薬出版，東京，2010．
2）全国歯科衛生士教育協議会 監：最新歯科衛生士教本　疾病の成り立ち及び回復過程の促進 1 病理学・口腔病理学．医歯薬出版，東京，2012．
3）全国歯科衛生士教育協議会 監：最新歯科衛生士教本　疾病の成り立ち及び回復過程の促進 2 微生物学．医歯薬出版，東京，2011．
4）日本歯科保存学会 編：う蝕治療ガイドライン 第２版．永末書店，京都，2015．

復習のポイント

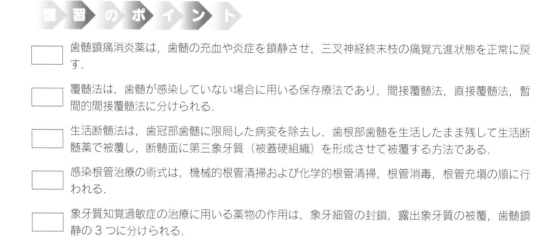

- [ ] 歯髄鎮痛消炎薬は，歯髄の充血や炎症を鎮静させ，三叉神経終末枝の痛覚亢進状態を正常に戻す．
- [ ] 覆髄法は，歯髄が感染していない場合に用いる保存療法であり，間接覆髄法，直接覆髄法，暫間的間接覆髄法に分けられる．
- [ ] 生活断髄法は，歯冠部歯髄に限局した病変を除去し，歯根部歯髄を生活したまま残して生活断髄薬で被覆し，断髄面に第三象牙質（被蓋硬組織）を形成させて被覆する方法である．
- [ ] 感染根管治療の術式は，機械的根管清掃および化学的根管清掃，根管消毒，根管充塡の順に行われる．
- [ ] 象牙質知覚過敏症の治療に用いる薬物の作用は，象牙細管の封鎖，露出象牙質の被覆，歯髄鎮静の３つに分けられる．

19章 歯周疾患治療薬

到達目標

❶歯周治療において局所投与される薬物について説明できる.
❷歯周治療において全身投与される薬物について説明できる.
❸洗口薬について説明できる.
❹口臭治療に用いる薬物について説明できる.

〈キーワード〉
歯肉炎, 歯周炎, 薬物療法, 局所投与, 全身投与, 洗口薬, 口臭, 抗菌薬, 非ステロイド性抗炎症薬, ポビドンヨード, アクリノール, ベンゼトニウム, セチルピリジニウム, クロルヘキシジン, 局所薬物配送システム, トリクロサン, シネオール, メントール, チモール, サリチル酸メチル, 歯垢染色剤, 歯周パック

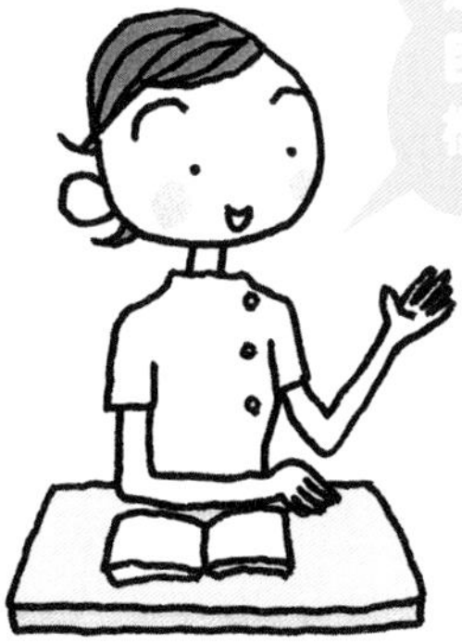

Link 歯周疾患全般については,『歯周病学』を参照

1—歯周治療における薬物療法

歯周病（歯周疾患）は, 歯周組織にみられる疾患群の総称で, 歯周病のリスク因子は細菌因子, 宿主因子, 環境因子の3つに分類される. プラーク細菌による細菌感染と, それに対する宿主の防御反応, そして環境因子（ストレスや喫煙など）が加わる多因子性疾患である. 2006年の日本歯周病学会の分類では, 歯周病は, 歯肉に病変が限局する歯肉病変, 歯周炎および咬合性外傷に大別される.

歯周病は細菌感染が主因であることから, その予防や治療はプラークの除去と再付着防止を目的としたプラークコントロールが基本となる. プラークコントロールの方法は, 物理的方法と化学的方法に大別できる.

物理的方法としては, 歯ブラシや歯間部清掃用具による口腔清掃, 手用スケーラーや超音波スケーラーなどを用いたスケーリング・ルートプレーニング（SRP）などがある.

一方, 化学的方法としては, 薬物療法, 薬用成分が配合された歯磨剤や洗口薬の使用などがあげられる. しかし, プラークはバイオフィルムとしての性質を有していることから, 薬物はプラーク内に浸透しにくく, 化学的方法のみでは効果が乏しい. したがって, 歯周治療における薬物療法は, SRPなどの物理的方法に付随して行われる補助的療法として位置づけられる.

歯周治療における薬物療法には, 歯周ポケット内の細菌を駆逐することを目的とした局所投与のほか, 歯肉上皮および歯肉結合組織内での抗菌作用と消炎作用を目的とした抗菌薬, 抗炎症薬, 消炎酵素薬などの経口投与がある.

2 — 急性炎症に用いる薬物

急性歯肉膿瘍や急性歯周膿瘍の治療では，切開・排膿処置を実施した後，急性期の炎症が消退するまで抗菌薬や非ステロイド性抗炎症薬の投薬を行い，その後に歯周治療を開始することがある．抗菌薬*としては，ペニシリン系，セフェム系，マクロライド系，リンコマイシン系を使用することが多い．非ステロイド性抗炎症薬*としてはメフェナム酸，ジクロフェナクナトリウム，ロキソプロフェンナトリウムなどが使用される．

Link
抗菌薬 p.164-169「❸ 主な抗感染症薬」
非ステロイド性抗炎症薬 p.140-142「2. 非ステロイド性抗炎症薬」

3 — 歯周治療に使用する薬物

1．局所投与する薬物

1）歯周ポケット内洗浄薬*

Link
歯周ポケット内洗浄薬 p.174-179「❸ 主な消毒薬」

歯周ポケット内洗浄は，歯周ポケット内を薬液で洗浄することで，歯周病原細菌の増殖抑制，ポケット内の環境改善を目的に行われる．薬液としては，主にポビドンヨード，アクリノール，ベンゼトニウム，セチルピリジニウム，クロルヘキシジン*が用いられており，ヨード類は特に歯周病原細菌に対する抗菌能が高い．

通常，歯周ポケット内洗浄はシリンジを用いて行うが，専用の洗浄器も開発されている．

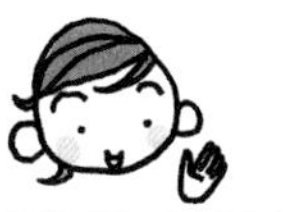

クロルヘキシジン

クロルヘキシジンはプラーク抑制効果をもつことから，欧米では0.12%の濃度で使用されますが，日本では，粘膜への使用におけるアナフィラキシーショックなどの副作用報告のため，歯周ポケット内洗浄液としては原液濃度0.05%の製品が使用されます．代表的な製品にコンクール®があります．消毒薬としての使用についてはp.175，洗口薬としての使用についてはp.195を参照してください．

2）局所薬物配送システム*（LDDS：Local Drug Delivery System）

局所薬物配送システムは，薬物（抗菌薬）の効果を病巣局所で長期間持続させることを目的に開発された．LDDSに用いられる基材は，水分に触れるとゼリー状になってマイクロカプセルをつくる特徴があり，LDDS基材に抗菌薬を配合し，シリンジタイプの局所投与抗菌薬として用いられている（ペリオクリン®，ペリオフィール®）．歯周ポケット内に投与後約1週間は，抗菌作用が維持される．

抗菌薬としては，主にテトラサイクリン系のミノサイクリン塩酸塩*が用いられ，歯周ポケット内にとどまり，徐放しながら効果を発揮する．歯周基本治療終了後に歯周ポケットが4mm以上の部位に対して，シリンジタイプの局所投与抗菌薬を1週に1回，患部歯周ポケット内に，計画的に1カ月間注入する．また，歯周病の急性症状時に症状の緩解を目的として，歯周ポケット内を洗浄後，局所投与抗菌薬を注入する（図Ⅱ-19-1）．

Link
局所薬物配送システム『歯周病学』p.85「1）局所薬物配送療法（local drug delivery system；LDDS）」
ミノサイクリン塩酸塩 p.166-167「5. テトラサイクリン系」

3）歯科用軟膏

急性歯肉炎や慢性歯周炎の歯肉局所に，1日1〜3回塗布する．

成分として，ヒドロコルチゾン酢酸エステル，ヒノキチオール，アミノ安息香酸

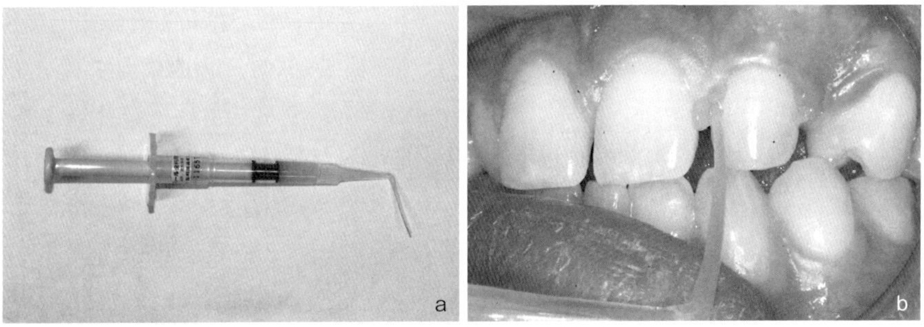

図Ⅱ-19-1　局所薬物配送システム
a：シリンジタイプの局所投与抗菌薬．b：歯周ポケット内への局所投与

エチルが含まれる（ヒノポロン®）．

4）歯周組織再生剤

塩基性線維芽細胞増殖因子（FGF2；リグロス® 歯科用液キット）が用いられる．

フラップ手術と同様の術式で，骨欠損部の肉芽の除去を行い，SRP を行った後，滅菌生理食塩水で十分洗浄し，血液または唾液で根面が汚染される前に，欠損底部を起点に歯槽骨欠損部を満たす量のリグロス® を塗布し，縫合する．

2．全身投与する薬物

1）抗菌薬*

Link 抗菌薬　p.164-169「❸主な抗感染症薬」

抗菌薬は急性炎症時に用いるほか，術後感染の防止を目的に，歯周基本治療における SRP や歯周ポケット掻爬（そうは）の術後，歯周外科治療の術後に 2～6 日間経口投与される．また，歯周基本治療に対する反応性が悪い重度慢性歯周炎，侵襲（しんしゅう）性歯周炎，糖尿病や心疾患を有する患者に効果を示す場合もある．

抗菌薬にはさまざまな種類があり，その作用機序も異なる．現在，歯周治療においては，細胞壁合成阻害薬であるβ-ラクタム系抗菌薬，タンパク質合成阻害薬であるテトラサイクリン系抗菌薬やマクロライド系抗菌薬，核酸合成阻害薬であるニューキノロン系抗菌薬が主に用いられている．抗菌薬の長期投与により，抗菌薬に非感受性の細菌や真菌が増殖し，菌交代現象*を引き起こすことがあるため，注意が必要である．

Link 菌交代現象　p.165「Clinical Point　菌交代現象と偽膜性大腸炎」

(1) 細胞壁合成阻害薬

Link β-ラクタム系　p.164-166「1. β-ラクタム系」
マクロライド系　p.166「3. マクロライド系」

β-ラクタム系*抗菌薬にはペニシリン系とセフェム系があり，急性歯周膿瘍に有効である．アモキシシリンは，歯周病原細菌である *Aggregatibacter actinomycetemcomitans* に抗菌力を示し，*Porphyromonas gingivalis* にも有効である．

(2) タンパク質合成阻害薬

マクロライド系*抗菌薬であるクラリスロマイシン（クラリシッド®），アジスロマイシン水和物（ジスロマック®）は，*P. gingivalis*，*Prevotella intermedia*，*Fuso-*

Link
クリンダマイシン塩酸塩 p.167「8. リンコマイシン系」
テトラサイクリン系 p.166-167「5. テトラサイクリン系」

bacterium nucleatum に対して非常に強い抗菌力を示す．クリンダマイシン塩酸塩*（ダラシン®）は，歯科疾患の適応も多く，内服後の唾液への移行も良好である．

テトラサイクリン系*抗菌薬は，歯周病原細菌に対して幅広い抗菌スペクトルを示す．テトラサイクリン系のドキシサイクリン塩酸塩水和物（ペリオスタット®）は，歯周組織を破壊するコラゲナーゼ活性を抑制するため，コラーゲン安定化作用がある．

(3) 核酸合成阻害薬

Link
ニューキノロン系 p.167「6. ニューキノロン系」

ニューキノロン系*抗菌薬のレボフロキサシン水和物（クラビット®）は幅広い抗菌スペクトルを示し，特に *A. actinomycetemcomitans* に対しては非常に強い抗菌力を示す．ペニシリン系やセフェム系，マクロライド系の抗菌薬に対してアレルギー反応のある症例に有効である．

2）抗炎症薬

Link
プロスタグランジン p.137-138「3）プロスタグランジン類」

プロスタグランジン*は，発熱，疼痛，腫脹（しゅちょう），発赤（ほっせき）などの炎症反応を増強するケミカルメディエーターであり，歯周病患者の歯肉溝滲出（しんしゅつ）液にはプロスタグランジン量が増加しているという報告がある．したがって，プロスタグランジンの生合成を阻害することにより，炎症反応を抑えることができると考えられる．歯周治療に用いられている抗炎症薬としては酸性非ステロイド性抗炎症薬*がある．

Link
酸性非ステロイド性抗炎症薬 p.141-142「1）酸性非ステロイド性抗炎症薬」

3）消炎酵素薬

炎症（腫脹）が起こると，その部分の組織が破壊され，普段は存在しない変性タンパク質や線維化した組織などが生じてくる．消炎酵素薬は，それら変性タンパク質や線維を分解除去して，炎症組織の循環を正常に戻し，組織の修復を早める働きをする．また，炎症組織の循環をよくすることで，抗菌薬の炎症部への移行をよくする効果もあるとされている．

4 —洗口薬*

洗口は口腔，含嗽（がんそう）は口腔，咽頭および喉頭の洗浄を目的としている．洗口薬が主に口臭の抑制，う蝕や歯周病の予防など歯科的効果を目的としているのに対し，含嗽薬は喉の殺菌，消毒，洗浄などの医科的効果を目的としている．

洗口薬の薬用成分としては，クロルヘキシジンやセチルピリジニウムなど消毒薬を配合したものが多く，口腔細菌の酵素活性抑制作用によるプラークの形成抑制，う蝕や歯周病，口臭に対する予防効果が認められている．そのほか，トリクロサン，メントールやチモールなどの精油類が配合されたものもある．

Link
洗口薬『歯周病学』p.85-86「2）洗口剤」

1．洗口薬の薬用成分

1）クロルヘキシジングルコン酸塩*（グルコン酸クロルヘキシジン，クロルヘキシジン）

Link
クロルヘキシジン p.175「(2) クロルヘキシジングルコン酸塩」

クロルヘキシジンは，プラーク抑制効果をもつことから，欧米では0.12％クロルヘキシジンが使用されている．わが国では，粘膜への使用時のアナフィラキシーショックの報告のため，原液濃度0.05％の製品が，希釈後洗口薬*として使用されている．口腔内細菌に対する抗菌力は優れているが，副作用として上記のショック症状のほか，歯や粘膜の着色，味覚障害などを生じることがある．そのため，配合製品の使用にあたっては製品の注意事項に十分に留意し，過敏症の既往歴を聴取してから，適切に使用することが必要である．

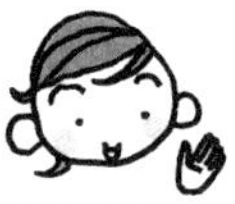

クロルヘキシジンと洗口薬
低水準消毒薬としてクロルヘキシジンを使用するときは，通常0.1％の濃度で使用し，口腔粘膜への適用は禁忌となります．一方，洗口薬としては，希釈後に0.0001～0.0006％の濃度で使用する製品が市販されています．

2）セチルピリジニウム塩化物水和物（塩化セチルピリジニウム，セチルピリジニウム，CPC）

Link
陽イオン界面活性剤 p.178「1) 第四級アンモニウム塩（陽イオン界面活性剤，逆性石けん）」

CPCは陽イオン界面活性剤*である．CPCを含有する洗口薬は，細胞膜の透過性を変化させることによって殺菌作用を示し，グラム陰性菌に対する殺菌効果を有する．歯肉縁上プラークの抑制とプラークに起因する歯肉炎とう蝕の抑制効果を示すことが報告されている．

3）トリクロサン

広い抗菌スペクトルを有するフェノール系化合物で，歯磨剤や洗口薬だけではなく，脱臭剤，薬用石けん，化粧品など多くの日用品に配合されていた．甲状腺ホルモン，エストロゲンなどへの影響，抗菌薬に対する薬剤耐性を強化する可能性が指摘されており，現在あまり使用されていない．

4）シネオール，チモール，メントール，サリチル酸メチル含有洗口薬

Link
精油 p.179「7. 精油（揮発油）類」

シネオールはユーカリの精油*に含まれる成分で殺菌作用，チモールはジャコウソウ油などの精油成分で殺菌防腐作用，メントールはハッカ香と，抗炎症，抗菌作用を有する．サリチル酸メチルは香料として使用され，鎮痛消炎効果を有する．上記4種を含む洗口薬が薬用リステリン®で，そのほかにエタノール，安息香酸，塩化亜鉛などを含有する．口臭，プラーク沈着，歯肉炎に効果があるとされる．

5—口臭治療に用いる薬物

1．口臭の原因

Link
口臭 『歯科予防処置論・歯科保健指導論』p.151「9) 口臭」

口臭*は，口腔および全身から由来し，その原因は，細菌の産生物，宿主側の分解産物，舌苔（ぜったい）や唾液の性状などが考えられる．深い歯周ポケット，舌苔，唾液分泌

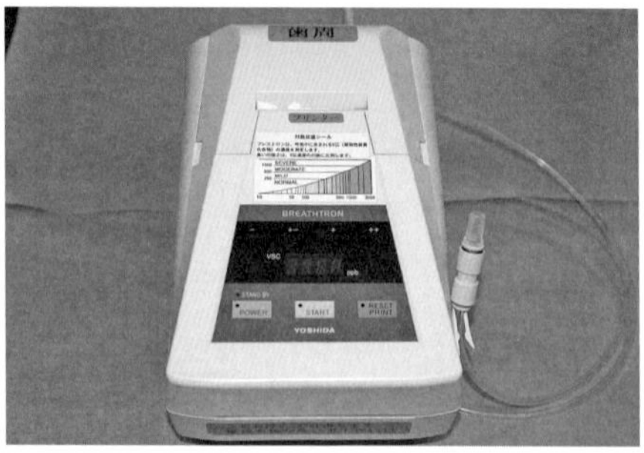

図Ⅱ-19-2　口臭測定器
ブレストロン（ヨシダ）．半導体式ガスセンサーを使用した簡易型の口臭測定装置で，硫化水素を標準ガスとして調整されており，揮発性硫黄化合物総量を定量する．

低下，急性壊死（えし）性潰瘍（かいよう）性歯肉炎，内科疾患などが口臭の誘因となる．

口臭の原因物質は主に揮発性硫黄化合物（硫化水素，メチルメルカプタン，ジメチルサルファイド）であり，そのほか酪酸（らくさん）などの低級脂肪酸，アルコールやアセトンなどがある．

これら原因物質の量を客観的に評価する検査としては，口臭測定器がある．口臭測定器としては，呼気の詳しい成分を分析できることからガスクロマトグラフィーが有用ではあるが，コストが高いため，チェアサイドで口臭が簡易に測定できる機種が販売されている（**図Ⅱ-19-2**）．

2．口臭治療に使用する薬物

一般的な口臭治療としては，歯周基本治療のなかでブラッシング指導および舌苔除去を行い，それと並行して洗口薬を使用すると効果的である．塩化亜鉛を含む洗口薬および歯磨剤（薬用リステリン®，ブレスバランスペースト）は，口臭の主な原因物質とされている揮発性硫黄化合物と結合し，その産生細菌の酵素活性を阻害するため口臭を減少させる効果が高いといわれている．また，殺菌作用による口臭抑制を期待してクロルヘキシジンが配合された洗口薬なども使用される．

6—その他

1．歯垢染色剤*

Link
歯垢染色剤『歯科予防処置論・歯科保健指導論』p.139「6）歯面の付着物・沈着物」

プラークは黄白色で，歯冠色と類似していることから，付着状態が判別しにくい．そのため歯垢染色剤を用いてプラークを染め出すことで，現在の付着状態を容易にチェックすることができ，患者へのブラッシング指導やモチベーションの強化にも有用である（**図Ⅱ-19-3**）．歯垢染色剤に用いられる色素は，人工着色料のフロキシン（赤色104号）が使われることが多い．また，1液で古いプラークと新しいプ

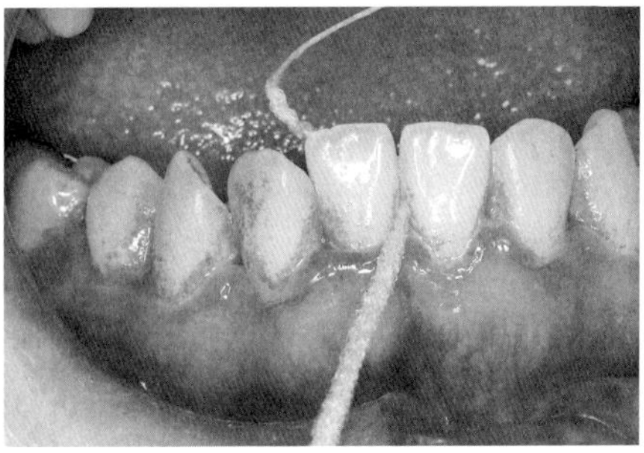

図Ⅱ-19-3 歯垢染色剤
歯垢染色後，デンタルフロスの指導を行った．

ラークを染め分けられる歯垢染色剤も市販されている．

フロキシンはタール色素に分類される合成着色料である．発がん性やアレルギー症状を引き起こす危険性が指摘されているが，染色剤としての使用量は微量であることから，安全上問題はないと考えられる．

2．歯周パック

Link
歯周パック 『歯周病学』p.100-101「8. 歯周パック（歯周包帯，ペリオドンタルパック）に用いる器材」

歯周パック*は歯周外科手術後に創傷部を保護する包帯材で，歯周ポケット掻爬術，歯周形成外科手術などに使用される場合が多い（**図Ⅱ-19-4**）．歯周パックには非ユージノール系とユージノール系があり，非ユージノール系のCOE-PAK®（コーパック®）が使われることが多い．

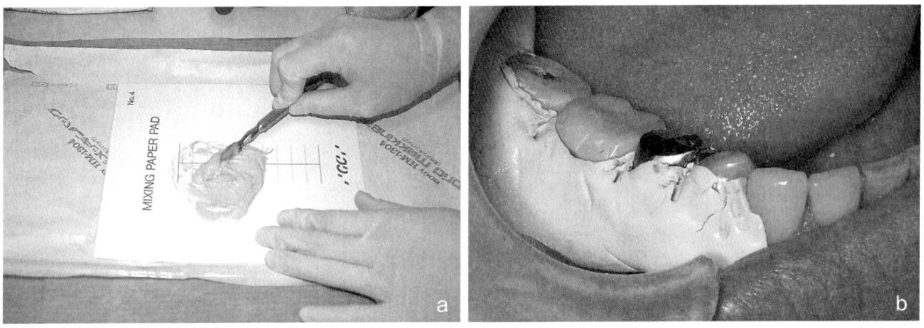

図Ⅱ-19-4 歯周パック
a：コーパックを２本のチューブから練板上に等長に出し，均一になるようにスパチュラで練和する，
b：手術後にパックを行った．

参考文献

1) J. Lindhe ほか編（岡本浩監訳）：Lindhe 臨床歯周病学とインプラント　第 4 版（臨床編）. クインテッセンス出版，東京，2005.
2) 全国歯科衛生士教育協議会 監：最新歯科衛生士教本　歯周病学　第 2 版. 医歯薬出版，東京，2015.
3) 全国歯科衛生士教育協議会 監：最新歯科衛生士教本　疾病の成り立ち及び回復過程の促進 2 微生物学. 医歯薬出版，東京，2011.
4) 吉江弘正，伊藤公一，村上伸也，申基喆 編：臨床歯周病学　第 2 版. 医歯薬出版，東京，2013.

復習のポイント

- [ ] 歯周病の薬物療法には，抗菌薬，抗炎症薬，消炎酵素薬の経口投与がある.
- [ ] 局所薬物配送システムは，抗菌薬の効果を病巣局所で長期間持続させることが目的である.
- [ ] 洗口薬の薬用成分は，クロルヘキシジンやセチルピリジニウムなど消毒薬を配合したものが多い.
- [ ] 洗口薬には，口腔細菌の酵素活性抑制作用によるプラークの形成抑制，う蝕や歯周病，口臭に対する予防効果が認められる.
- [ ] 口臭の原因は，細菌の産生物，宿主側の分解産物，舌苔や唾液の性状などである.
- [ ] 歯垢染色剤に用いられる色素は，フロキシン（赤色 104 号）が多い.
- [ ] 歯垢染色剤は，プラークを染め出すことにより，付着状態を容易にチェックでき，ブラッシング指導やモチベーション強化に有用である.

20章 顎・口腔粘膜疾患と薬

到達目標

❶歯性感染症に用いる薬物について説明できる．
❷口腔粘膜疾患に用いる薬物を説明できる．
❸顎関節症に用いる薬物について説明できる．
❹唾液腺疾患に用いる薬物について説明できる．
❺神経疾患に用いる薬物について説明できる．

〈キーワード〉
歯性感染症，ペニシリン系抗菌薬，アモキシシリン水和物，感染性心内膜炎，含嗽薬，トローチ，ステロイド性抗炎症薬，抗真菌薬，抗ウイルス薬，口腔乾燥症，三叉神経痛，神経麻痺

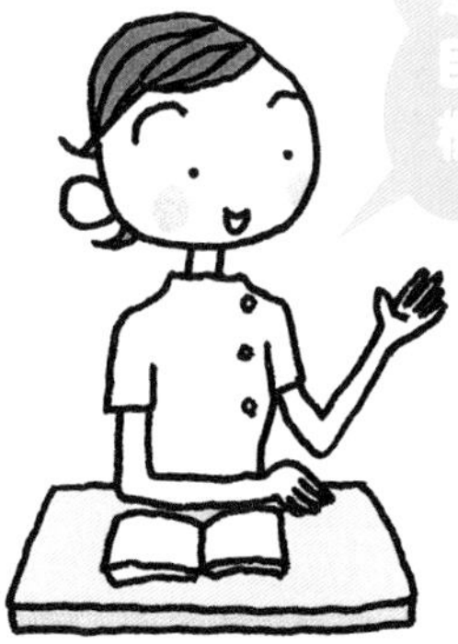

1 — 炎症性疾患*に用いる薬物

Link 炎症性疾患 『口腔外科学・歯科麻酔学』p.80-88「5章 顎口腔領域の化膿性炎症疾患」

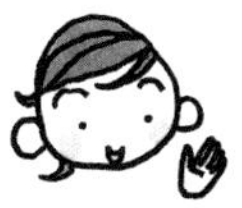

歯性感染症
根尖性歯周組織炎，辺縁性歯周組織炎，歯冠周囲炎などが原因の細菌の炎症で，歯槽部のみに炎症が限局しているものから，顎骨骨髄炎，顎骨周囲の隙，頸部に炎症が広がるものなどがあります．

顎口腔領域における炎症性疾患の大半は歯性感染症*である．嫌気性菌と好気性菌の複数菌感染である．嫌気性菌では *Prevotella* 属，*Peptostreptococcus* 属（*Parvimonas* 属，*Finegoldia* 属，*Peptoniphilus* 属），*Fusobacterium* 属および *Porphyromonas* 属が検出されることが多い．好気性菌では *Streptococcus* 属が多く検出される．歯性感染症は1～4群に分類され，蜂窩織炎（ほうかしきえん）や顎炎などの重症歯性感染症では嫌気性菌の関与する割合が高くなる（**表Ⅱ-20-1**）．薬物療法を行う際は，検出された菌に対して感受性が高い抗菌薬を選択する．

1．抗菌薬*

Link 抗菌薬 p.164-169「❸主な抗感染症薬」

1）抗感染症薬

抗菌薬の目的は菌数を減少させ，宿主防御能を助けることである．歯性感染症では *Streptococcus* 属および嫌気性菌に抗菌力をもつ，ペニシリン系，セフェム系，マクロライド系およびニューキノロン系の抗菌薬が経口投与されることが多い．顎炎（3群）および蜂窩織炎（4群）の開口障害，嚥下障害および気道閉塞の危険性のある症例では入院加療が必要である．顎下隙，舌下隙などに炎症が波及している場合は隙の切開排膿処置が必要である．わが国の抗菌薬治療ガイドでは *Prevotella* 属を代表とする β-ラクタマーゼ*産生菌を考慮し，β-ラクタマーゼ阻害薬配合ペニシリン系抗菌薬が第一選択となる．

Link β-ラクタマーゼ p.161「7．耐性」

(1) 歯周組織炎，歯冠周囲炎に対する第一選択薬

①ペニシリン系抗菌薬：アモキシシリン水和物（アモキシシリン）（サワシリン®）：

表II-20-1 歯性感染症の分類

分類		病態
1群	歯周組織炎 （根尖性歯周炎，辺縁性歯周炎）	歯周膿瘍および歯肉膿瘍，上顎では口蓋膿瘍を形成することがある．
2群	歯冠周囲炎 （智歯周囲炎）	第三大臼歯の歯冠周囲に歯周ポケットが形成され，歯冠周囲歯肉の発赤，腫脹，排膿が認められる．歯冠周囲に炎症が限局していることが多く，膿瘍が形成されることは少ない．症状が増悪すると炎症が顎骨周囲に波及し，開口障害，嚥下痛が認められる．
3群	顎炎 （顎骨炎，骨髄炎）	根尖性歯周炎および辺縁性歯周炎，歯冠周囲炎に起因し，顎骨内の炎症が皮質骨を穿孔し骨膜に沿って拡大する．骨膜下膿瘍を形成する．
4群	蜂窩織炎	隙，軟組織への炎症の波及．下顎は舌下隙→顎下隙→オトガイ下隙に炎症が波及する．さらには翼突下顎隙，側咽頭隙，咽頭隙，縦隔への炎症の波及，上顎では翼突下顎隙から側頭隙への炎症の波及がみられる．呼吸苦などもみられる重症歯性感染症である．

1回250 mg，1日4回．

アモキシシリン/クラブラン酸*（オーグメンチン®）：1回250 mg，1日3～4回．

②マクロライド系抗菌薬：アジスロマイシン水和物（ジスロマック®）：1回500 mg，1日1回．

(2) 顎炎に対する第一選択薬

①ペニシリン系抗菌薬：アモキシシリン/クラブラン酸（オーグメンチン®）：1回250 mg，1日3～4回．

(3) 注射剤（重症例で使用）

①ペニシリン系抗菌薬：スルバクタム*/アンピシリン水和物（ユナシンS®）：1回3 g，1日4回，点滴静注．

ペニシリン系抗菌薬にアレルギーのある患者では，経口，注射剤ともにクリンダマイシン塩酸塩（クリンダマイシン）（ダラシン®）が推奨されている．

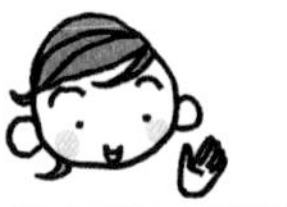

クラブラン酸とスルバクタム

β-ラクタマーゼを阻害する薬物です．細菌はβ-ラクタマーゼを産生してペニシリン，セフェム系抗菌薬を分解し，耐性を得ます．そのため，β-ラクタマーゼを阻害するクラブラン酸・スルバクタムとペニシリン系抗菌薬との合剤では，抗菌薬が分解されません．

2）術後感染予防抗菌薬

ペニシリン系抗菌薬が推奨されている．投与期間は単回から2日までとする．

下顎埋伏智歯抜歯手術では，以下の薬物を用いる．

①ペニシリン系抗菌薬：アモキシシリン（サワシリン®）：1回250 mg，1日3回．

②ペニシリン系抗菌薬にアレルギーのある患者：クリンダマイシン（ダラシン®）

3）感染性心内膜炎予防抗菌薬

心臓人工弁置換術後，感染性心内膜炎の既往など感染性心内膜炎発症のリスクが高い患者では，歯科観血処置前にアモキシシリン（サワシリン®）2 gを処置1時間前に経口投与，またはアンピシリン1 gの点滴静注が推奨されている．

2 ―口腔粘膜疾患*に用いる薬物

Link

口腔粘膜疾患『口腔外科学・歯科麻酔学』p.50-79「4章 口腔粘膜の病変」

1．含嗽薬・トローチ剤

含嗽（がんそう）薬は，抗炎症作用を有するアズレンスルホン酸ナトリウム水和物（アズレン）

Link 消毒薬 p.174-179「❸主な消毒薬」

含有製剤，消毒薬*含有製剤，抗菌薬含有製剤に分類される．アズレンは，消炎作用，創傷治癒促進作用，ヒスタミン遊離・白血球遊走阻止作用，抗潰瘍作用をもつ．ポビドンヨード含有製剤は細菌やウイルスに対して有効である．ベンゼトニウム塩化物（第四級アンモニウム塩）は陽イオン界面活性剤で，含有製剤は細菌や真菌に有効である．

トローチ剤は口腔内で徐々に溶解させて使用するもので，抗菌薬や抗炎症薬が主たる成分である．

2. ステロイド性抗炎症薬

Link ステロイド性抗炎症薬 p.138-140「1. ステロイド性抗炎症薬」

口内炎などの粘膜疾患に対してはステロイド性抗炎症薬*であるデキサメタゾン（アフタゾロン®，デキサルチン®），トリアムシノロンアセトニド（ケナログ®，アフタッチ®，ワプロン®，アフタシール®）およびベクロメタゾンプロピオン酸エステル（サルコート®）などを用いる．サルコート®は専用の噴霧器を用いて噴霧する．アフタッチ®，ワプロン®およびアフタシール®は貼付剤で患部貼付する．

Link 抗真菌薬 p.168「10. 抗真菌薬」

3. 抗真菌薬*

アゾール系抗真菌薬であるミコナゾール硝酸塩（ミコナゾール）（フロリードゲル経口用®），イトラコナゾール（イトリゾールカプセル®およびイトリゾール内用液1%®）がある．ミコナゾールはゲル状のため，口腔内に塗布して用いることが多い．ミコナゾールの貼付剤についても適応申請中である．アゾール系抗真菌薬は抗血栓薬（ワルファリンカリウム，リバーロキサバン），高脂血症治療薬（シンバスタチン），睡眠導入剤（トリアゾラム），ほか多数の薬剤との相互作用，併用禁忌があるので処方には注意が必要である．

ポリエン系抗真菌薬のアムホテリシンB（ファンギゾンシロップ®）は経口投与では消化管から吸収されないので，薬剤相互作用，併用禁忌がなく，多剤服薬患者の処方には適している．

Link 抗ウイルス薬 p.168-169「11. 抗ウイルス薬」

4. 抗ウイルス薬*

アシクロビル（ゾビラックス®）はDNA合成阻害薬で，単純ヘルペスウイルスや水痘・帯状疱疹（たいじょうほうしん）ウイルスなどチミジンキナーゼをもつウイルスに有効である．バラシクロビル塩酸塩（バラシクロビル）（バルトレックス®）はアシクロビルのプロドラッグで，投与回数の軽減を図った薬物である．ファムシクロビル（ファムビル®）はペンシクロビルのプロドラッグ製剤である．ビダラビン（アラセナ-A®）はウイルスのDNAポリメラーゼに選択的に作用し，単純ヘルペスウイルスや水痘・帯状疱疹ウイルスに有効である．ビダラビンはアシクロビル耐性ウイルスにも有効である．

ヘリカーゼ・プライマーゼ阻害薬（アメナメビル：アメナリーフ®）は，ヘルペスウイルスの増殖に関与するヘリカーゼ・プライマーゼを阻害して抗ウイルス作用を示す．アシクロビル，バラシクロビル，ファムシクロビルおよびビダラビンはチミジンキナーゼ，DNA ポリメラーゼに対して作用するが，アメナメビルは作用点が異なるため，既存の薬剤に対して耐性を有するウイルスに対して効果がある．

3 —顎関節症*に用いる薬物

Link
顎関節症 『口腔外科学・歯科麻酔学』p.45-46「1）顎関節症」
非ステロイド性抗炎症薬 p.140-142「2. 非ステロイド性抗炎症薬」

顎関節症とは，顎関節や咀嚼筋の疼痛，関節雑音，開口障害ないし顎運動異常を主症状とする慢性疾患群をいう．疼痛に対しては非ステロイド性抗炎症薬*が使用されることが多い．また，中枢性筋弛緩薬であるエペリゾン（ミオナール®），チザニジン（テルネリン®）を併用することもある．心因性の顎関節症に対しては抗うつ薬，抗不安薬などが処方される．

4 —口腔乾燥症*に用いる薬物

Link
口腔乾燥症 『口腔外科学・歯科麻酔学』p.67-70「❼口腔の感想を主徴とする疾患」
副交感神経作動薬 p.74「1. 交感神経と副交感神経の働き」，p.78「3. 副交感神経作動薬」

口腔乾燥症は，薬物の副作用，放射線照射による障害，シェーグレン症候群，加齢変化など，さまざまな原因によって起こる．薬物の副作用の場合は投与の中止や変更により症状が改善するが，それ以外では対症療法が主体となる．

①ピロカルピン塩酸塩（サラジェン®），セビメリン塩酸塩水和物（エボザック®，サリグレン®）：副交感神経作動薬*で，唾液腺細胞のムスカリン性受容体に作用することにより，生理的な唾液分泌を促進する．頭頸部の放射線治療やシェーグレン症候群*による口腔乾燥症の改善に用いる．

②人工唾液（サリベート®）：塩化ナトリウム，塩化カルシウムなど唾液と同様の無機成分が配合された噴霧式エアゾール製剤で，症状の改善に用いる．

生理食塩水 450 mL にグリセリン 50 mL を混入し，含嗽剤として用いることもある．

5 —神経疾患に用いる薬物

1. 三叉神経痛*に用いる薬物

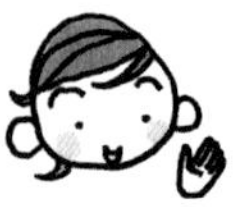

シェーグレン症候群
外分泌腺の分泌障害を起こす全身疾患で，唾液腺および導管周囲にリンパ球が浸潤し，腺細胞の破壊や萎縮などにより唾液分泌が低下します．

三叉神経の支配領域に起こる発作性の電撃様疼痛で，疼痛は間欠的である．以下に示す中枢神経系作用薬*などで疼痛がコントロールされない場合は，神経血管減圧術などの手術を行うこともある．なお，非ステロイド性抗炎症薬による消炎鎮痛効果はない．

①カルバマゼピン（テグレトール®）：向精神作用をもつ抗てんかん薬であり，三叉神経痛の第一選択薬である．

Link
三叉神経痛 『口腔外科学・歯科麻酔学』p.124-125「1. 三叉神経痛」
中枢神経系作用薬 p.87-89「❺ 抗痙攣薬（抗てんかん薬）」
神経障害性疼痛 p.149「❹ 神経障害性疼痛治療薬」

②フェニトイン（アレビアチン®，ヒダントール®）：カルバマゼピンと同様に抗てんかん薬で，Na^+チャネルに作用する．三叉神経痛に対する効果はカルバマゼピンより弱い．
③ガバペンチン（ガバペン®），プレガバリン（リリカ®）：末梢性神経障害性疼痛*（帯状疱疹後神経痛，有痛性糖尿病性神経障害，三叉神経痛など）に用いられる．
④バクロフェン（リオレサール®，ギャバロン®）：GABA受容体作動薬で，中枢性筋弛緩薬として用いられており，ほかの薬物が無効な三叉神経痛にも有効とされる．

2. 神経麻痺*に用いる薬物

Link
神経麻痺 『口腔外科学・歯科麻酔学』p.126-129「❸神経麻痺」
ビタミンB12製剤 p.68「③ビタミンB12（シアノコバラミン）」

知覚鈍麻（どんま）の場合は，神経賦活（ふかつ）薬としてビタミンB_{12}製剤*およびアデノシン三リン酸二ナトリウム（ATP）製剤が用いられることが多い．
①メコバラミン（メチコバール®，コバメチン®）：生体内補酵素（ほこうそ）型ビタミンB_{12}で，ホモシステインからメチオニンを合成するメチル基転位反応に関与し，神経細胞内代謝の促進作用，神経組織の修復作用を有する．
② ATP 製剤（アデホスコーワ®，トリノシン®）：脳循環代謝改善薬で，血管拡張作用により組織の血流量を増加させ，症状の改善を図る．

参考文献

1）浦部晶夫，島田和幸，川合眞一 編：今日の治療薬2017．南江堂，東京，2017．
2）角保徳，樋口勝規，梅村長生 編：一からわかる口腔外科疾患の診断と治療．医歯薬出版，東京，2006．

復習のポイント

- [ ] 歯性感染症に用いられる抗菌薬は主にペニシリン系が推奨されている．
- [ ] 含嗽薬には，アズレン，ポビドンヨード，ベンゼトニウム塩化物などの含有製剤などがある．
- [ ] 口内炎などの治療薬には，主にステロイド性抗炎症薬が用いられる．
- [ ] 口腔乾燥症では，唾液腺細胞のムスカリン性受容体に作用するピロカルピンやセビメリン，人工唾液などを用いる．
- [ ] 神経麻痺には，ビタミンB_{12}製剤，ATP製剤などを用いる．

21章 漢方医学と薬物

到達目標

❶西洋医学と漢方医学の違いを概説できる．
❷漢方薬について概説できる．

〈キーワード〉
漢方医学，漢方薬

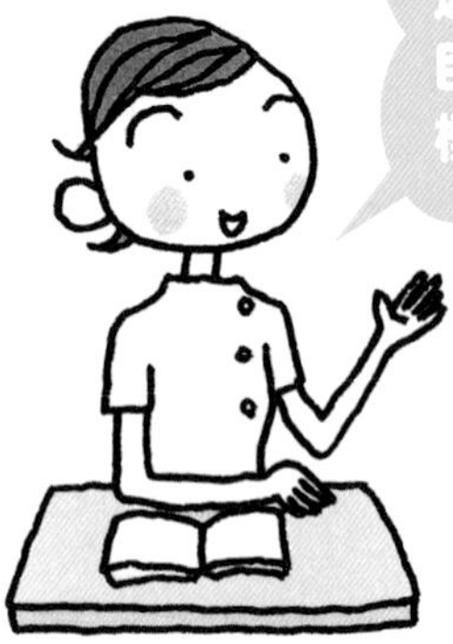

1—漢方医学とは

漢方医学とは，中国に由来し，わが国で発展した独自の伝統医学である．江戸時代にオランダから伝わった医学（蘭学）と区別するために，中国（漢）由来の医学という意味で漢方とよばれるようになった．

現代の西洋医学の特徴は科学的，理論的，実証的，客観的であるのに対して，漢方医学は過去の治療により得られた臨床経験に基づいており，個人的で主観的な傾向があるといわれている．西洋医学を基盤とした医療制度改革により，ひとたびは下火となった漢方医学だが，1970 年代後半に漢方薬が国民健康保険の適用となったことから，再び注目を浴びるようになった．

2—漢方薬とは

天然に存在する植物や昆虫などを材料とし，乾燥させるなどの処理をしてつくったものを生薬*という．薬効成分を抽出して精製するなどの操作を加えていないため，一般的に生薬の成分は単一ではなく，多くの成分を含んでいる．この生薬を複数組み合わせて調製（処方）し，体質や症状に対する薬効をもたせたものを漢方薬という．

漢方薬の処方は，証（しょう）という漢方医学における診断によって行われる．証は患者の症状を気血水（きけつすい），虚実（きょじつ）などの基本概念を通してとらえた結果を総合して得られる診断である．たとえば，気血水は人間の精神と身体を構成する 3 つの要素を表している．気は精神，血は血液，水は体液を示し，健康な状態ではこれらの要素が全身を循環しているが，これらが滞ると不調が生じる．虚実は体力や免疫力などを表している．虚は虚弱体質，実は体力・免疫力が充実した状態である．このようなさまざまな症

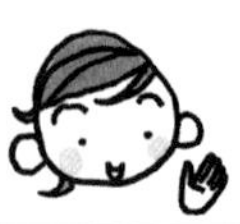

生薬と和漢薬
日本で主に開発された生薬を和薬，中国で開発された生薬を漢薬とし，総称して和漢薬と呼びます．現在，和漢薬は，漢方薬を含めた広い意味で用いられることが多い用語です．

表Ⅱ-21-1　歯科で用いられる主な漢方薬

名称	適応症
立効散（りっこうさん）	歯痛，抜歯後の疼痛
半夏瀉心湯（はんげしゃしんとう）	口内炎
黄連湯（おうれんとう）	口内炎
茵陳蒿湯（いんちんこうとう）	口内炎
五苓散（ごれいさん）	口渇
白虎加人参湯（びゃっこかにんじんとう）	口渇
排膿散乃湯（はいのうさんきゅうとう）	歯周炎
葛根湯（かっこんとう）	上半身の神経痛
芍薬甘草湯（しゃくやくかんぞうとう）	筋肉の痙攣を伴う疼痛，筋肉・関節痛
補中益気湯（ほちゅうえっきとう）	病後の体力補強
十全大補湯（じゅうぜんたいほとう）	病後の体力低下

状全体を考慮して証を決定し，個々の患者に適切な漢方薬を処方することができる．

近年，歯科医療に漢方薬を取り入れるケースが生じてきた．主に使われているのは，生薬を煎じて濃縮，乾燥させアルミパックに入れたエキス剤である．医療用漢方製剤ができたことで，誰でも容易に服用できるようになり，漢方薬は普及した．

こうした状況の中，2012年に7種類の漢方薬が歯科保険適用となった．その後，2018年の改定により4方剤が追加され，現在の歯科保険適用の漢方薬は11種類である．2012年より歯科保険適用となった7方剤の中で，立効散は口腔内の疼痛に効果があるとされ，半夏瀉心湯，黄連湯，茵陳蒿湯はアフタ性口内炎に有効であると考えられている．また，五苓散と白虎加人参湯は口腔乾燥症に投与する代表的な漢方薬である．排膿散乃湯は患部に痛みがあり，膿汁を出しているような歯周炎に用いられる．さらに，2018年に新たに歯科保険適用となった4方剤の中で，葛根湯は上半身の神経痛，芍薬甘草湯は急激に起こる筋肉の痙攣を伴う疼痛，筋肉・関節痛に，補中益気湯は病後の体力補強，十全大補湯は病後の体力低下に有効とされている（**表Ⅱ-21-1**）．近年，多くの医師と歯科医師が日常の診療で漢方薬を用いていることから，歯科衛生士も漢方医学と漢方薬の知識をもつことが必要である．

参考文献

1）王宝禮，砂川正隆，山口孝二郎，亀山敦史，金子明寛：歯科口腔外科領域における漢方治療のエビデンス．歯科薬物療法，34(1)：23～30，2015.

復習のポイント

- [ ] 漢方医学は，わが国の伝統医学である．
- [ ] 漢方薬を処方する際には，証という漢方医学における診断によって行われる．
- [ ] 歯痛，口内炎，口腔乾燥症，歯周炎などに有効な漢方薬がある．

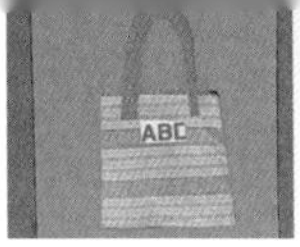

索引 *Index*

※複数のページで解説されている用語については，最も詳細に記述しているページの番号を**太字**で表記しています．

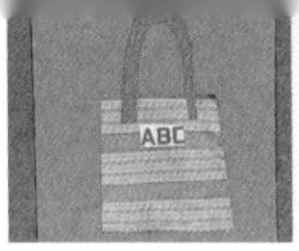

索引 *Index*

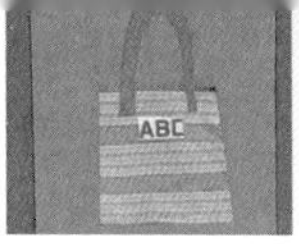

索引 *Index*

は

ひ

ふ

【著者略歴（執筆順）】

すずき　くにあき
鈴木　邦明

1979 年　北海道大学歯学部卒業
1980 年　北海道大学歯学部助手
1995 年　北海道大学歯学部助教授
2001 年　北海道大学大学院歯学研究科教授
2016 年　北海道大学大学院歯学研究科特任教授・名誉教授
2017 年　北海道大学大学院歯学研究院特任教授・名誉教授
2018 年　北海道大学名誉教授

いけだ　りえ
池田　利恵

1984 年　北里大学薬学部卒業
同　年　日本歯科大学助手
1994 年　日本歯科大学講師
2008 年　日本歯科大学東京短期大学歯科衛生学科教授

さえき　まきお
佐伯　万騎男

1995 年　大阪大学歯学部卒業
同　年　大阪大学歯学部歯科薬物学教室助手
2006 年　大阪大学大学院歯学研究科歯科薬物学教室講師
2014 年　新潟大学歯学部歯科薬理学分野教授
2022 年　逝去

かねまつ　たかし
兼松　隆

1990 年　九州大学歯学部卒業
1994 年　九州大学大学院歯学研究科修了
1998 年　九州大学歯学部助教授
2000 年　九州大学大学院歯学研究院助教授・准教授
2009 年　広島大学大学院医歯薬保健学研究科教授
2019 年　九州大学大学院歯学研究院教授

かねこ　あきひろ
金子　明寛

1981 年　松本歯科大学卒業
1994 年　東海大学医学部口腔外科講師
1998 年　東海大学医学部口腔外科助教授
2002 年　東海大学医学部外科学系口腔外科教授
2020 年　医療法人社団松和会 池上総合病院 歯科口腔外科 口腔感染センター長

おがた　よりまさ
小方　賴昌

1984 年　日本大学松戸歯学部卒業
1988 年　東京医科歯科大学大学院（生化学）修了
2001 年　日本大学教授（松戸歯学部歯周病学講座）
2005 年　日本大学教授（松戸歯学部歯周治療学講座）

【編者略歴（五十音順）】

すずき　くにあき
鈴木　邦明

1979 年　北海道大学歯学部卒業
1980 年　北海道大学歯学部助手
1995 年　北海道大学歯学部助教授
2001 年　北海道大学大学院歯学研究科教授
2016 年　北海道大学大学院歯学研究科特任教授・名誉教授
2017 年　北海道大学大学院歯学研究院特任教授・名誉教授
2018 年　北海道大学名誉教授

まき　よしのぶ
眞木　吉信

1978 年　東京歯科大学卒業
1990 年　東京歯科大学助教授
2002 年　東京歯科大学教授
2019 年　東京歯科大学名誉教授

ますい　いちろう
升井　一朗

1979 年　福岡歯科大学卒業
同　年　福岡歯科大学口腔外科学第 2 講座入局，助手
1986 年　歯学博士（九州歯科大学）
同　年　福岡歯科大学講師
1992 年　日本口腔外科学会指導医
1997 年　福岡医療短期大学歯科衛生学科教授
2019 年　医療法人社団広仁会広瀬病院 歯科口腔外科部長

やまだ　さえこ
山田　小枝子

1982 年　岐阜歯科大学附属歯科衛生士専門学校（現朝日大学歯科衛生士専門学校）卒業
1995 年　朝日大学歯科衛生士専門学校教務主任
2007 年　中部学院大学人間福祉学部卒業
2018 年　朝日大学歯科衛生士専門学校副校長

※本書は『最新歯科衛生士教本』の内容を引き継ぎ，必要な箇所の見直しを行ったものです．

歯科衛生学シリーズ
疾病の成り立ち及び回復過程の促進３
薬理学　ISBN978-4-263-42611-1

2023年１月20日　第１版第１刷発行
2024年１月20日　第１版第２刷発行

監　修　一般社団法人
全国歯科衛生士
教育協議会
著　者　鈴木邦明ほか
発行者　白石泰夫

発行所　医歯薬出版株式会社
〒113-8612　東京都文京区本駒込1-7-10
TEL．(03)5395-7638(編集)・7630(販売)
FAX．(03)5395-7639(編集)・7633(販売)
https://www.ishiyaku.co.jp/
郵便振替番号　00190-5-13816

乱丁，落丁の際はお取り替えいたします　印刷・教文堂／製本・愛千製本所